健康な心と体をつくる栄養の基本

新しいタンパク質の教科書

女子栄養大学教授
上西一弘 監修

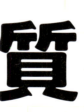

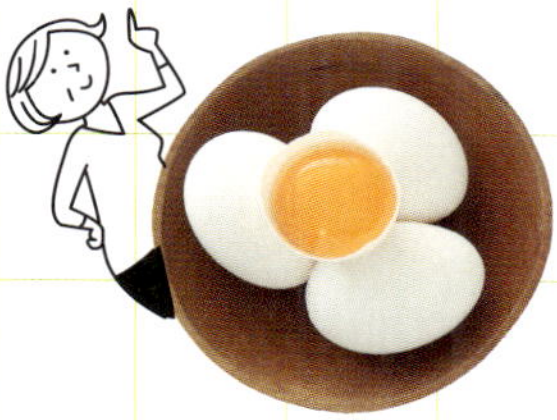

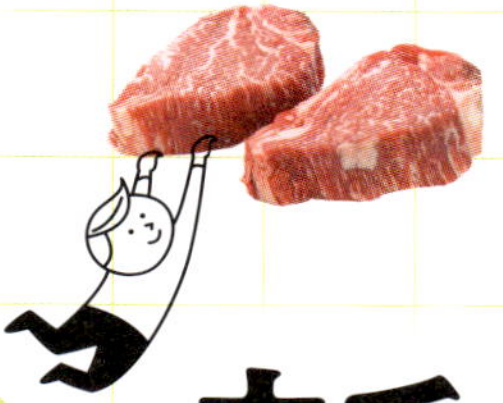

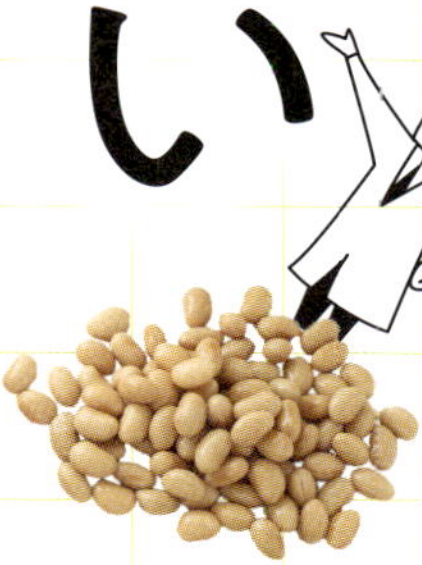

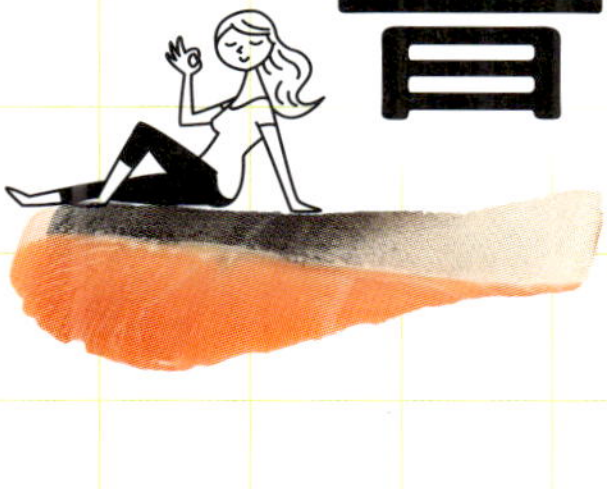

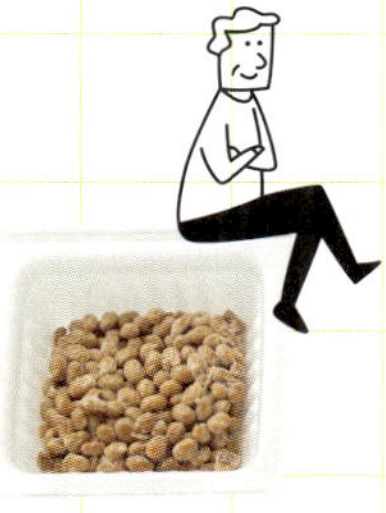

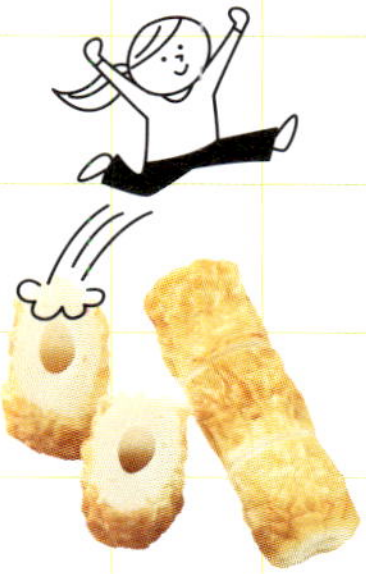

池田書店

Introduction はじめに

タンパク質は〝命〟をつくる栄養素

「タンパク質」にはどんなイメージがありますか？　ほとんどの人が、すぐに「筋肉をつくるためのもの」と思うでしょう。

しかし、実はタンパク質にはさまざまな顔があり、美容の分野で耳にする「コラーゲン」、健康診断で目にする「γ《ガンマ》-GTP」「ヘモグロビン」、ほとんどの「酵素」「ホルモン」などは、タンパク質である、と聞くと驚くはずです。

タンパク質は、筋肉をはじめ、体のさまざまな部分をつくるだけでなく、全身のほぼすべてといっても過言ではないほどの機能にかかわっており、生命の維持そのものをになっているのです。ですから、現在、「スポーツ」「フィットネス」はもちろん、「介護」や「医療」、そして「メンタル」など、さまざまな分野で、その重要性が見直されています。

本書では、タンパク質をさまざまな側面から取りあげています。Chapter1では、体内でのタンパク質のつくられ方や、タンパク質とはどのような物質なのかといった基礎知識、本書のメインとなるChapter2では、人のカラダでタンパク質はどんな役割をになっているのかを見ていきます。さらに、Chapter3では、体内のタンパク質の物質としての性質や機能、Chapter4では、「美肌」や「筋肥大」、「メンタル改善」など、目的別にタンパク質をたっぷり摂れる料理のレシピを掲載し、最後には、さまざまな食材や料理、食品に含まれるタンパク質の量を示したリストがあります。

本書を読んで、タンパク質の重要性はもちろん、生命という現象の神秘を感じ、生活を豊かにする一助になれば、これに勝る喜びはありません。

女子栄養大学　上西一弘

Chapter 2 人のカラダとタンパク質

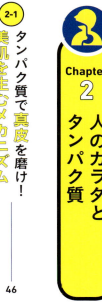

戦後まもなくと ほぼ同じ量！

現在のタンパク質摂取量は1950年代と同水準

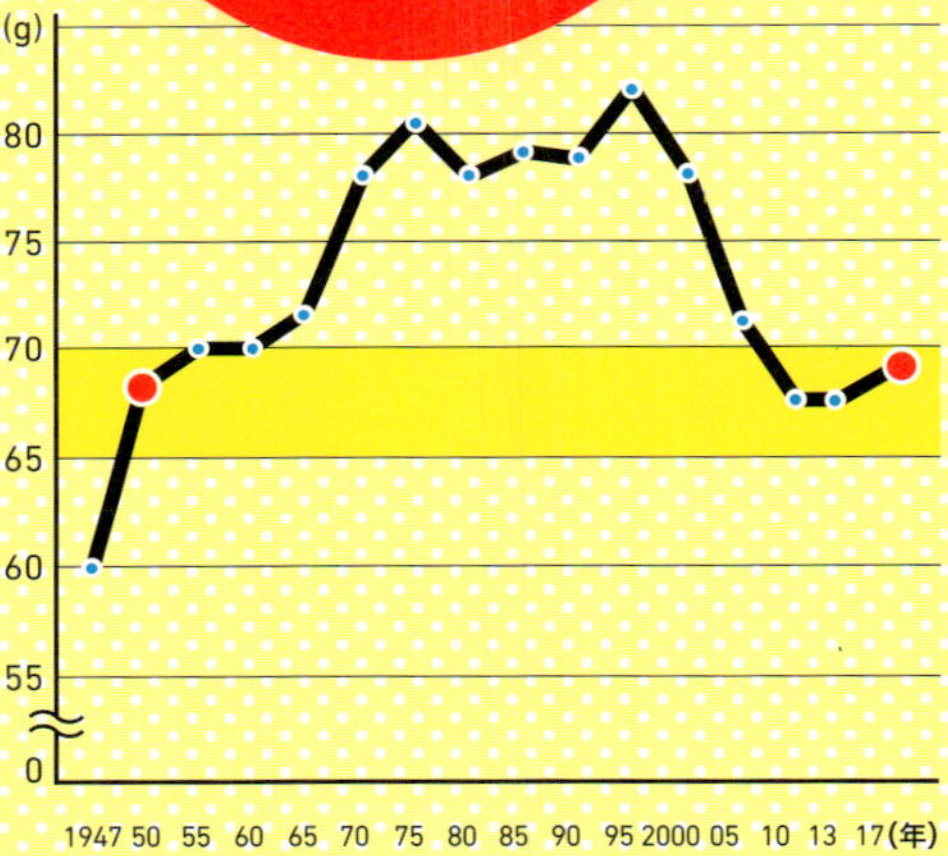

1947〜1993年：国民栄養の現状、1994〜2002年：国民栄養調査、2003年以降：国民健康・栄養調査（厚生省／厚生労働省）を加工

日本人の1日あたりの平均タンパク質摂取量の推移（総量）

「栄養失調」と聞くと、日本では、自分とは関係のない話と思う人が多いのではないでしょうか。

ところが、厚生労働省の調査によると、現在の日本人の１日平均のタンパク質摂取量は、なんと１９５０年代、つまり戦後まもなくと同水準！　もっとも多かった１９９５年に比べると、２０１７年は約85％にまで下がっています。平均の数値ですから余分に摂取している人も多いと思われますが、足りない人が増えているのは

現代人の摂取タンパク質量は減少中

牛丼でも、1日の理想的なタンパク質量の1/3以下!!※1

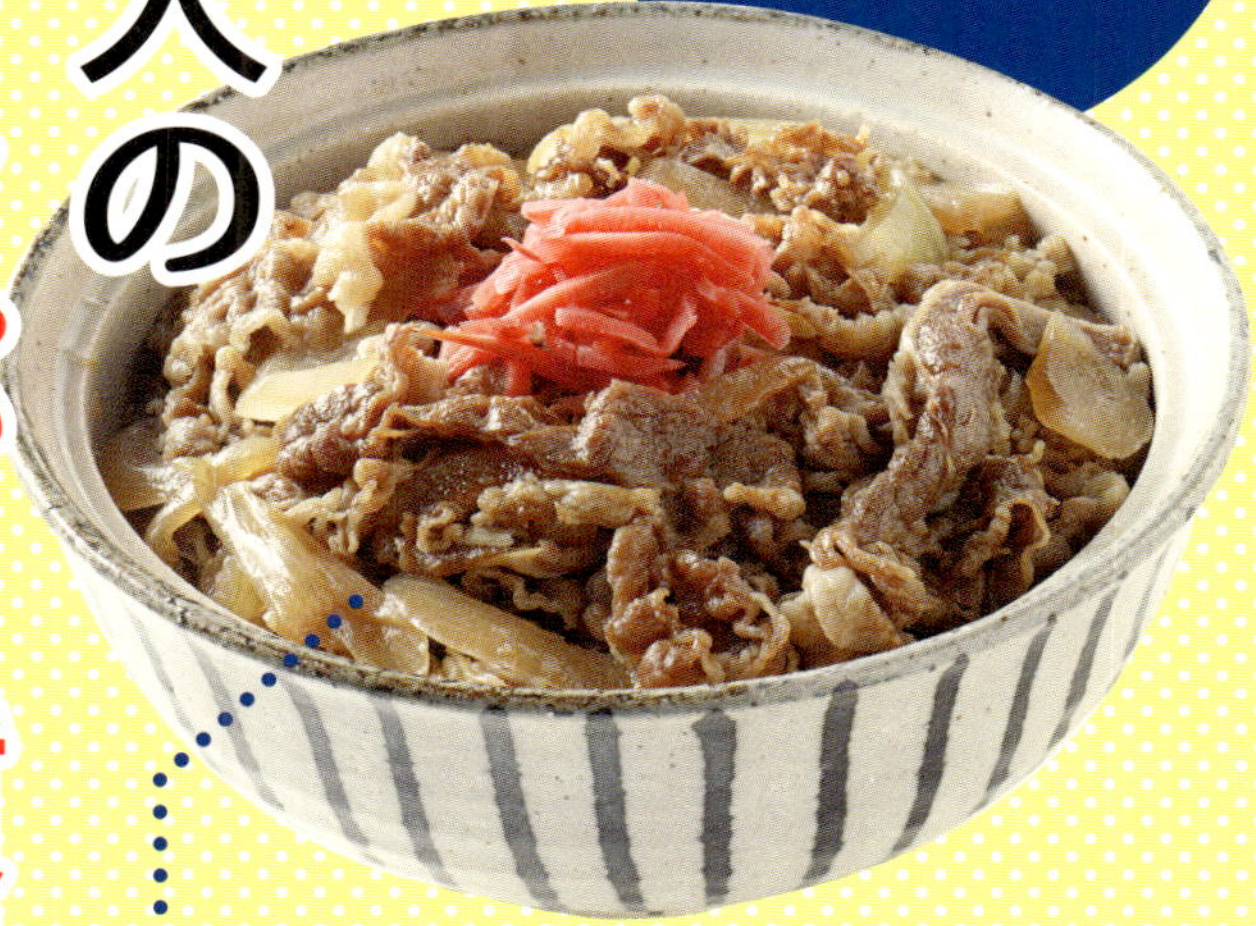

牛丼（並盛）
タンパク質量
約**18g**※2

事実なのです。原因としては、無理なダイエットや、中高年のメタボ予防などで、太りそうなイメージのある肉類を避ける人が増えていることといわれています。また、十分にタンパク質が含まれていそうな牛丼のタンパク質量は約18gと、平均的な体型の男性の1日の理想的なタンパク質の摂取量のなんと1／3以下！　意外と摂取できるタンパク質の量は少なく、〝カロリーは十分でもタンパク質が不足〟という「栄養失調」の人は意外と多いのです。

　一度、自分の1日のタンパク質の摂取量を考えてみましょう。きっと、意外と摂れていないことがわかるはずです。

※1 体重60kgの成人男性の場合
※2 ある外食チェーンの牛丼の場合

筋肉の原料になるだけじゃない！ タンパク質はココロもつくる

タンパク質＝筋肉の原料。タンパク質にはそんなイメージがあります。ところが、タンパク質は〝命を維持すること〟そのものといえるほど、人体のほぼすべての機能にかかわっています。

なかでも、意外と知られていないのが、感情や気持ちに影響する

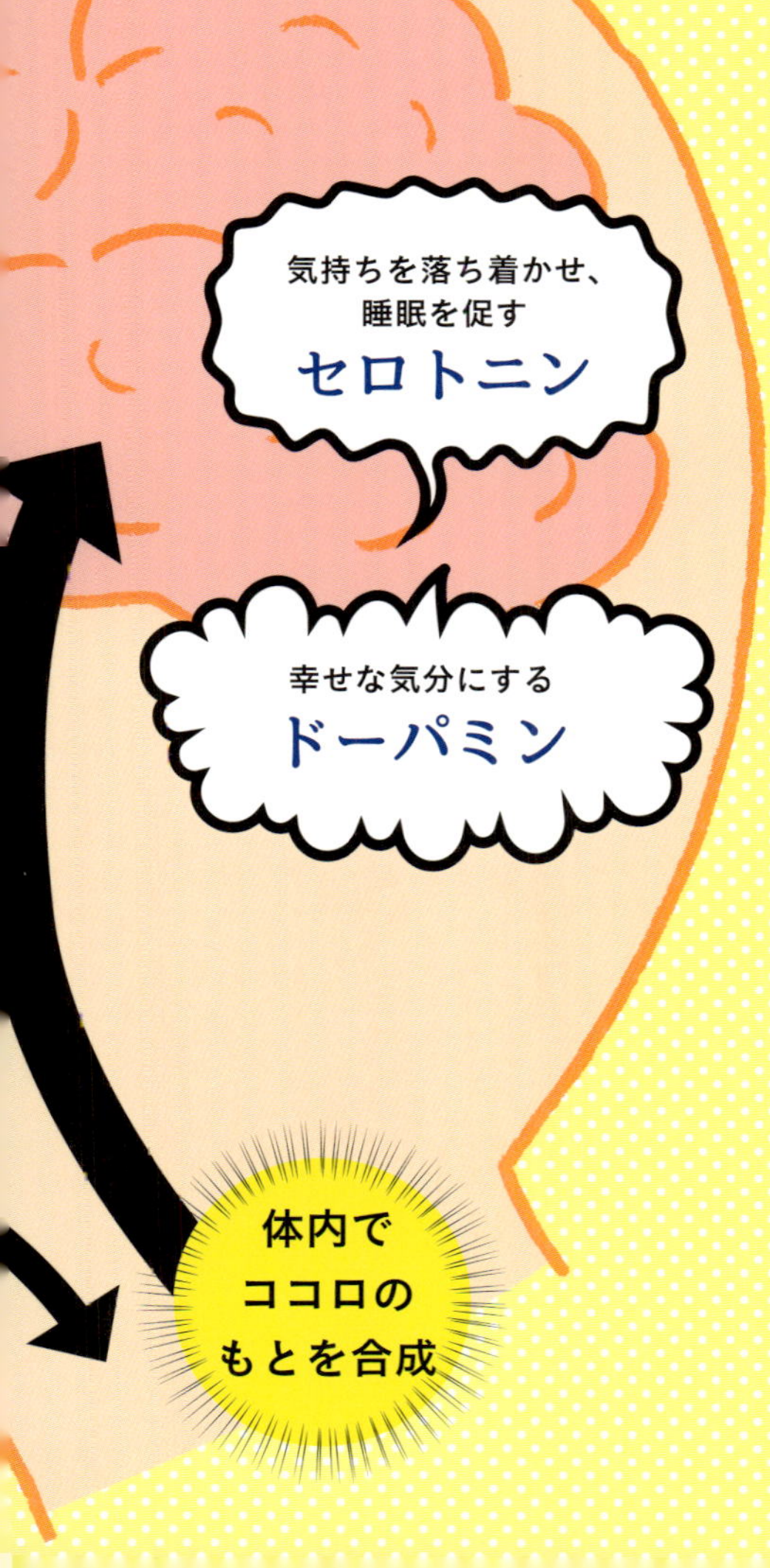

脳内の物質とタンパク質の関係。脳内の物質とは、例えば、心を落ち着かせるセロトニンや、喜びや快楽を感じさせるドーパミン、恐怖や驚き、興奮を感じさせるノルアドレナリンなどは聞いたことがある人も多いでしょう。実は、これらの物質の主な材料は、口から食べたタンパク質なのです！ですから、タンパク質の不足は、筋肉量の低下だけでなく、メンタルの不調につながることもあり、最近では「うつ病」など精神的な疾患の原因の1つは、そうした脳内の物質の不足といわれているのです。筋肉だけではなく、人間のココロもつくる。それがタンパク質なのです。

感情や記憶、睡眠を司るタンパク質

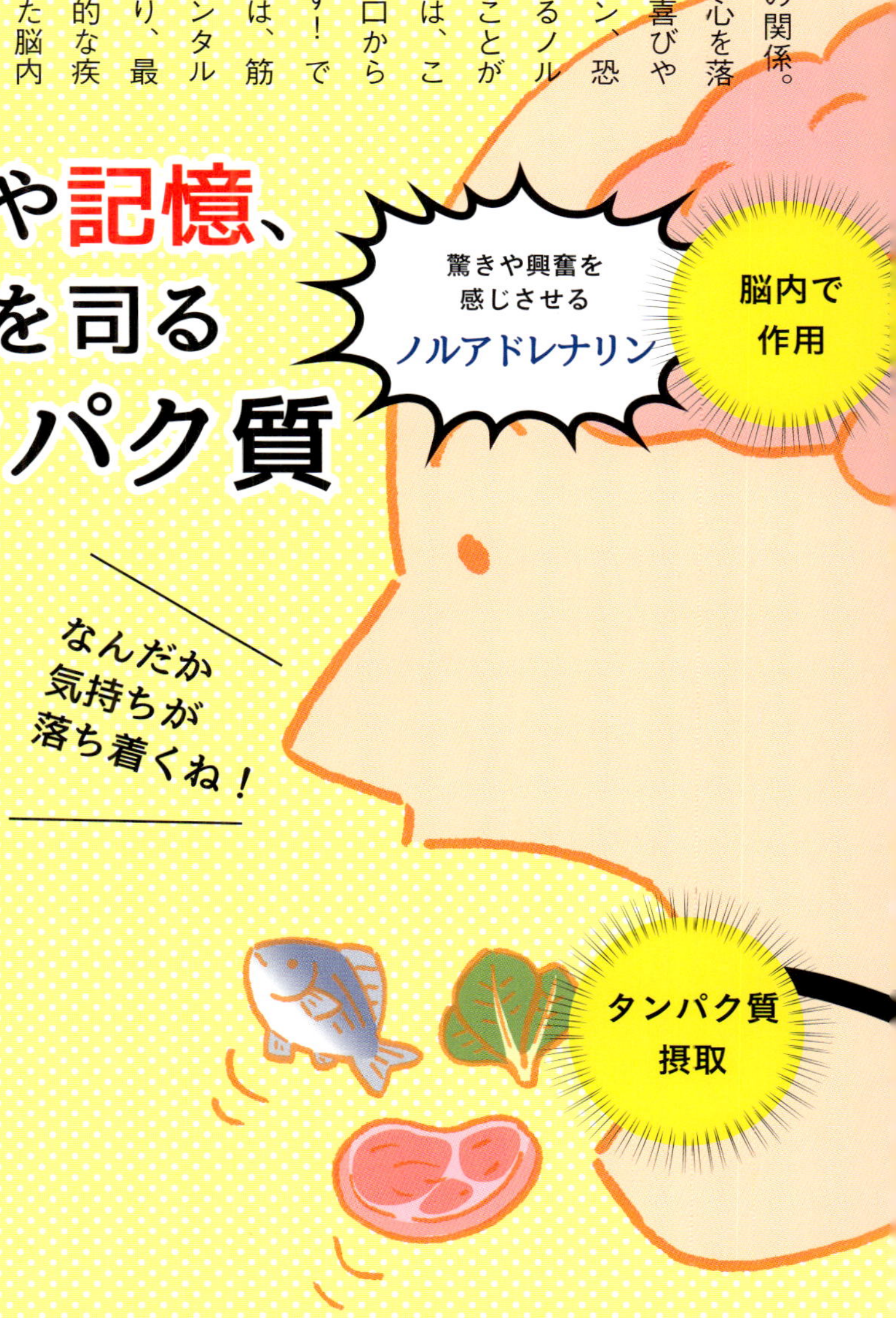
驚きや興奮を
感じさせる
ノルアドレナリン
脳内で
作用
なんだか
気持ちが
落ち着くね！
タンパク質
摂取

ネス、医療に介護……の問題を解決するキーワード

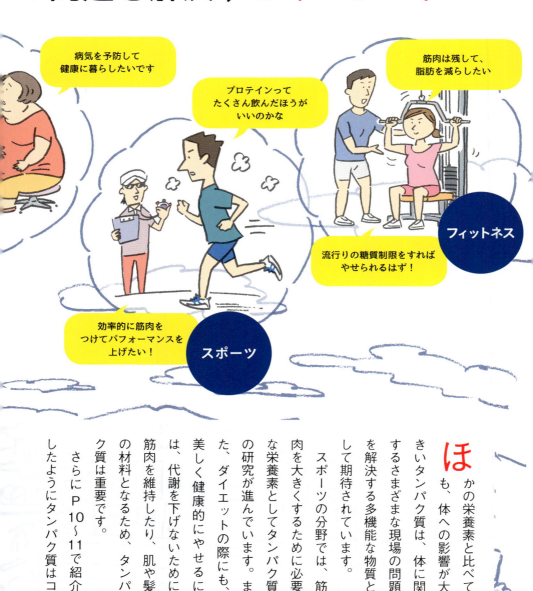

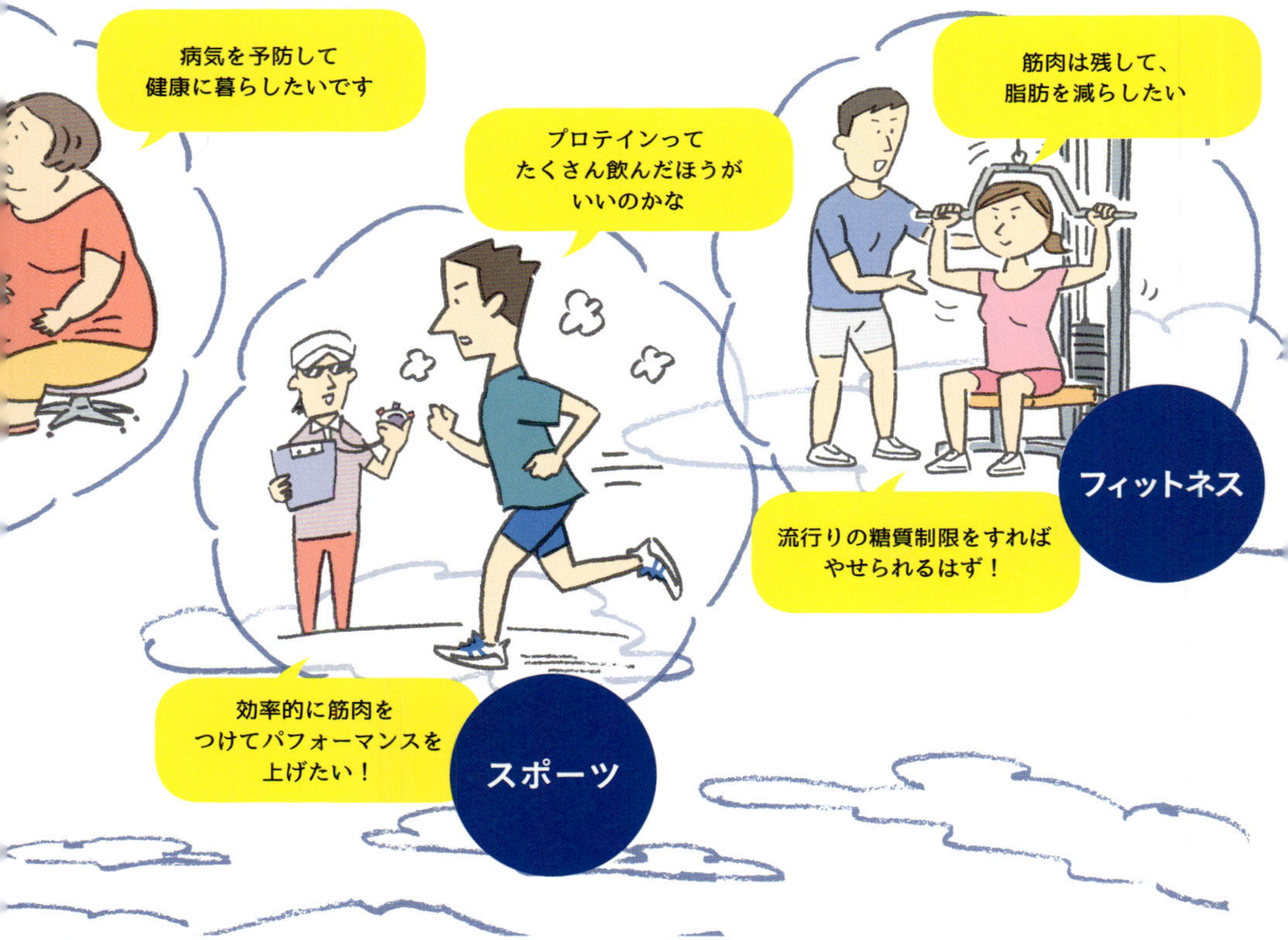
病気を予防して
健康に暮らしたいです
プロテインって
たくさん飲んだほうが
いいのかな
筋肉は残して、
脂肪を減らしたい
流行りの糖質制限をすれば
やせられるはず！
フィットネス
効率的に筋肉を
つけてパフォーマンスを
上げたい！
スポーツ

ほかの栄養素と比べても、体への影響が大きいタンパク質は、体に関するさまざまな現場の問題を解決する多機能な物質として期待されています。

スポーツの分野では、筋肉を大きくするために必要な栄養素としてタンパク質の研究が進んでいます。また、ダイエットの際にも、美しく健康的にやせるには、代謝を下げないために筋肉を維持したり、肌や髪の材料となるため、タンパク質は重要です。

さらにP10～11で紹介したようにタンパク質はコ

スポーツにフィット
タンパク質はさまざまな現場

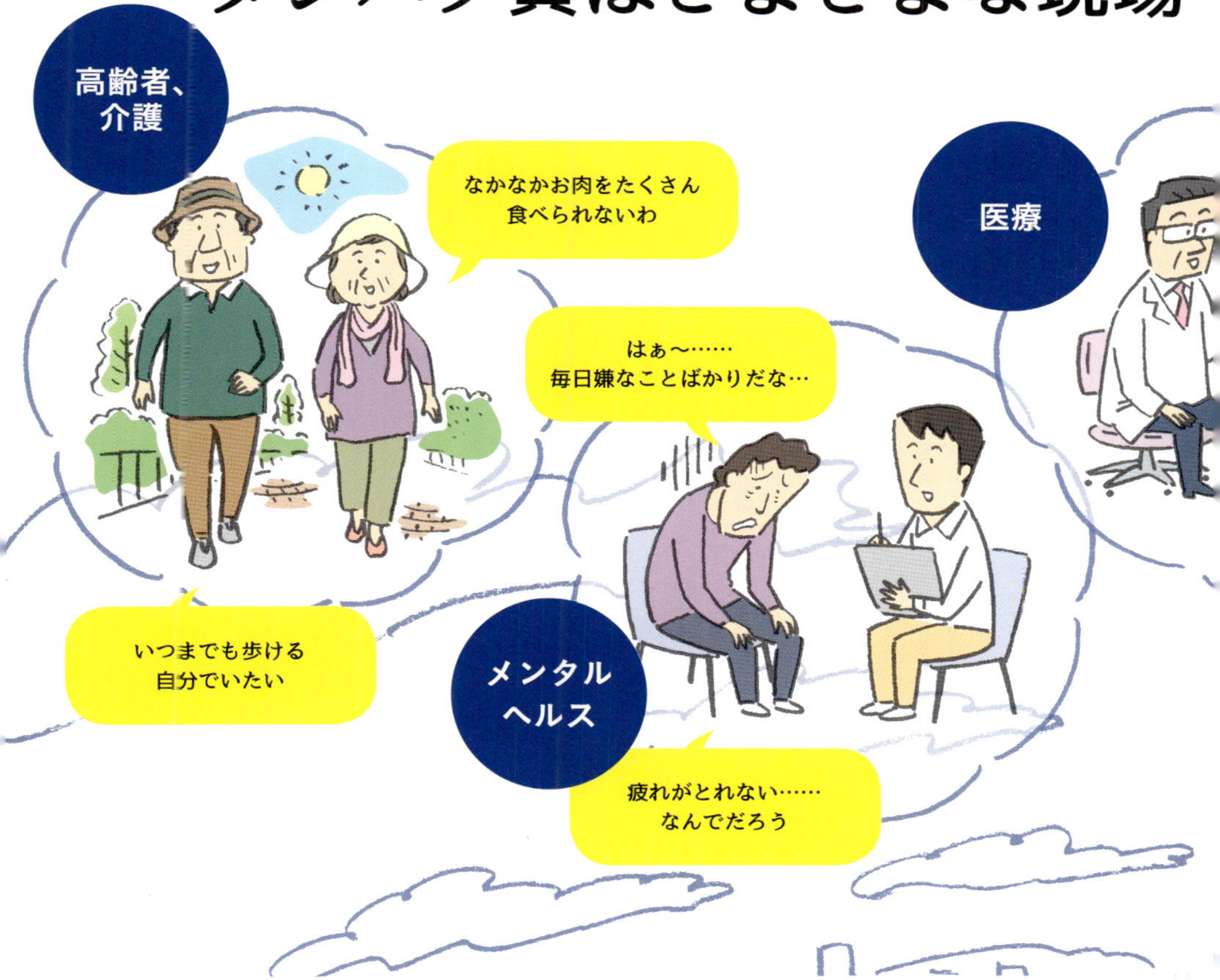
高齢者、介護
なかなかお肉をたくさん
食べられないわ
いつまでも歩ける
自分でいたい
医療
はぁ〜……
毎日嫌なことばかりだな…
メンタルヘルス
疲れがとれない……
なんでだろう

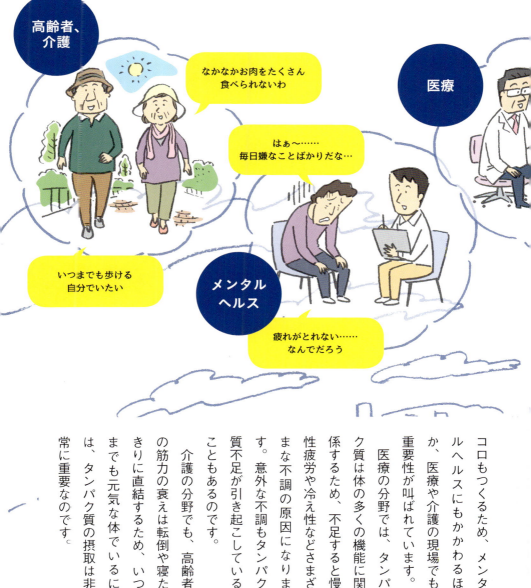

コロもつくるため、メンタルヘルスにもかかわるほか、医療や介護の現場でも重要性が叫ばれています。
　医療の分野では、タンパク質は体の多くの機能に関係するため、不足すると慢性疲労や冷え性などさまざまな不調の原因になります。意外な不調もタンパク質不足が引き起こしていることもあるのです。
　介護の分野でも、高齢者の筋力の衰えは転倒や寝たきりに直結するため、いつまでも元気な体でいるには、タンパク質の摂取は非常に重要なのです。

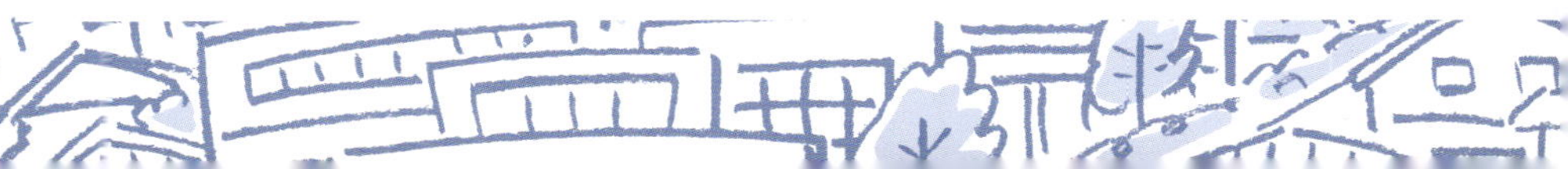

さまざまな「現場」の問題を解決！タンパク質最前線

現場1 フィットネス

1日に必要なタンパク質量の目安＝1.0g／体重1kg

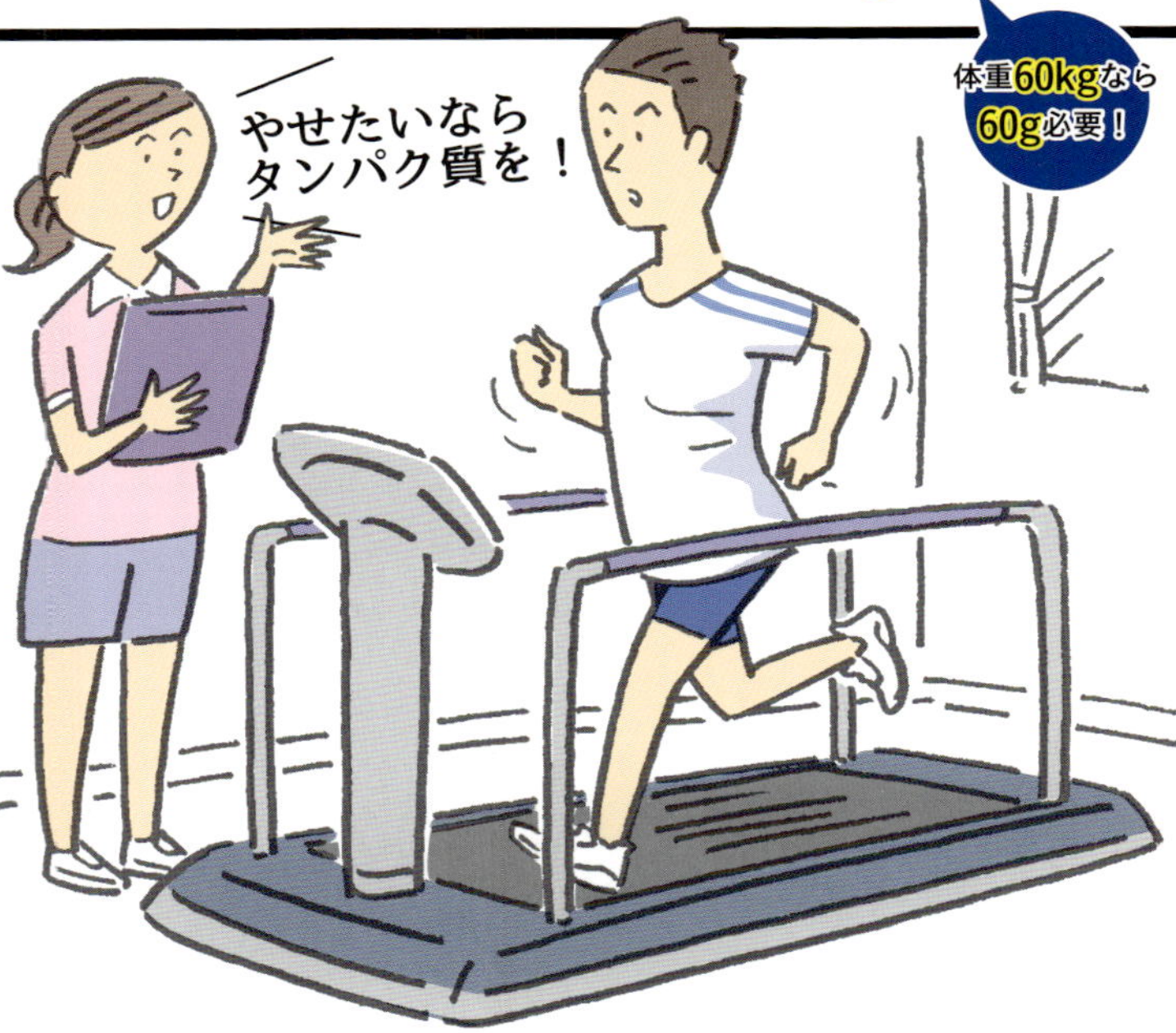

体重60kgなら60g必要！
やせたいなら
タンパク質を！

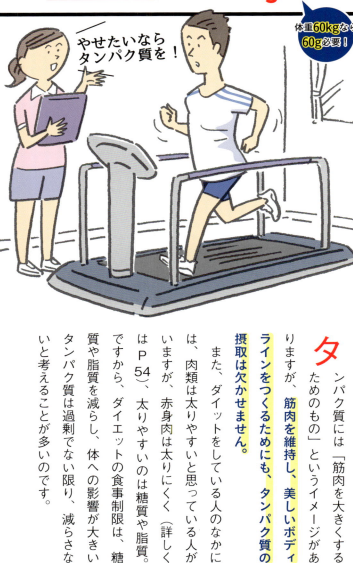

タンパク質には「筋肉を大きくするためのもの」というイメージがありますが、**筋肉を維持し、美しいボディラインをつくるためにも、タンパク質の摂取は欠かせません。**

また、ダイットをしている人のなかには、肉類は太りやすいと思っている人がいますが、赤身肉は太りにくく（詳しくはＰ54）、太りやすいのは糖質や脂質。ですから、ダイエットの食事制限は、糖質や脂質を減らし、体への影響が大きいタンパク質は過剰でない限り、減らさないと考えることが多いのです。

Topic 1

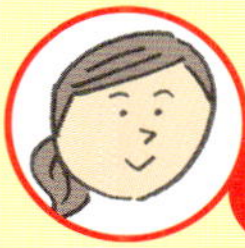

Q 筋肉をつけたいわけじゃなければ、プロテインは必要ないですよね？

A いいえ。タンパク質が不足している人には、プロテインは有効です

「プロテイン＝マッチョ」と思っている人がいますが、ダイエット中でも筋肉は落とさないようにするのが基本。不足を補うプロテインは有効でしょう。

Topic 2

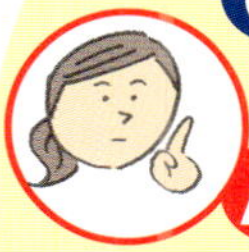

Q そもそもタンパク質ってどんな食べ物に多く含まれているのですか？

A 肉類や魚介類、卵や乳製品、大豆などに豊富。ご飯や小麦にも多少は含まれています

肉や魚、卵のほか、乳製品や豆腐や納豆などの大豆製品も豊富です。多くはありませんが炭水化物にも含まれています。

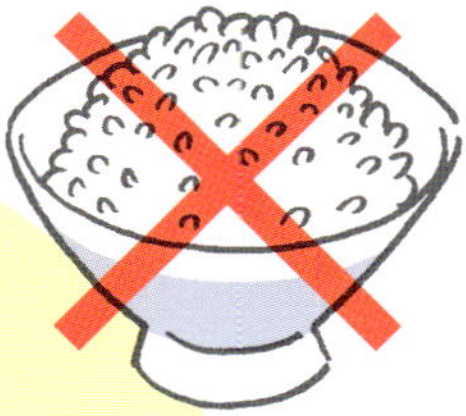

Topic 3

Q 糖質をゼロにすると、すぐにやせられるのですか？

A ゼロにするとやせられますが、リバウンドしやすくなります

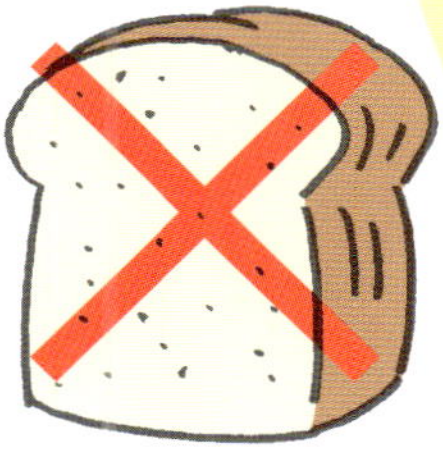

糖質をゼロにすると、体がエネルギー不足になり、筋肉を分解してエネルギーをつくることになります。筋肉が減ると代謝も減り、やせにくく、リバウンドしやすい体になってしまうのです。

現場2

スポーツ（筋肥大）

1日に必要なタンパク質量の目安

＝**2.0g**／体重1kg

体重60kgなら120g必要！

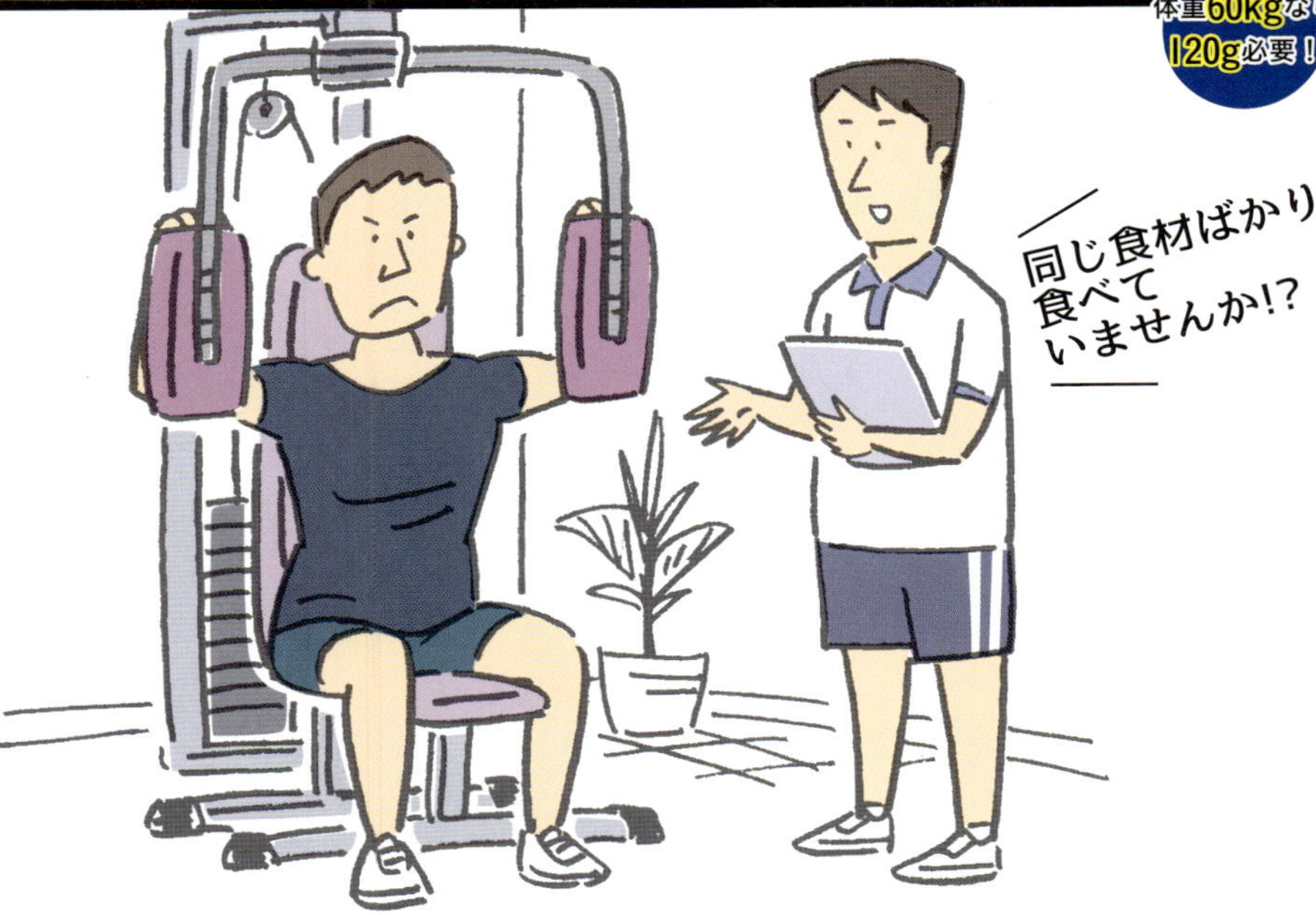

冗談のようですが、筋肥大を目指す人が勘違いしているのが、「肉の量＝タンパク質の量」。１００gの肉ならタンパク質は20g程度で、脂分の多い肉なら、タンパク質量はさらに少なくなります。**「肉を食べているから十分」と思っていても、自分が考えるよりも摂れていない人は意外と多い**のです※。

また、「鶏ささみ肉」「さば缶」「鶏むね肉」など、話題になった食材を連日のように食べる人も少なくないようです。例えば、「鶏ささみ肉」ならビタミンB群といったように、食品にはタンパク質以外の栄養素も含まれているため、**同じものを食べ続けると栄養が大きく偏り、筋肥大には逆効果**になることもあります。タンパク質は毎食異なる食材から摂るのが理想的です。

※食材のタンパク質量はP１４７～を参考にしてください

Topic 1

Q タンパク質以外で、筋肉を大きくするために重要な栄養素は？

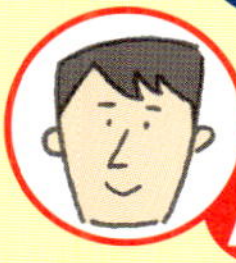

A 栄養のバランスが重要ですが、強いていえばかつおなどに含まれるビタミンB6

タンパク質を中心にバランス良く食べるのが大切。特に重要なのは、タンパク質の合成を促すビタミンB6です。かつおやまぐろ、鶏ささみなどに含まれています。詳しくはP53でも紹介しています。

Topic 2

Q プロアスリートには鶏ささみ肉だけを食べる人がいるようです。糖質は抜くべき？

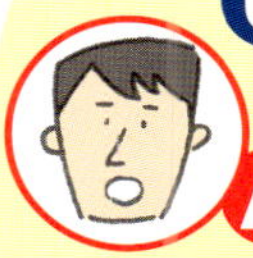

A 一般人がプロの食生活の真似をするのはNG！ 筋肉をつけるには糖質も重要

栄養の専門家によるサポートのない一般人がプロの真似をするのはNG。効率良く筋肉をつけるには、糖質も必要です。詳しくはP44でも紹介しています。

Topic 3

Q 高級な食材のタンパク質のほうが効果が高い？

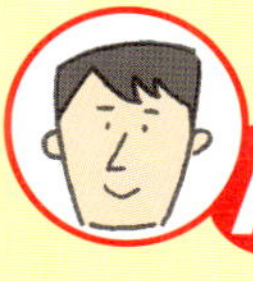

A タンパク質の摂取という意味なら、基本的に値段は関係ない！

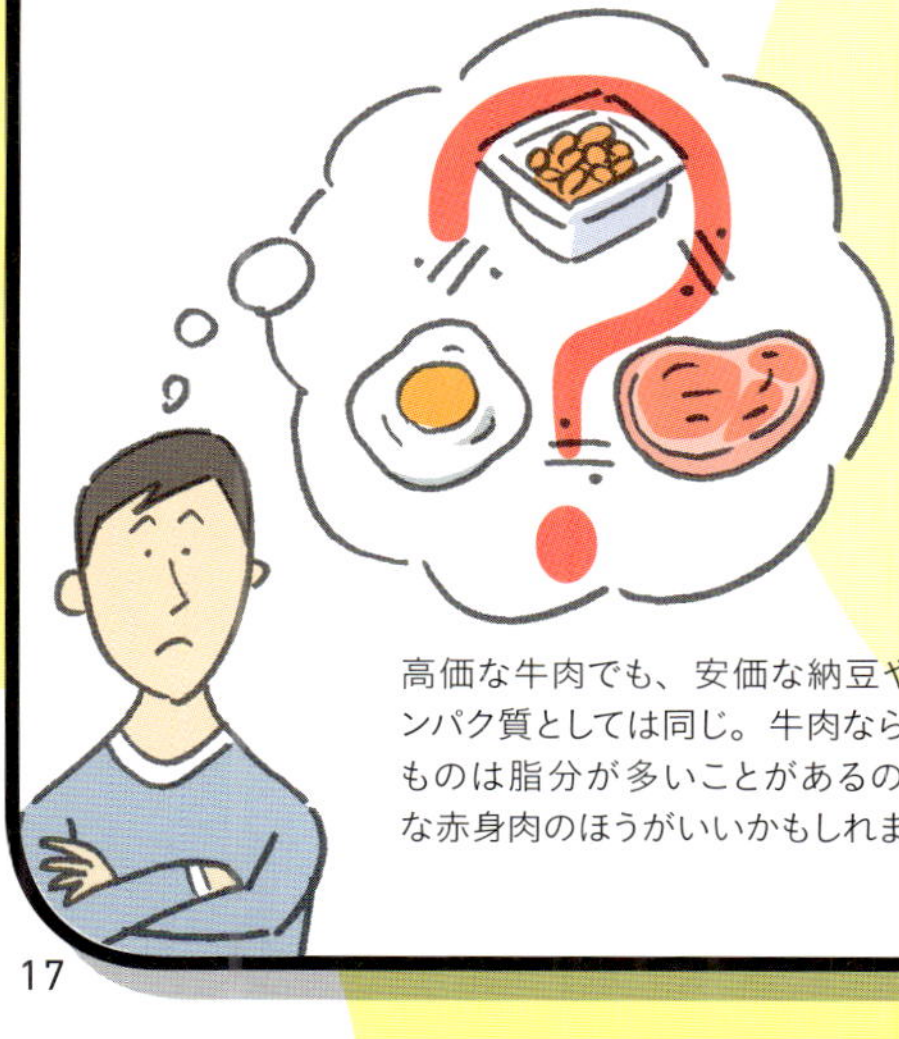

高価な牛肉でも、安価な納豆や卵でもタンパク質としては同じ。牛肉なら、高価なものは脂分が多いことがあるので、安価な赤身肉のほうがいいかもしれません。

現場3

スポーツ（長距離ランナー）

1日に必要なタンパク質量の目安

＝1.0〜2.0g／体重1kg

練習量に合わせて調整

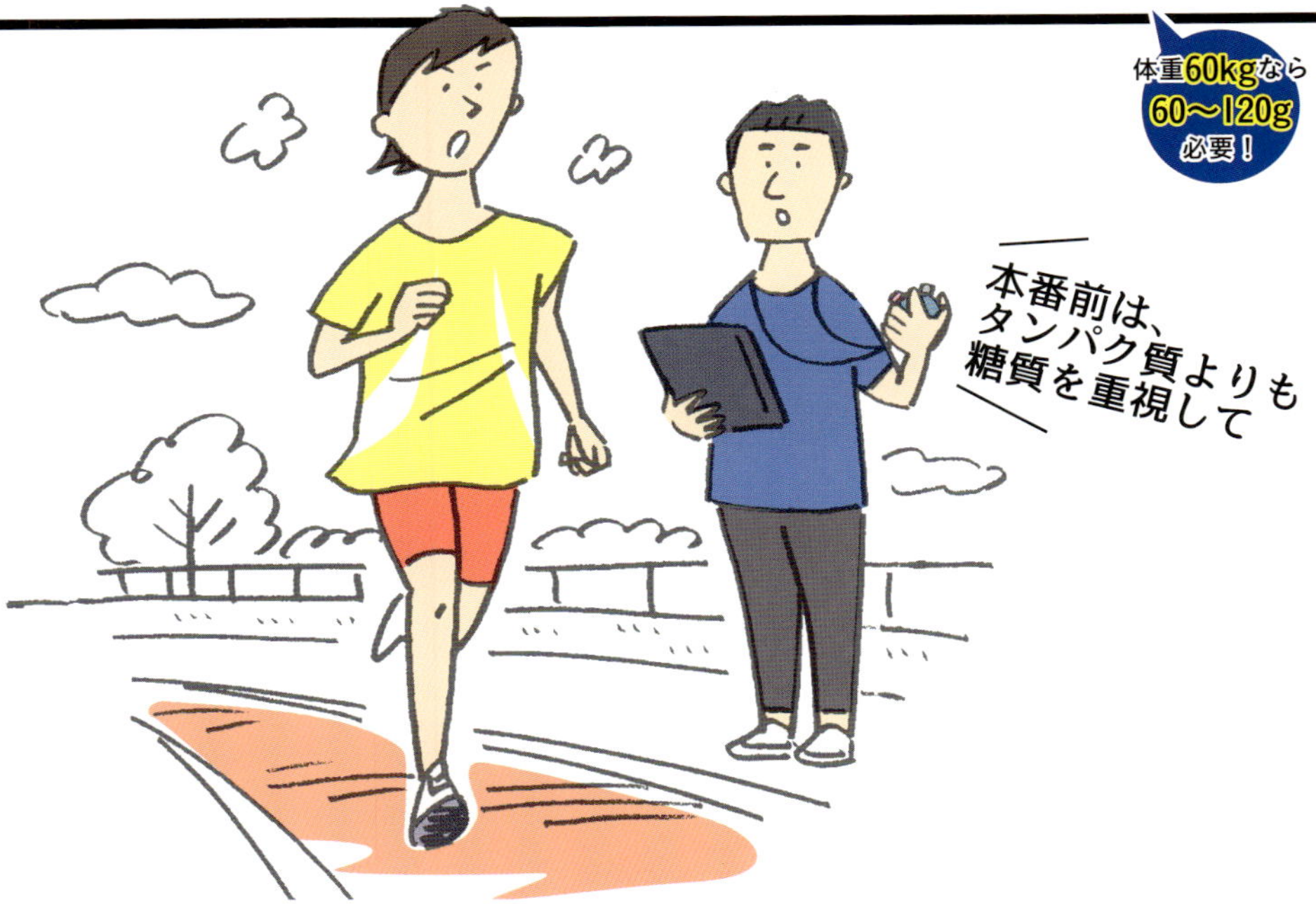

体重60kgなら
60〜120g
必要！
本番前は、タンパク質よりも糖質を重視して

体重が軽いほうが有利な長距離ランナーは、筋肥大を目指すほかのアスリートよりも、**摂取するタンパク質の「量」や「質」を繊細にコントロールする必要**があります。

まず「量」については、食べ過ぎはもちろんNGですが、練習量に合わせて日々調整する必要があります。練習が多い日と同じ量のタンパク質を常に摂っていると、体重が増える可能性があるので、**練習が少ない日には、タンパク質の摂取は抑えたほうがいい**でしょう。

「質」に関しては、長距離ランナーは脂肪がつかないよう赤身肉など低脂質なものが鉄則です。また、持久力には、**酸素を運ぶヘモグロビンの材料である鉄が重要です。**牛肉やレバーなどを意識的に摂るようにしましょう。

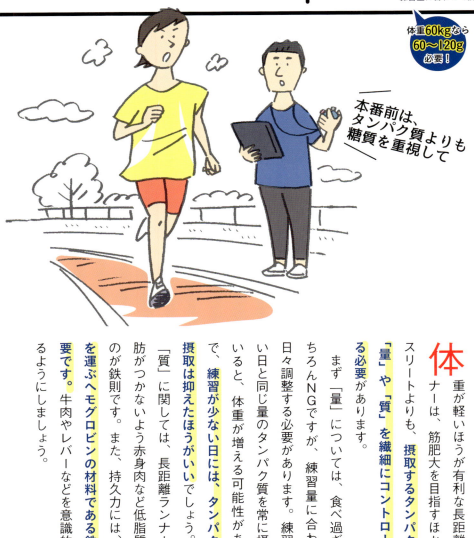

Topic 1

Q レース本番に向け、食事はどのように調整したらいいですか？

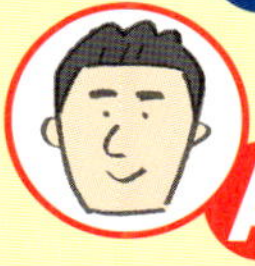

A **3日前くらいから、タンパク質を減らして、糖質の量を増やすことを意識して！**

20km 以上のレースなら、本番に向けて３日前くらいから練習量を減らし、タンパク質も抑えましょう。その分糖質を増やして体にエネルギーをためるのが大切です。

Topic 2

Q レース終了後は何を食べるのがおすすめですか？

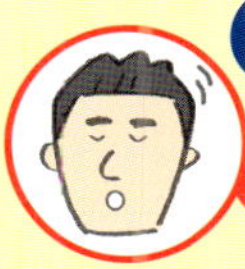

A **レースも体にとっては強度の高い練習をしたのと一緒なので、しっかりとタンパク質を摂取しましょう**

達成感からビールばかり飲む人がいますが、筋肉を補修するためにタンパク質をたっぷりと摂取してください。

Topic 3

Q 筋肉には赤筋と白筋があるそうですが、摂るべきタンパク質に違いはありますか？

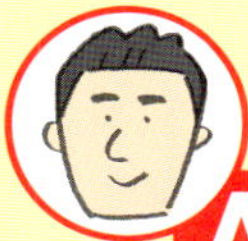

A **基本的にはありません。摂取するタンパク質ではなく、トレーニングで違いが生まれます**

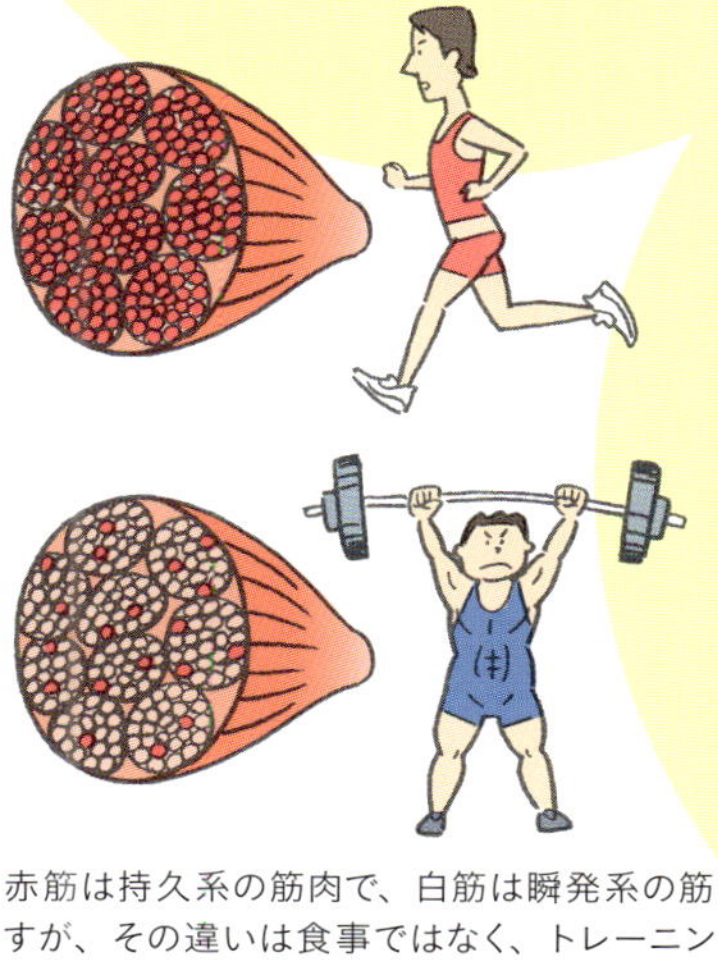

赤筋は持久系の筋肉で、白筋は瞬発系の筋肉ですが、その違いは食事ではなく、トレーニングによって生まれます。長距離ランナーに必要な赤筋は強度の高い有酸素運動で鍛えられます。

現場4

医療

1日に必要なタンパク質量の目安

＝体の状態によって異なる

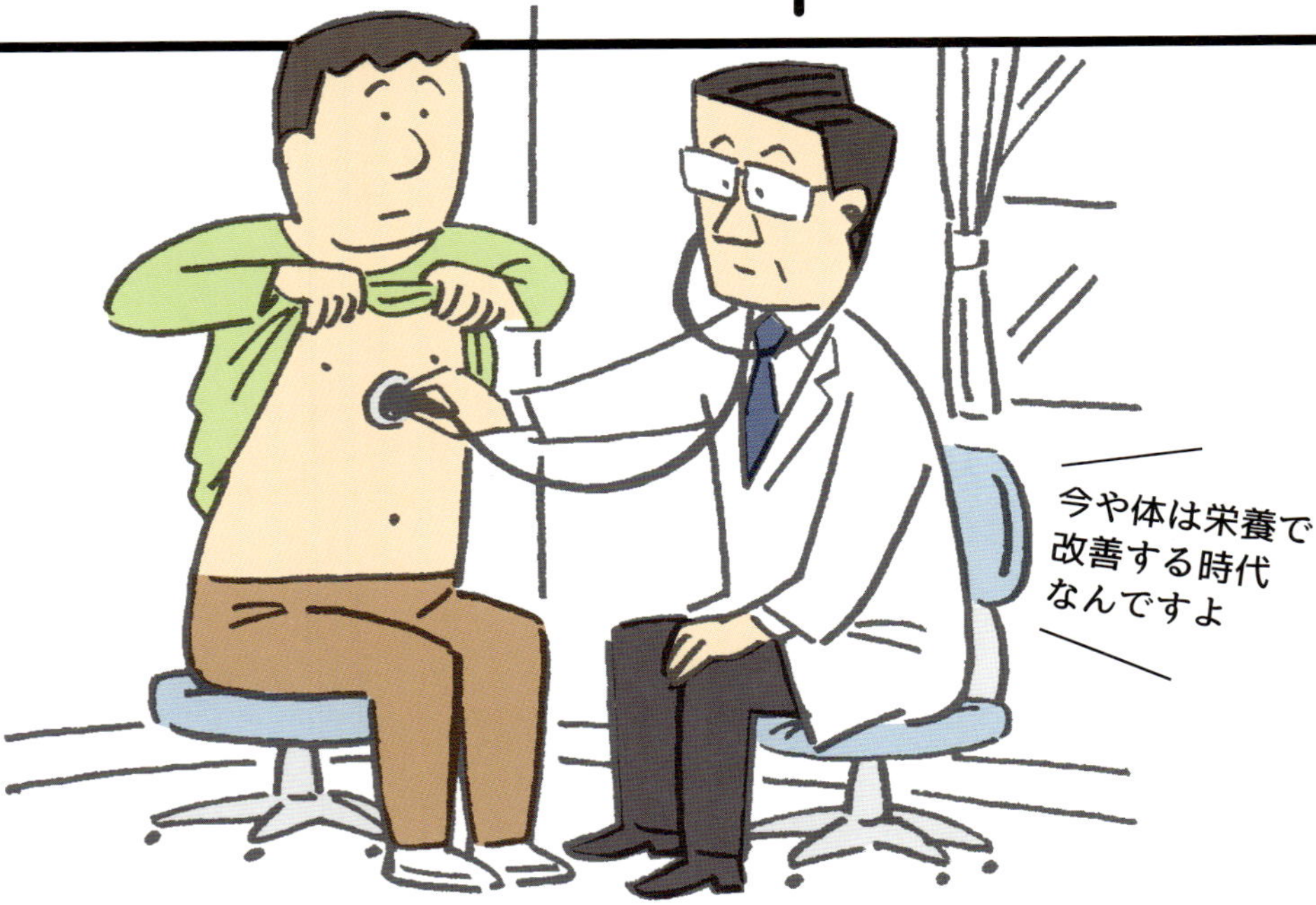

タンパク質は、水と同じように体にためておけない栄養素であり、体内では想像以上にあらゆる機能にかかわっています（詳しくはP42）。毎日十分な量を摂取しないと不足し、さまざまな不調が現れます。意外と知られていませんが、**タンパク質は、体内で細菌などの侵入を防ぐ免疫機能にも関係**しており、「風邪を引きやすくなった」というのも、タンパク質不足が引き起こしている可能性もあるのです。

タンパク質を体内で活用するのに必要な栄養素が、亜鉛や鉄、ビタミンB群。例えば亜鉛は、体内で「酵素」（詳しくはP100）をつくる際に、原料になるのです。タンパク質を摂取するときには、これらの栄養素もセットにして摂ることを意識してください。

監修 斎藤糧三

医師、米国機能性医学会認定医、日本機能性医学研究所所長。栄養療法やケトジェニックダイエット指導に精通する。

Topic 1

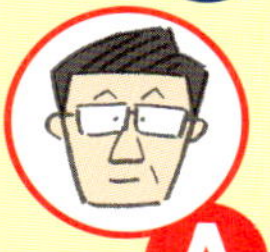

Q 糖質制限をしたら風邪が治りにくくなり、お腹が出てきました…なぜでしょう？

A タンパク質不足の可能性大！ 糖質制限はタンパク質摂取がセット

タンパク質不足が原因で免疫機能が低下し、筋肉が落ちたため、お腹が出てきた可能性が高いでしょう。糖質制限にはタンパク質摂取が欠かせません。

Topic 2

Q 栄養で体調を改善するには、どのくらいの時間がかかりますか？

A 意外と即効性があり、うまくいけば、翌日から劇的に変わる人もいます！

栄養での体調改善は、栄養素をうまく補えれば、すぐに改善します。多くの人は、1週間〜1カ月で変化を実感するようです。

Topic 3

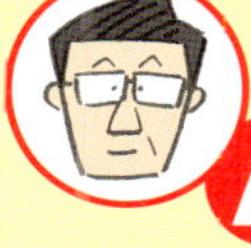

Q タンパク質が不足しているかどうか、簡単にわかる目安は？

A 手のひらが黄色の人は要注意！ タンパク質不足で色素成分が沈着しているかも

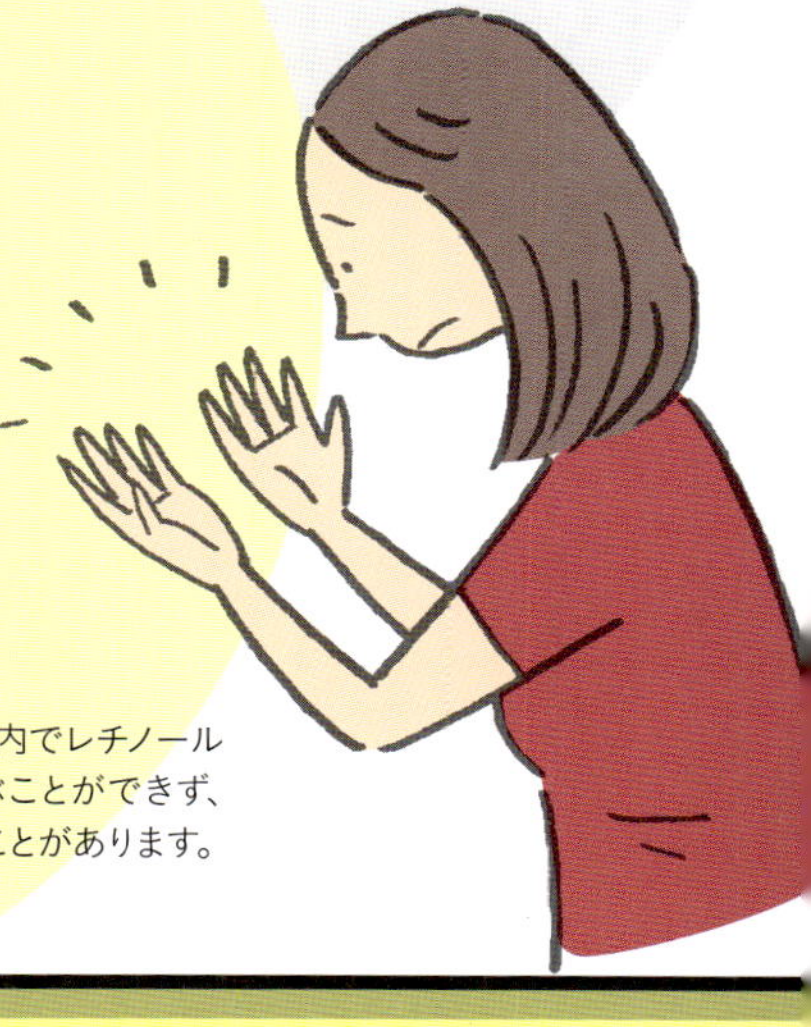

タンパク質不足の人は、体内でレチノールという栄養素を適切に運ぶことができず、色素が手に沈着してしまうことがあります。

Topic 4

Q 健康維持において、タンパク質の摂り方のポイントを教えてください

A 体重60kg の男性なら、理想は1食20g を朝昼晩に分けて。食物繊維も忘れずに

タンパク質を効率的に摂るなら、1食20g程度。タンパク質の多い食材は食物繊維が少ないので、意識して摂りましょう。

Topic 5

Q 腎臓が悪いのですが、タンパク質は制限したほうがいいのでしょうか？

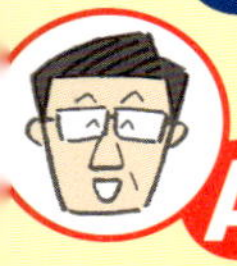

A 現在、腎機能の障害とタンパク質制限の関係は、議論の真っ最中！

重度の腎障害の場合、治療としてタンパク質制限をするのが主流ですが、軽度なら、制限の必要はないという研究者もおり、議論が進んでいます。

※明確な結論は出ていませんので、腎臓の機能に問題のある人は医師の指示に従ってください

Topic 6

Q 糖質制限を始め、タンパク質も摂っているのに太ってしまったのは、何が問題？

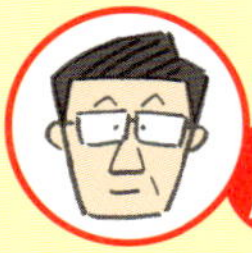

A 太ったのではなく、筋量が増えたのかも！ ダイエットのスタートとしては良好

タンパク質を摂っているなら、筋肉が増えたと思われます。筋肉が増えると太りにくくなり、ダイエットの滑り出しとしては良いサインです。

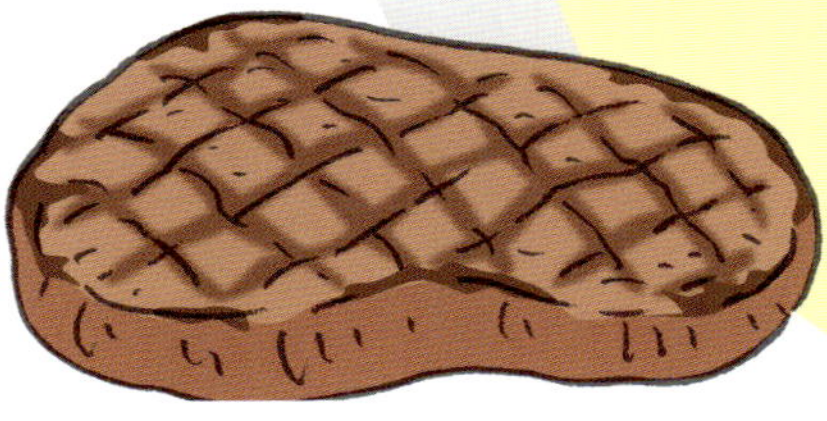

Topic 7

Q タンパク質の摂取で不調が改善した患者さんのエピソードなどがあれば教えてください

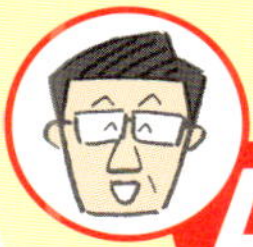

A タンパク質不足の女性は、見違えるほどきれいに！

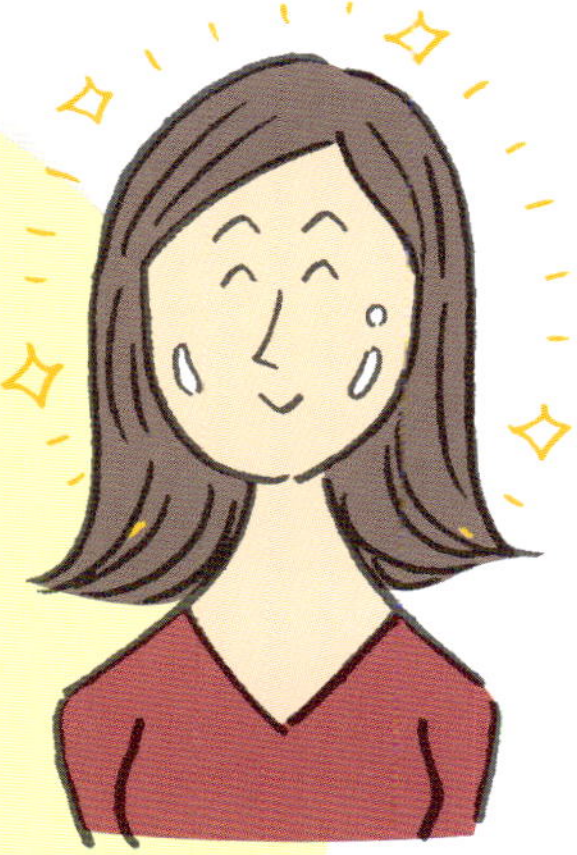

タンパク質は肌や髪の原料ですから、不足すると、やつれた見た目になってしまうことがあります。タンパク質不足の、ある女性は、1カ月で目の輝きが変わり、肌のくすみもなくなりました。

知っておこう！

「食物過敏症」に要注意！

食物過敏症とは、食物を食べたあと、少し時間が経ってから反応が出るアレルギーのようなもの。例えば、乳製品を摂取すると2時間後に便が出る人がいますが、食物過敏症で体に炎症を起こしている可能性が！ タンパク質の吸収効率も落ちるので、心配な人は病院で検査を受けましょう。

Topic 8

Q タンパク質は食事とプロテインのどちらで摂るのが良いのですか？

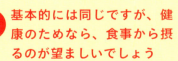

A 基本的には同じですが、健康のためなら、食事から摂るのが望ましいでしょう

肉類のミネラルなど、食材からは複数の栄養を同時に摂れるので食事から摂るのが基本です。ただし、タンパク質のみならプロテインも便利でしょう。

現場5

高齢者・介護

1日に必要なタンパク質量の目安

＝1.2g程度／体重1kg

体重60kgなら72g必要！

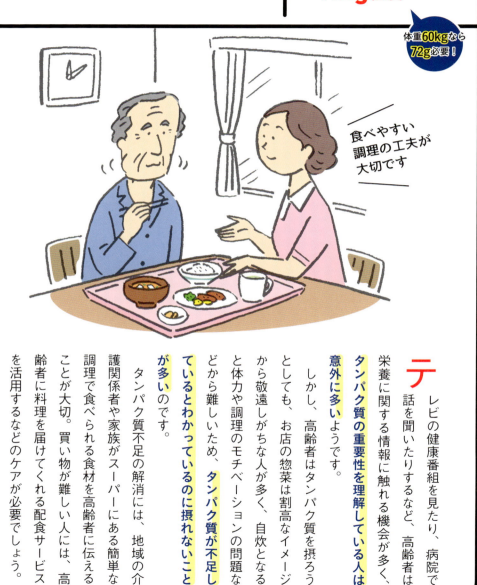

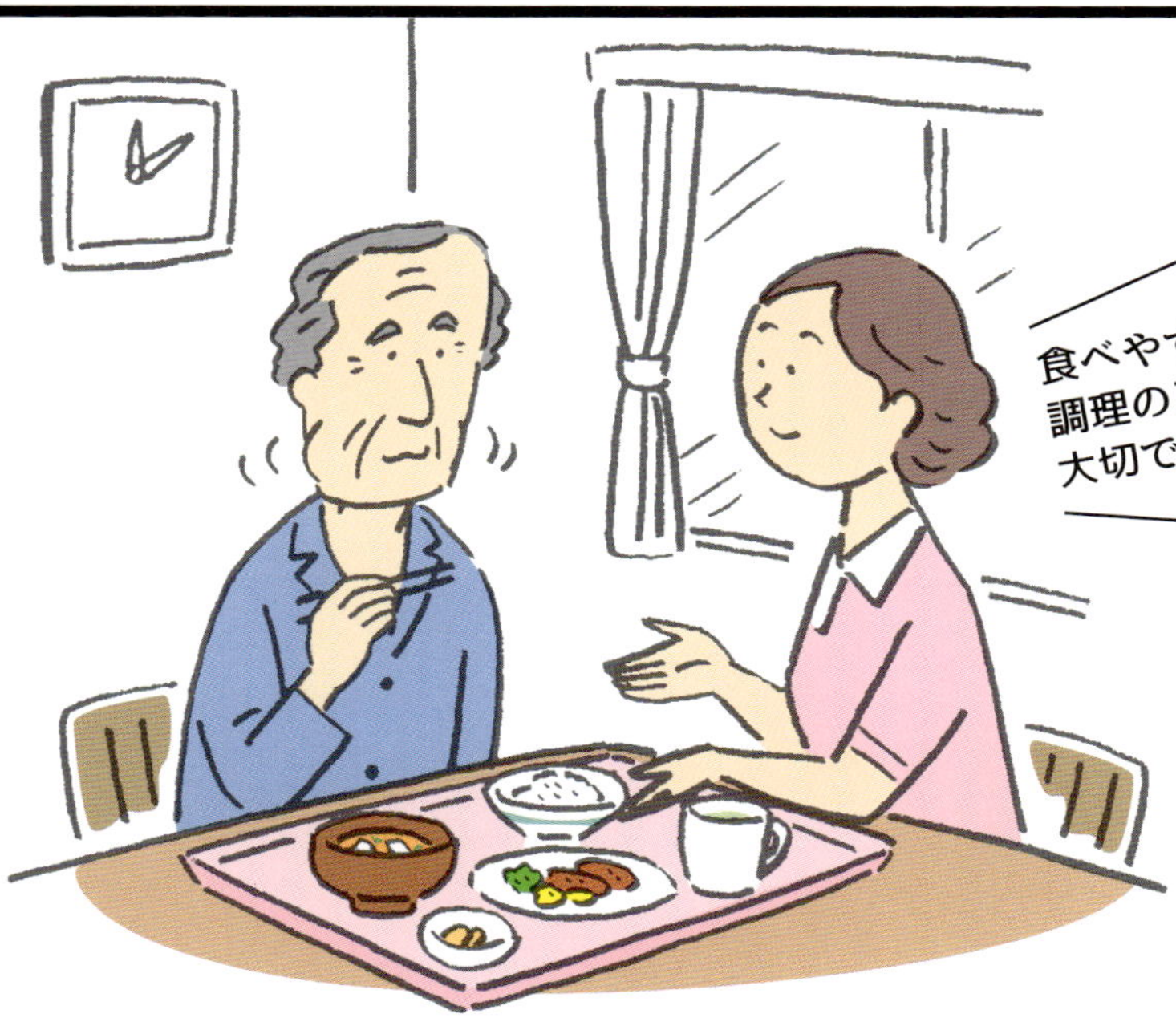

テレビの健康番組を見たり、病院で話を聞いたりするなど、高齢者は栄養に関する情報に触れる機会が多く、**タンパク質の重要性を理解している人は意外に多い**ようです。

しかし、高齢者はタンパク質を摂ろうとしても、お店の惣菜は割高なイメージから敬遠しがちな人が多く、自炊となると体力や調理のモチベーションの問題などから難しいため、**タンパク質が不足しているとわかっているのに摂れないことが多い**のです。

タンパク質不足の解消には、地域の介護関係者や家族がスーパーにある簡単な調理で食べられる食材を高齢者に伝えることが大切。買い物が難しい人には、高齢者に料理を届けてくれる配食サービスを活用するなどのケアが必要でしょう。

Topic 1

Q 高齢者に必要なタンパク質量の目安はどのくらいなのでしょうか？

A 一般人よりちょっと多めの体重1kgあたり、1.2g程度が目安

体の状態や持病の有無によっても変わりますが、若者よりも吸収能力が落ちているため、筋肉量の維持のためには体重1kgあたり1.2g程度が目安。

Topic 2

Q 高齢者には、どのような味付けや料理が好まれるのでしょうか？

A しっかりと味付けされた料理が◎。洋食も意外と好きな人が多い

高齢者は薄味が好きと思われるかもしれません。実際にそういう人もいますが、実はしっかりと味の付いたものが食べやすいようです。また、和食も好まれますが、若い人が好むような洋食も人気。

Topic 3

Q 高齢者に食べやすい料理をつくるためにはどのような工夫をすればいい？

A 肉よりも魚を好む人が多いです。やわらかく、しっとりとした食感に仕上げて

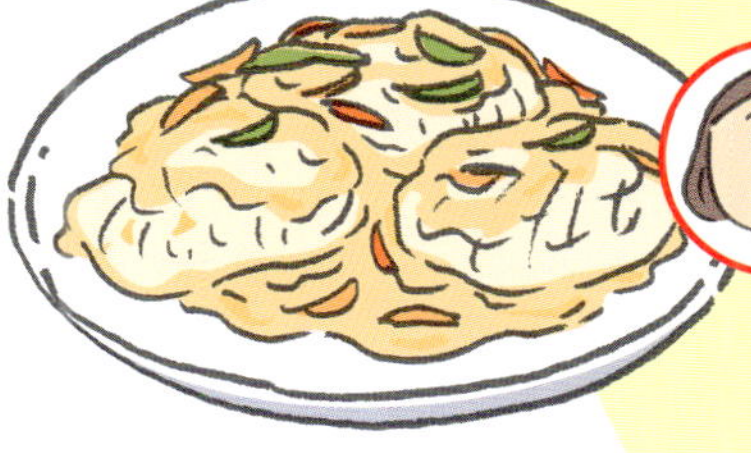

肉は噛みづらかったりするため、万人受けしやすいのは魚料理でしょう。調理の際は、酵素につけてやわらかくする、あんかけでとろみをつけるなどすると食べやすいです。魚や肉が苦手な場合は、卵や豆腐などを使うと◎。

現場6

メンタル治療

1日に必要なタンパク質量の目安

＝状態によって異なる

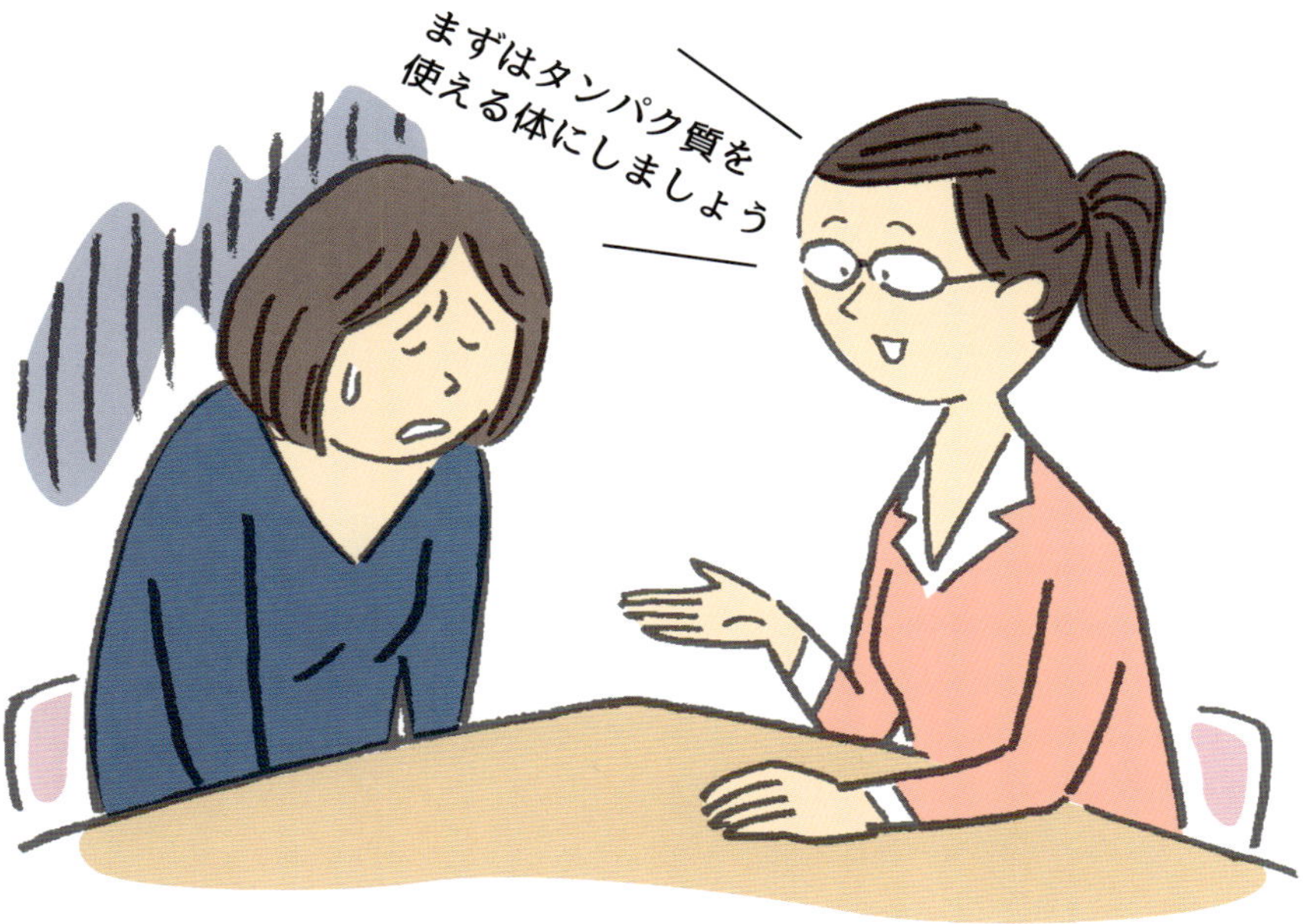

タ**ンパク質は、神経伝達物質としてココロをつくる栄養素**であり（詳しくはP70）、メンタルの不調を栄養で改善するならタンパク質は必須です。しかし、不調の人の体は、タンパク質を吸収できない、体内でうまく使えないという状態であることが多く、**不調を改善する前段階として、まずは、「タンパク質を使える体」にすることが重要です。**

近年増えているのが、子どもの発達障害です。一見、メンタルとは関係がなさそうですが、実は発達障害の、ほとんどのケースは脳自体ではなく、脳の機能、つまりメンタルと同じ神経の問題なのです。その場合、個人の状態に合わせてタンパク質摂取などの栄養面での治療をすることで、うまくいけば劇的に変わることもあります。

監修 溝口徹

医師、新宿溝口クリニック院長。
2000年頃から、治療が困難な疾患に栄養療法を実践し、多くの改善症例をもつ。

Topic 1

Q メンタルが不調な人の栄養的な状態や、ありがちな食生活を教えてください

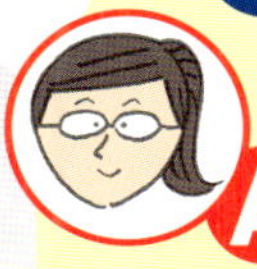

A タンパク質、鉄、ビタミンB群が不足している人がほとんど

魚や肉に含まれるタンパク質、鉄、ビタミンB群が不足し、ご飯やパン、麺類など、糖質に偏った食生活をしていることが多いようです。

Topic 2

Q 意識してタンパク質を摂っているのに、抑うつ感があるのはなぜ？（女性）

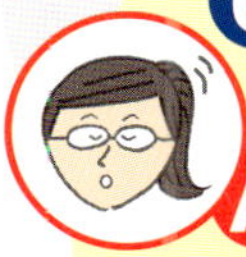

A 鉄が不足している可能性が高いでしょう

脳内でココロをつくる神経伝達物質は、鉄分がないとほかの神経伝達物質に変換できず、バランスが乱れてしまいます。

Topic 3

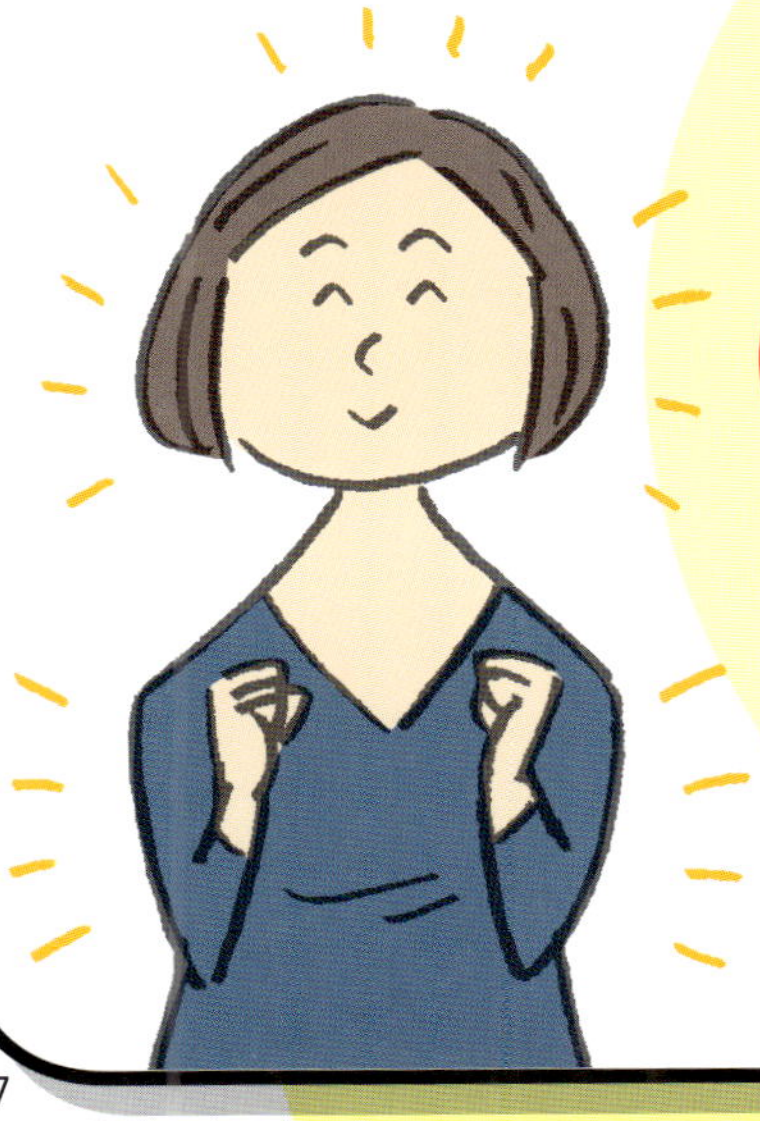

Q 栄養でメンタルを改善させたい場合、どのくらいの期間が必要ですか？

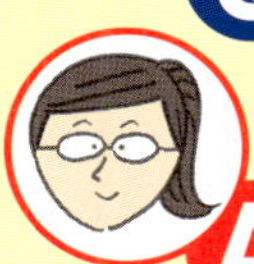

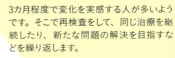

A まずは、3カ月程度が1つの区切り

3カ月程度で変化を実感する人が多いようです。そこで再検査をして、同じ治療を継続したり、新たな問題の解決を目指すなどを繰り返します。

※個人によって差があります。医師の指示に従ってください

Topic 4

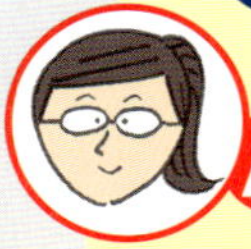

Q メンタルの病気を改善させるには、どのくらいのタンパク質が必要なのですか？

A 残念ながら、個人差が大きいので、～gとは言えません

年齢や生活習慣はもちろん、吸収の能力など体の状態によってまったく異なるので、一概には言えません。

Topic 5

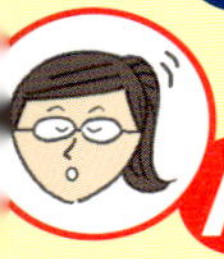

Q 発達障害の子どもをもつ親御さんに食事指導をするなら、何を伝えますか？

A 「最初から食卓に白飯を出さない」「白飯にはなるべく何かをかける」

大切なのは血糖値の急上昇を避けること。食卓に白飯があると、子どもは最初に食べてしまうことが多いので、最後に出す、または鶏そぼろをかけるなどして、糖質の吸収を遅くする工夫をしましょう（詳しくはP73）。

Topic 6

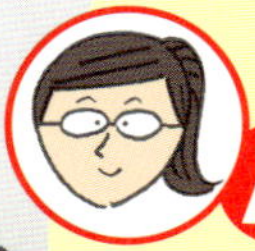

Q すぐに満腹になるのですが、タンパク質と食物繊維はどちらが優先ですか？

A まずは、タンパク質をしっかりと摂ることを優先しましょう

お腹いっぱいになってタンパク質と食物繊維の両方は食べられないという人は、まずは、タンパク質をしっかり摂ることを考えてください。

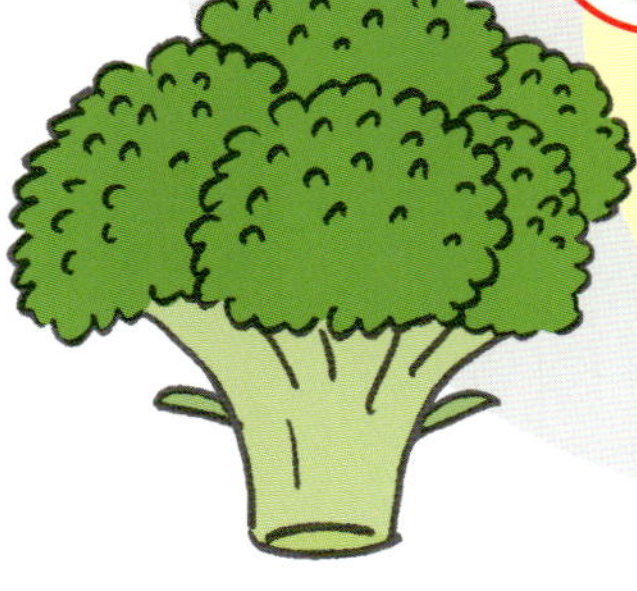

Topic 7

Q 向精神薬を断薬し、栄養的な治療にしたいのですが可能でしょうか？

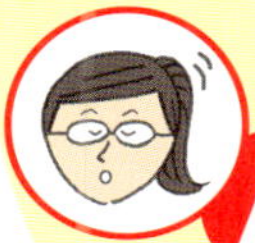

A 焦らずじっくりやれば、ほとんどの人が薬を減らせ、多くの人が断薬できます

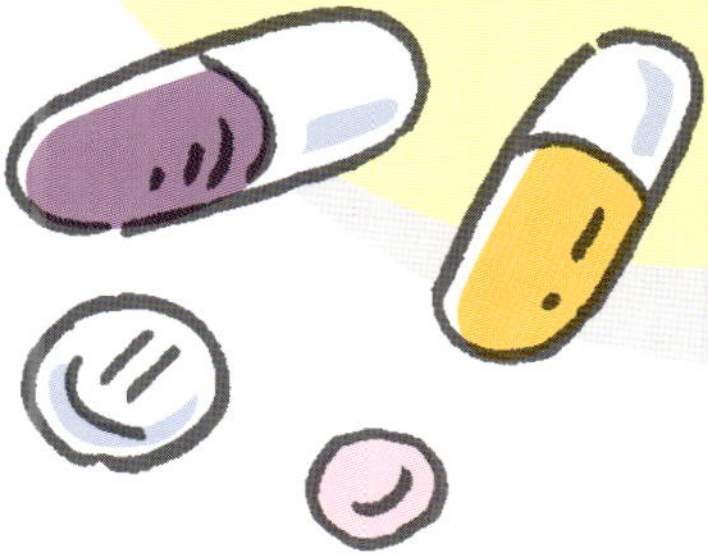

断薬で重要なのは、焦らないこと。長く飲んでいた薬をやめると、体調に変化がありますが、それは単に入ってきた物質がなくなった反応。栄養の治療をしながら、少しずつやめることが重要です。

※個人によって差があります。医師の指示に従ってください

知っておこう！

腸内環境が大きくかかわるタンパク質の消化吸収能力

最近の研究で、タンパク質の消化吸収能力には腸内環境がかかわっていることがわかってきました。腸内にいる細菌のバランスが悪いとタンパク質の吸収効率が下がり、たくさん食べても適切に利用できず、反対に腸内環境が良ければ、少量でもきっちりと体内で活用できるのです。

Topic 8

Q 栄養で改善を目指す場合、タンパク質以外で重要な栄養素は？

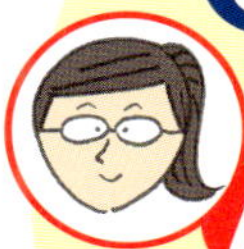

A 糖質や脂質などのエネルギーになるもの、ビタミンB群

タンパク質がエネルギーとして使われないように、摂り方に工夫は必要ですが、糖質や脂質は重要です。また、セロトニンなどの神経伝達物質合成にビタミンB群も必要。かつおやまぐろに含まれます。

現場7

一般家庭

1日に必要なタンパク質量の目安

＝**1.0g**／体重1kg

体重**60kg**なら**60g**必要！

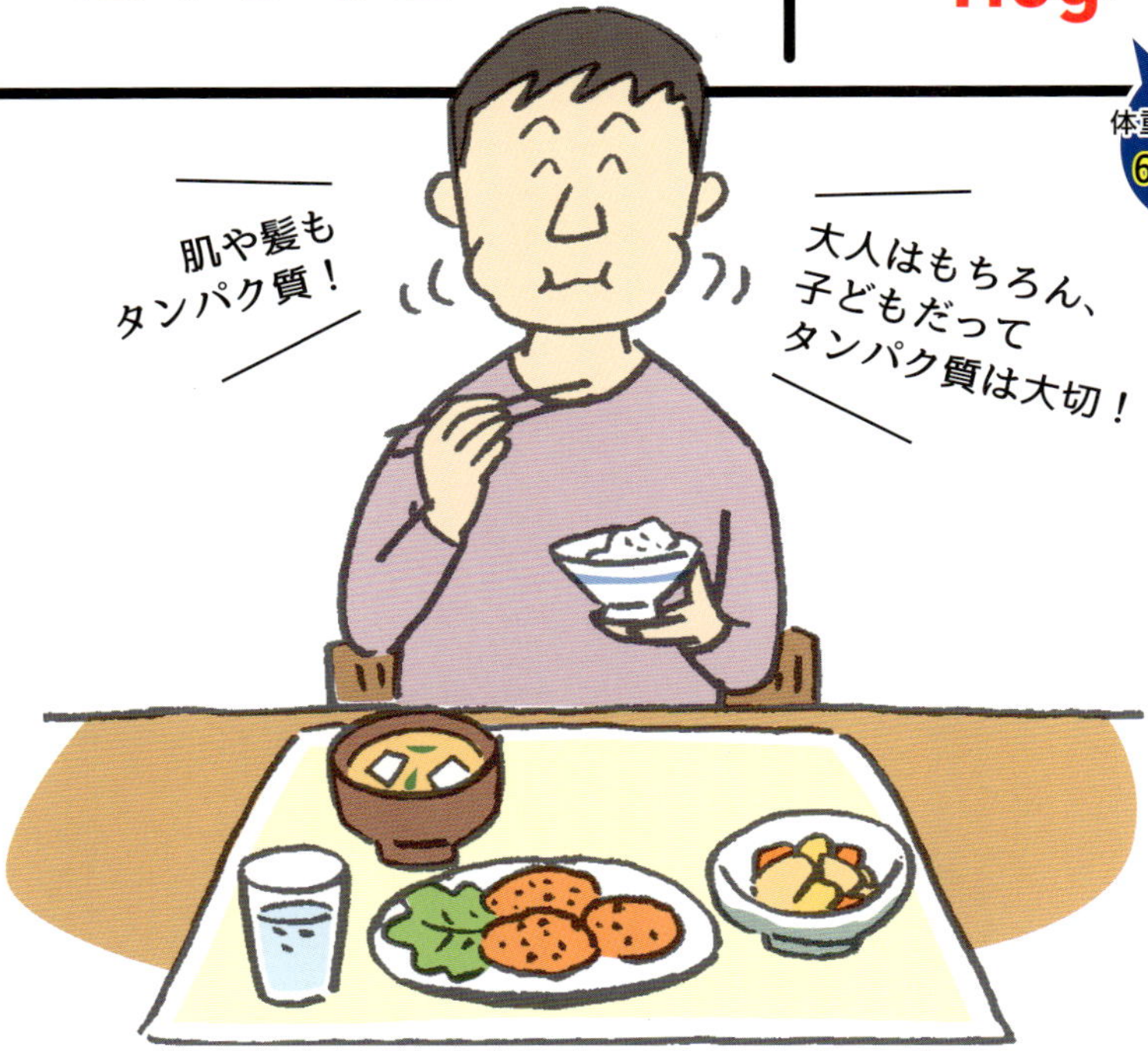
肌や髪も
タンパク質！
大人はもちろん、
子どもだって
タンパク質は大切！

いくつかの現場におけるタンパク質の役割を見てきましたが、タンパク質が重要なのは、特定の人々に対してだけではありません。

例えば、体の成長においてカルシウムの重要性は知られていますが、**子どもにとって体を形づくるタンパク質は当然必須です。**また、体の成長を促す〝成長ホルモン〟という物質にも、タンパク質を構成するアミノ酸がかかわっています（詳しくはＰ78）し、メンタルに影響をあたえるタンパク質は、睡眠にも関係します（詳しくはＰ68）。さらに、**筋肉の維持はもちろん、美肌や美髪、体調を健康に保つための調節にも、タンパク質は深くかかわっています。**

このように、タンパク質は健康に生きていくために、誰にでも必要なのです。

Topic 1

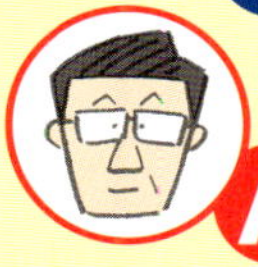

Q 大豆などの「植物性タンパク質」と、肉などの「動物性タンパク質」の違いは？

A タンパク質という意味では同じですが、それ以外の栄養と脂質が違います

タンパク質自体には、大豆と肉であればそれほど違いはありません。しかし、大豆は低脂質だったり、牛肉には鉄が豊富だったりとタンパク質以外の栄養素に違いがあるので、特定の栄養素に偏らないことが大切です。

Topic 2

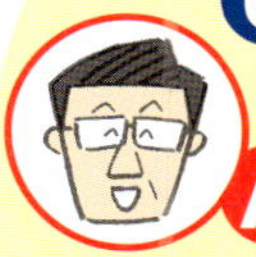

Q タンパク質を摂るための、1日の理想的なメニューを教えてください

A 1食あたりおよそ20g を3食、そんな理想的なメニューをP118で紹介しています

タンパク質量に加え、朝、昼、夜にそれぞれに摂るべき栄養素を摂取できるメニューを chapter4で紹介しています。

Topic 3

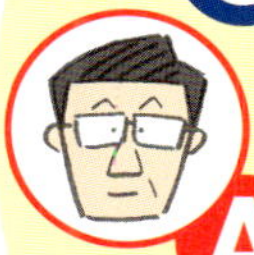

Q あまり知られていない、タンパク質が豊富な食材があれば教えてください

A 肉類以外なら、いかやたこやかに！ P147からのタンパク質量リストを参照して

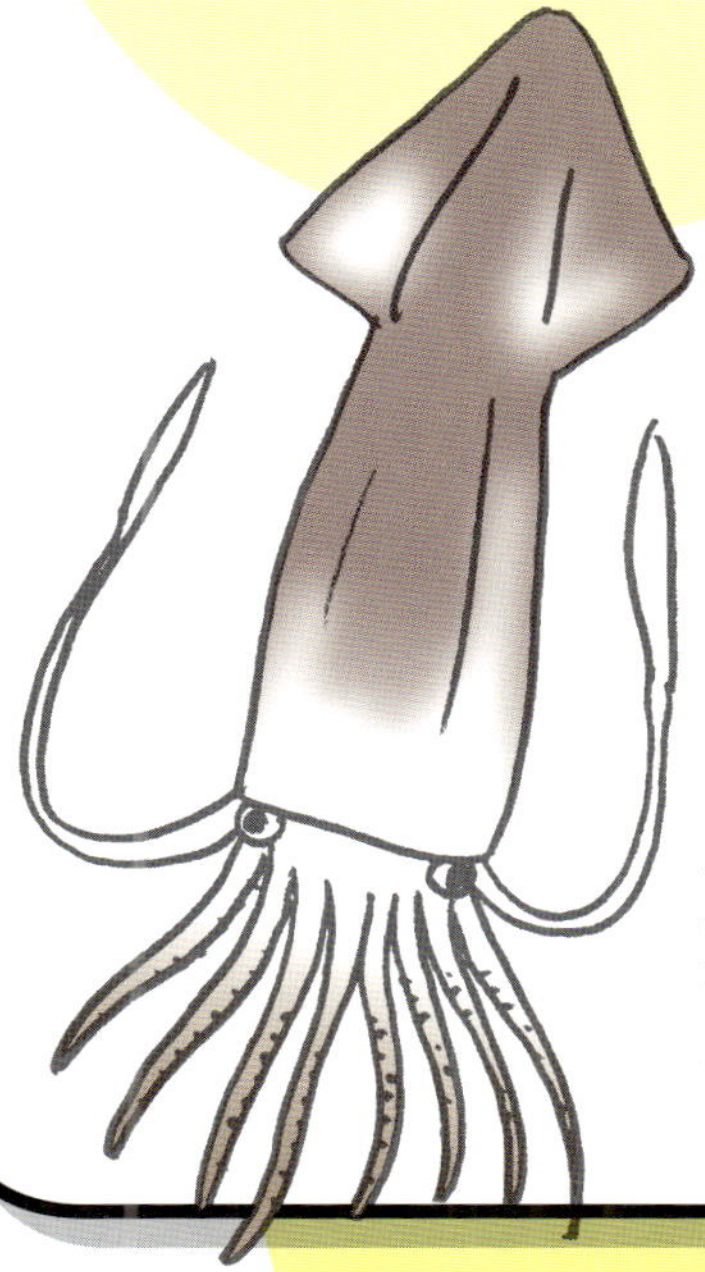

一般的によく知られた牛豚鶏の肉以外なら、いかやたこ、かになどの魚介類は◎。また馬肉や羊肉などは、低脂質高タンパクでおすすめです。

Column 1

カラダのなかだけじゃない！
洗剤や医薬品など体外でも活躍するタンパク質

体内でつくられ、人間が生きるうえで欠かせないタンパク質。実は体のなかだけでなく、体の外でも活躍しています。

例えば、洗濯機に入れて使う衣類用洗剤。**「酵素入り！」「酵素パワー」**などと表示されたものを見たことがある人は多いのではないでしょうか(酵素はタンパク質の1種。詳しくはP100)。**そういった洗剤には、タンパク質や脂質、炭水化物などを分解する酵素が添加されており、酵素の力で繊維の奥に入り込んだ皮脂やタンパク汚れを分解し、汚れを落としているのです。**具体的には、タンパク質を分解するプロテアーゼ、脂質を分解するリパーゼ、炭水化物を分解するアミラーゼなどが添加されています。1980年前後に安全性の高い酵素入りの粉末洗剤が開発されたおかげで、洗浄力が飛躍的に向上しました。かつて、現在よりもはるかに大きかった粉末洗剤の箱がコンパクトになったのは、酵素のおかげといえるのです。

また、医薬品として活用されるタンパク質もあります。それが、P102で紹介する**免疫をになう抗体（免疫グロブリン）を利用した、抗体医薬品です。**抗体は特定の異物や問題のある細胞をピンポイントで攻撃するため、高い治療効果が期待できます。さらに、もともと体内で合成される物質なので、副作用が少ないのもメリットの1つでしょう。とはいえ、いいことずくめではなく、製造には大規模な設備が必要になるため、現段階では製造のコストが大きな問題です。将来的には有効な治療法がない、がんなどの難病への効果が期待されています。

Chapter 1

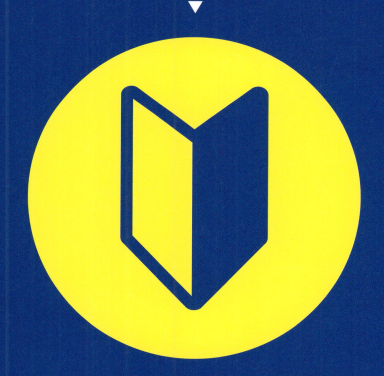

タンパク質の基礎知識

「タンパク質って何？」「どうして注目されているの？」「どのように体に吸収されるの？」など、まずはタンパク質の基礎中の基礎となる知識を紹介します。アミノ酸など少しつっこんだ内容も登場しますが、これを知ることがタンパク質を知る近道です。

食べたステーキが、カラダのタンパク質になるまでの道のり

タンパク質。英語ではプロテイン（Protein）。**由来であるギリシャ語の「Proteios（プロティオス）」には、「もっとも重要なもの」という意味があります**。まずは、それほど重要なタンパク質が、食物として口から入ったあと、どのように体を構成するタンパク質になるかを見てみましょう。

P35～36のイラストを見てください。タンパク質は、①まず胃でペプシンという消化酵素により、ある程度の大きさに分解されます。②次にタンパク質が分解されるのが十二指腸で、トリプシンなどによってさらに細かくカットされます。最後は、③小腸のペプチターゼで、タンパク質は「アミノ酸」という物質にまで分解されます（アミノ酸について詳しくはP38）。アミノ酸は小腸で吸収され、④肝臓に送られてから、全身へ。各細胞に送られたアミノ酸を使って新しいタンパク質がつくられます。P37で紹介していますが、タンパク質の合成システムは複雑で、未解明の部分もあります。現在では、細胞内の「核」という器官に、タンパク質の設計図があり、それをもとに細胞内でアミノ酸をくっつけ、タンパク質をつくっていることがわかっています。

このように、口から入った**タンパク質は、そのまま使われるのではなく、一度アミノ酸に分解されたあと、体内で再びつくられる**のです。

ステーキをタンパク質へ I ～消化～

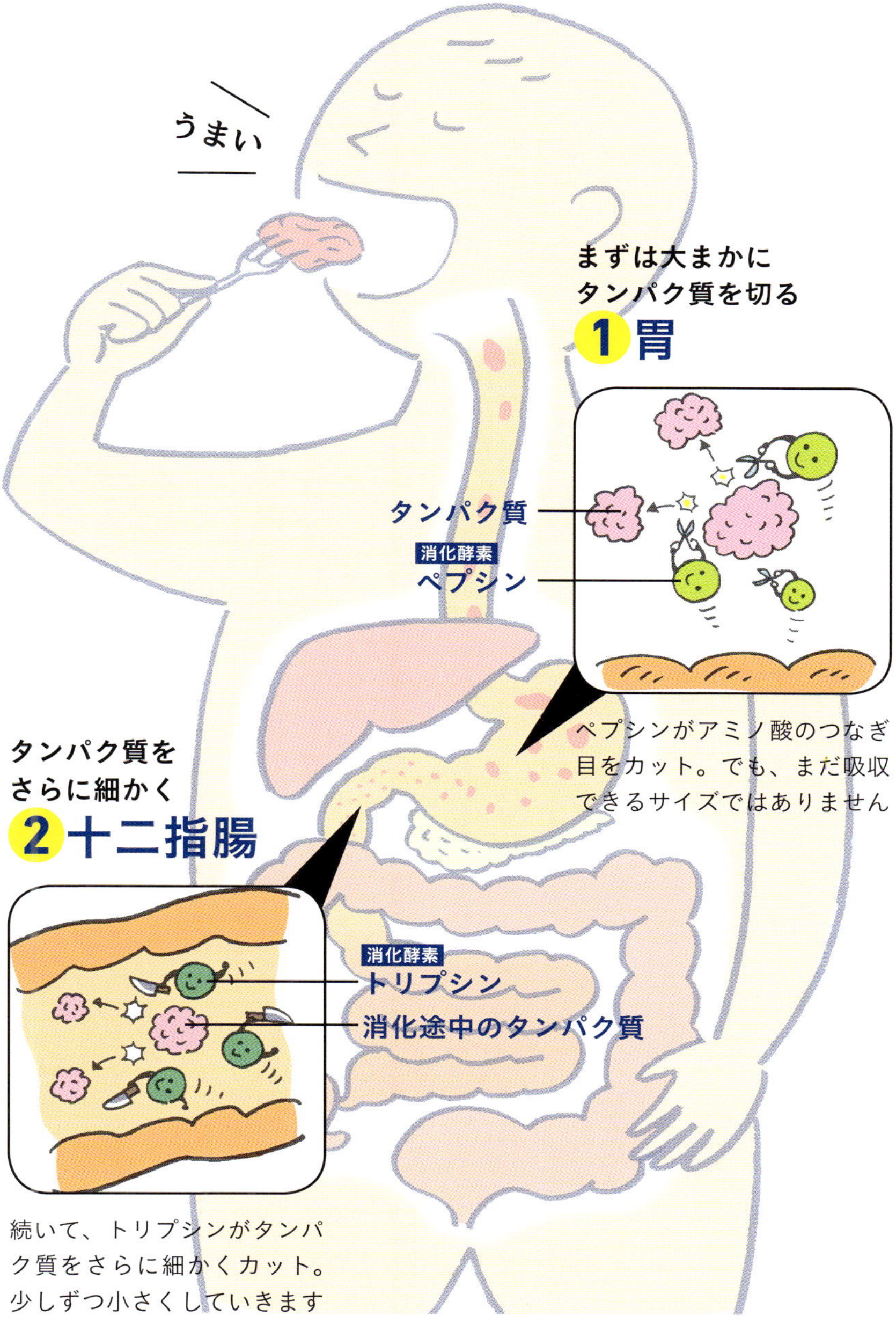

まずは大まかに
タンパク質を切る

1 胃

ペプシンがアミノ酸のつなぎ目をカット。でも、まだ吸収できるサイズではありません

タンパク質を
さらに細かく

2 十二指腸

続いて、トリプシンがタンパク質をさらに細かくカット。少しずつ小さくしていきます

ステーキをタンパク質へ Ⅱ ～消化から吸収へ～

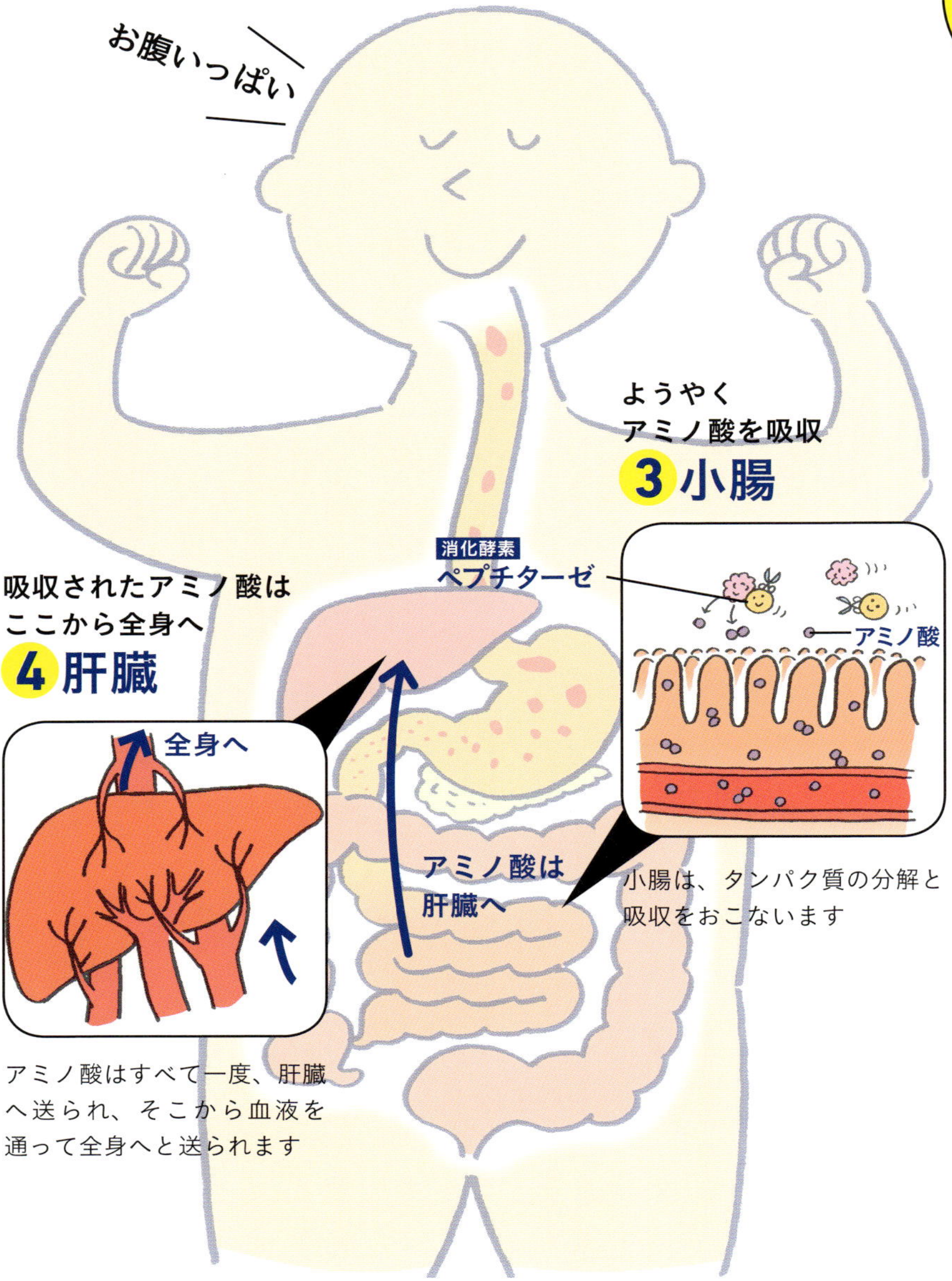

小腸は、タンパク質の分解と吸収をおこないます

アミノ酸はすべて一度、肝臓へ送られ、そこから血液を通って全身へと送られます

ステーキをタンパク質へ III ～タンパク質の完成～

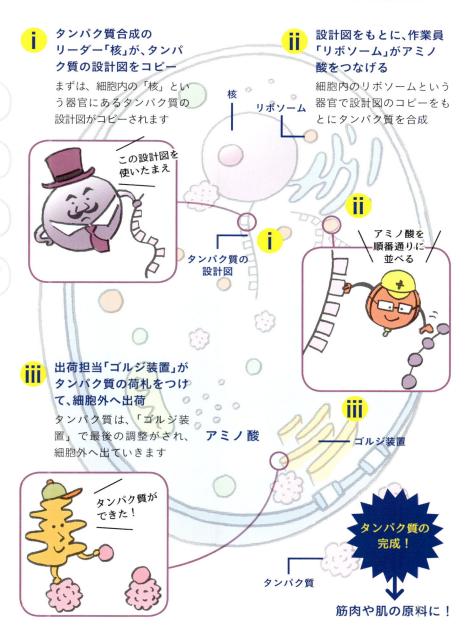

i タンパク質合成のリーダー「核」が、タンパク質の設計図をコピー

まずは、細胞内の「核」という器官にあるタンパク質の設計図がコピーされます

ii 設計図をもとに、作業員「リボソーム」がアミノ酸をつなげる

細胞内のリボソームという器官で設計図のコピーをもとにタンパク質を合成

iii 出荷担当「ゴルジ装置」がタンパク質の荷札をつけて、細胞外へ出荷

タンパク質は、「ゴルジ装置」で最後の調整がされ、細胞外へ出ていきます

タンパク質は、アミノ酸でできたひもをぐしゃぐしゃにしたもの

言葉としては見聞きするタンパク質ですが、その形は知らない人が多いのではないでしょうか？　タンパク質の詳細を紹介する際にイメージできるよう、大まかな形状を知っておきましょう。

まず、タンパク質のサイズは、体の細胞がおよそ10〜30㎛（マイクロメートル。1㎛は1／1000㎜）なのに対し、数nm（ナノメートル。1ナノメートルは1／1000㎛）と小さく、長年、その形は理論的に推測するしかありませんでした。しかし、19世紀に確立された特殊な方法でタンパク質を観察すると、**〝ひも〟のようなものが立体的に折れ曲がった形をしている**ことがわかったのです。詳しくはP92で紹介しますが、この形状には、タンパク質の機能の秘密が隠されています。そして、この**〝ひも〟を構成するのが**、前項でタンパク質を分解した最後の姿として登場した**「アミノ酸」です**。健康食品の広告などでも目にしますよね。タンパク質はアミノ酸が60〜数百万個つながったものなのです。

人体をつくるタンパク質は5〜10万種といわれますが、**構成単位となるアミノ酸はたった20種。これらは、体内でつくれないので食品から摂る必要がある9種の**「必須アミノ酸」と、体内でつくれる11種の「非必須アミノ酸」に分類されます。詳しくはP40で説明します。

これがタンパク質だ！

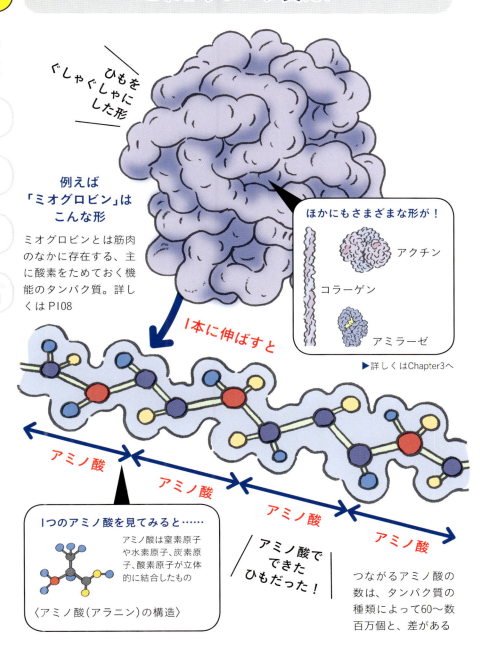

例えば「ミオグロビン」はこんな形

ミオグロビンとは筋肉のなかに存在する、主に酸素をためておく機能のタンパク質。詳しくはP108

ほかにもさまざまな形が！

コラーゲン

アクチン

アミラーゼ

▶詳しくはChapter3へ

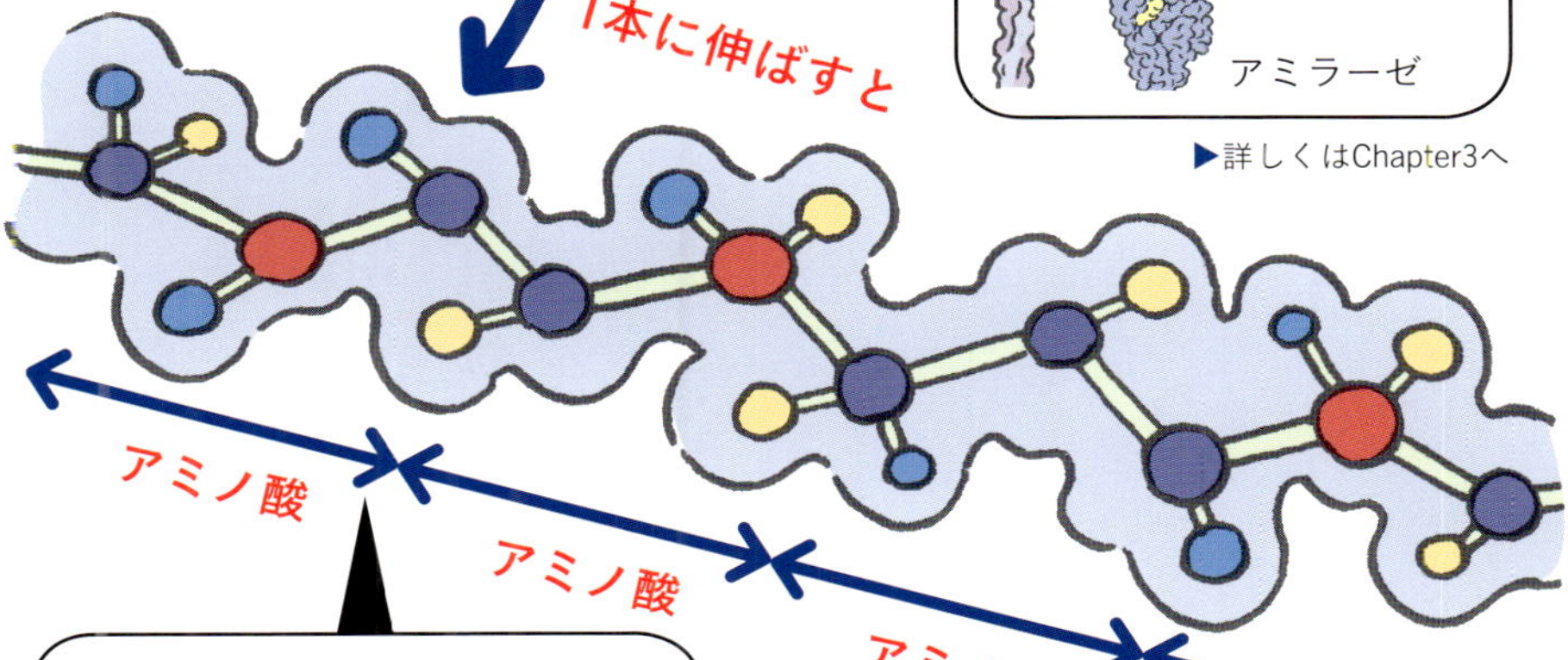

1つのアミノ酸を見てみると……

アミノ酸は窒素原子や水素原子、炭素原子、酸素原子が立体的に結合したもの

〈アミノ酸（アラニン）の構造〉

アミノ酸でできたひもだった！

つながるアミノ酸の数は、タンパク質の種類によって60～数百万個と、差がある

20種類のアミノ酸の主な機能

人のカラダでつくれない 必須アミノ酸

話題のBCAAの1つ
バリン [Val]
BCAA（分岐鎖アミノ酸）の1つで、筋肉でエネルギーを生み出す際に使われる

筋肥大のスイッチに
ロイシン [Leu]
BCAAの1つ。筋肉を大きくするためのスイッチになるといわれる

筋肉のエネルギー代謝をになう
イソロイシン [Ile]
BCAAの1つ。筋肉のエネルギー代謝のほか、疲労回復にも使われる

不足すると危険！
メチオニン [Met]
アレルギーによるかゆみの軽減をになう。不足すると、むくみなどの原因にも

ココロをつくる❶
トリプトファン [Trp]
脳内の神経伝達物質である、セロトニンなどの原料になる

ココロをつくる❷
フェニルアラニン [Phe]
神経伝達物質の原料に。過剰に摂ると血圧上昇にも

脂肪肝の防止に！
トレオニン [Thr]
代謝を促進し、肝臓に脂肪が蓄積するのを防ぐ効果がある

ベジタリアンは要注意
リジン [Lys]
酵素などの生成をになう。植物性タンパク質には少なめ

大人になればつくれる
ヒスチジン [His]
子どもの体ではつくれないアミノ酸。神経機能を支える

人のカラダでつくれる 非必須アミノ酸

エネルギー源としても
アラニン [Ala]
多くのタンパク質が豊富な食品に含まれる。糖質の代謝に使われる

コラーゲンの原料❶
プロリン [Pro]
コラーゲンを構成するアミノ酸。壊れたコラーゲンを修復する役割も

コラーゲンの原料❷
グリシン [Gly]
コラーゲンを構成するアミノ酸。人間の睡眠にもかかわりがある

化粧品にも含まれる
セリン [Ser]
肌の保湿成分の原料となるアミノ酸。脳の活性化につながるとも

医薬品にもなる
システイン [Cys]
毛髪などに多く含まれる。メラニン色素の生成を抑える効果がある

ココロをつくる❸
チロシン [Tyr]
原料はフェニルアラニン。重要な、いくつかの神経伝達物質の前の段階

野菜から命名❶
アスパラギン [Asn]
アスパラガスの芽から発見されたアミノ酸。エネルギー代謝をサポート

筋肉の強化に役立つ
グルタミン [Gln]
筋肉のなかに豊富に含まれており、主に筋肉の合成などにかかわる

体の成長を支える
アルギニン [Arg]
成長を促してくれるアミノ酸。余分なアンモニアの除去も

野菜から命名❷
アスパラギン酸 [Asp]
アスパラガスに多く含まれ、ミネラルなどの吸収をサポートする

うまみ成分の1つ
グルタミン酸 [Glu]
化学調味料などにも含まれる。過剰摂取すると、手足のしびれなどの原因になる可能性が

アミノ酸を知れば、タンパク質の役割が良くわかる！

タンパク質摂取の際に注意したい「アミノ酸スコア」

「アミノ酸スコア」とは、タンパク質のバランスの良さの指標

アミノ酸スコアとは、栄養学的に定められた基準値に対する、ある食品の含有必須アミノ酸の割合のなかで、**もっとも低い数値**。というのも、タンパク質の合成には9種すべてが必要なため、最低の数値がタンパク質の合成量になるため。要するに、**アミノ酸スコアが高いほど、優秀なタンパク質**といえるのです。

小麦粉（薄力粉）のアミノ酸スコア56

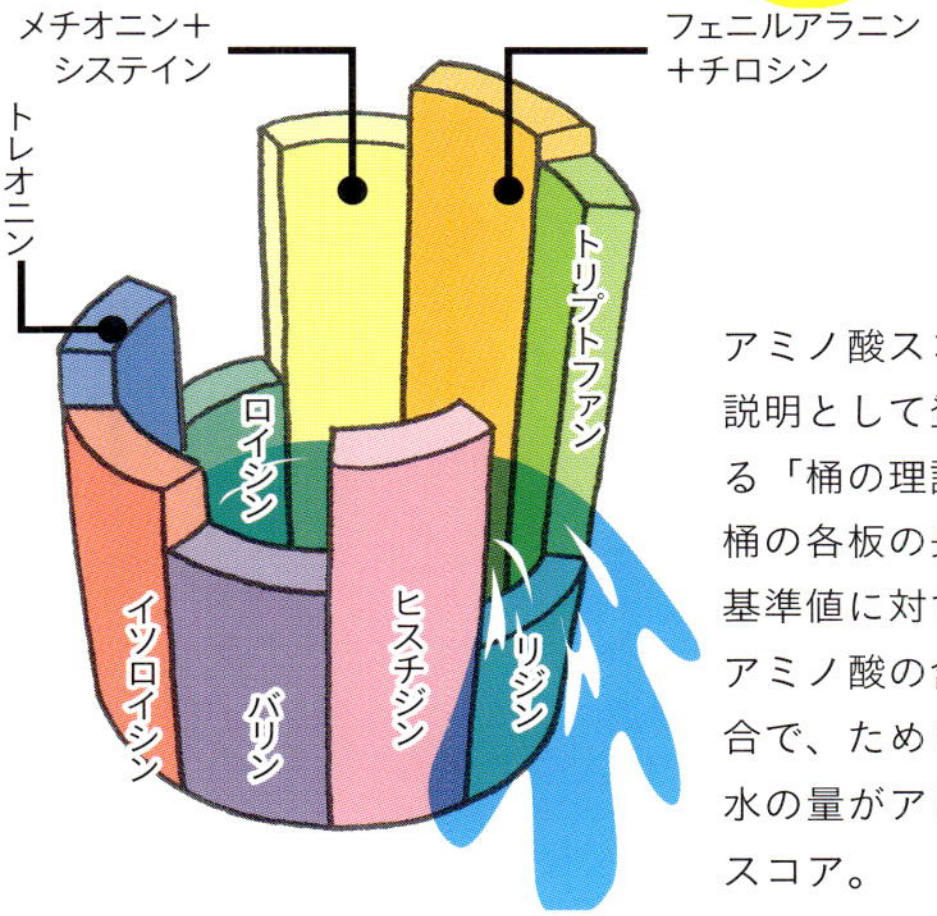

アミノ酸スコアの説明として登場する「桶の理論」。桶の各板の長さが基準値に対する各アミノ酸の含有割合で、ためられる水の量がアミノ酸スコア。

食品のアミノ酸スコア

アミノ酸スコアの最高値である100を示す食品と、
アミノ酸スコアの低い食材を紹介します。
ほかの食材については、P147〜で確認してください。

アミノ酸スコアの高い食品

- 牛肉 ……………… **100**
- 豚肉 ……………… **100**
- 鶏肉 ……………… **100**
- 鶏卵 ……………… **100**
- いわし …………… **100**
- さけ ……………… **100**
- 牛乳 ……………… **100**
- ヨーグルト ……… **100**
- 大豆 ……………… **100**

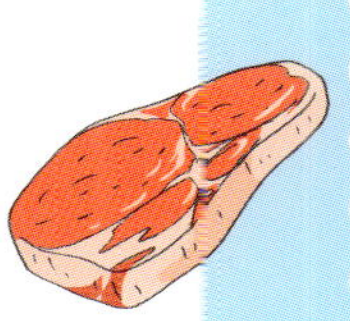

アミノ酸スコアの低い食品

- 小麦粉（薄力粉）… **56**
- ピーナッツ ……… **87**
- アーモンド ……… **78**
- うどん …………… **51**
- コーンフレーク … **22**
- くるみ …………… **71**
- 日本なし ………… **69**

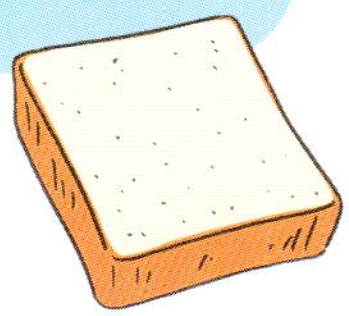

筋肉だけじゃない！ タンパク質は肌や髪からホルモン、酵素まで

人体を構成する物質として、もっとも大きな割合なのは約60％をしめる水分ですが、水分をのぞくと、およそ半分がタンパク質です。人体のタンパク質というと、多くの人が筋肉をイメージしますが、実は、皮膚や髪の毛、爪もタンパク質です。と聞くと、タンパク質は体を形づくるものと思うかもしれませんが、タンパク質の役割として、それは本当にごくごく一部。人体には、さまざまな機能を備えたタンパク質がたくさんあります。

例えば、**体の機能を調整する「ホルモン」**や、**消化などをコントロールする「酵素」**、**ウイルスや細菌などから体を守る「抗体」**などの多くは、タンパク質なのです。「ホルモン」や「酵素」「抗体」などは知っていても、タンパク質であることは知らない人が多いでしょう。ほかにも、「目や舌などの感覚器官で外部からの刺激を受け取る」、「特定の物質を全身に届ける」、P10で紹介したように「脳内で情報を伝達し、ココロをつくる」といった機能に関係するタンパク質もあります。**人間が生きるのに必要なほぼすべての機能をになっているのが、全身のタンパク質**といえるのです。

ですから、人の体は、さまざまな機能をもったタンパク質というパーツを組みあげたプラモデルのようなものといえるかもしれません。

人のカラダをつくる部品になるタンパク質

部位	役割	タンパク質
脳	気持ちを落ち着かせる	セロトニン
目	焦点を合わせるレンズ	クリスタイン
口腔	細菌を殺す	リゾチーム
舌	味の物質を情報に変える	受容体タンパク質
肺	酸素と二酸化炭素の交換を促す	炭酸脱水酵素
胃	タンパク質を分解する	ペプシン
十二指腸	タンパク質を分解する	トリプシン
すい臓	血糖値を下げる	インスリン
肝臓	アルコールを分解する	アルコール分解酵素
爪・髪	構造を支える	ケラチン
肌	肌のハリを生み出す	コラーゲン
筋肉	筋肉を構成し、運動を支える	アクチン
血液	酸素を全身に運ぶ	ヘモグロビン
免疫	体に侵入した異物と戦う	抗体

Column 2

糖質＝悪者じゃない！
食べ過ぎにさえ気をつければ、
糖質は役立つ栄養素！

最近、糖質は「肥満や病気の原因になる」などといわれることが多く、体に悪いもののように思っている人も多いのではないでしょうか？　しかし、本来は人間に必要な栄養素です。

そもそも糖質とは、穀物やいも類、砂糖、果物に多く含まれ、体内に吸収されるとブドウ糖に変換され、活動のエネルギーとして使われる栄養素です。**糖質が問題になるのは、過剰に摂取した場合**。エネルギーとして使わなかったブドウ糖は脂肪に変わり、体脂肪として蓄えられ、肥満の原因に。また、血液中のブドウ糖、つまり血糖も健康に大きな影響をおよぼします。血液中の血糖の割合が高い状態が続くと、血管や神経などにダメージをあたえ、さまざまな臓器に障害が出るのです。

といわれると悪者のように思うかもしれませんが、多くの人にとって問題になるのは過剰摂取を続けたらの話で、適切な量であれば、人間が元気に生きるために、大切な役割をになっています。例えば、**肌のうるおいを保つヒアルロン酸は糖質**（詳しくはP46）ですし、筋力トレーニングで効率的に筋肉をつけるには、**筋肉が分解されてエネルギーにならないよう糖質をしっかりと摂っておく必要があります。**

また、うつなどメンタルに問題がある場合も糖質は重要です。タンパク質は「脳内で感情にかかわる神経伝達物質の原料」になりますが（詳しくはP70）、糖質でしっかりエネルギーを補給しておかないと、タンパク質がエネルギーとして使われてしまいます。脳内で神経伝達物質をつくるためにも、糖質は欠かせない栄養素なのです。

Chapter2

▼

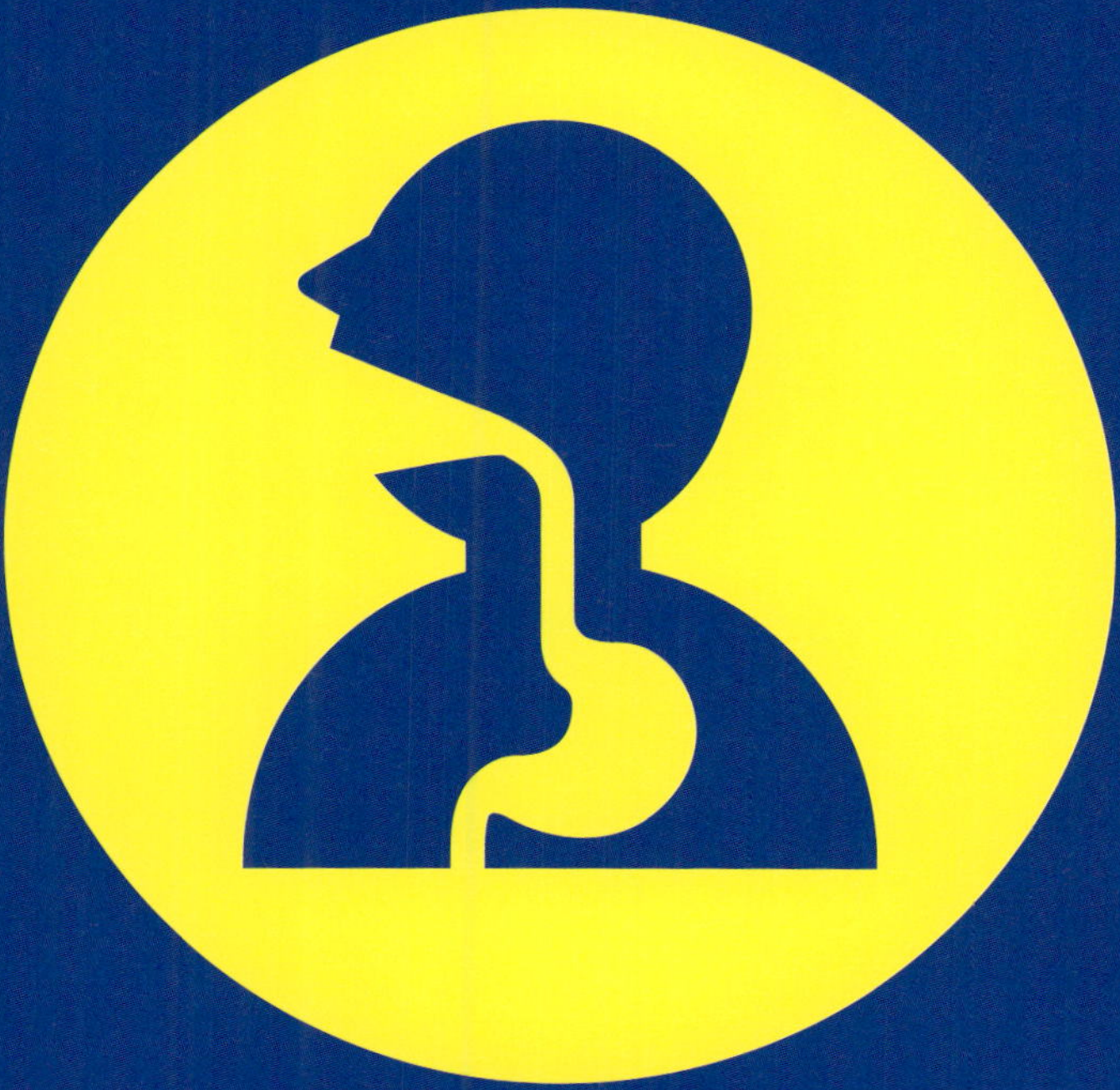

人のカラダと タンパク質

このChapterでは、タンパク質が人体で
どのような影響をあたえているかを紹介します。
誰もがイメージする「筋肉を大きくする」だけでなく、
タンパク質は体内でさまざまな活躍をしているのです。

タンパク質で真皮を磨け！ 美肌を生むメカニズム

「肌のお手入れ」というと、多くの人が化粧水などでのケアを思い浮かべるでしょう。でも、皮膚そのものを美しくするために重要なのは、実は良質なタンパク質を摂取することです。

皮膚は、水分の流失から体を守る外側の「表皮」と、**美肌に重要な〝ハリ〟や〝弾力〟を保ち、皮膚の形状を維持する内側の「真皮」**という層で構成されています。真皮には、フェンスのように張り巡らされ、〝ハリ〟になるコラーゲンや、それをつなぎとめ、肌の〝弾力〟になるエラスチンなどのタンパク質が存在しています。**シワやたるみのない美肌には、真皮が重要であり、十分なタンパク質が欠かせない**のです。また、水分を保つヒアルロン酸は糖質ですが、ヒアルロン酸をつくる酵素はタンパク質ですから、保湿にもかかわっています。

とはいえ、美肌にはタンパク質が重要だからと、とにかく肉を食べればいいわけではありません。**肉の脂身を摂り過ぎて体脂肪が増えると、コラーゲンづくりにかかわるホルモンが減り、合成が妨げられてしまう可能性が**！ 美肌のためには、「高タンパク低脂質」のものがおすすめです。

食生活以外で特に気をつけたいのは、日焼けと無理なダイエット。どちらも、コラーゲンの質と量の両方を一気に下げてしまうリスクがあります。

肌の構造と美肌を生むタンパク質

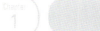

表皮

主にケラチノサイトという細胞の薄い膜。細菌の防御、体温維持、水分保持などの役割

真皮

表皮よりも厚さのある膜。血管から栄養が運ばれ、肌の質を保つタンパク質を合成

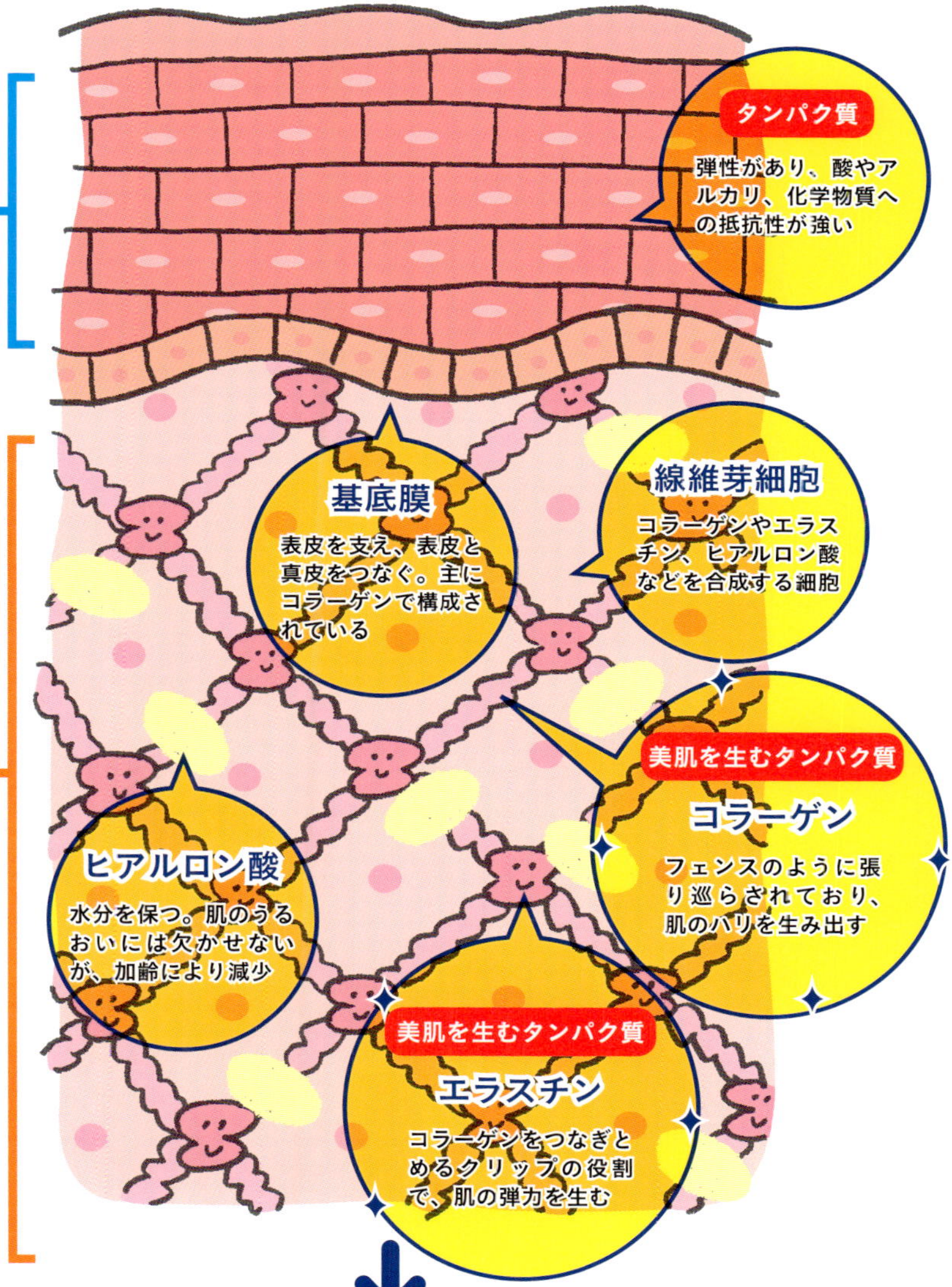
タンパク質
弾性があり、酸やアルカリ、化学物質への抵抗性が強い
基底膜
表皮を支え、表皮と真皮をつなぐ。主にコラーゲンで構成されている
線維芽細胞
コラーゲンやエラスチン、ヒアルロン酸などを合成する細胞
美肌を生むタンパク質
コラーゲン
フェンスのように張り巡らされており、肌のハリを生み出す
ヒアルロン酸
水分を保つ。肌のうるおいには欠かせないが、加齢により減少
美肌を生むタンパク質
エラスチン
コラーゲンをつなぎとめるクリップの役割で、肌の弾力を生む

美肌のためには、主にタンパク質でできた真皮のクオリティを高めること！

＼ 肌を美しくする ／

真皮のクオリティを高めるには 高タンパク、低脂質の食事が必須

美肌の材料がコレ
高タンパク

コラーゲンは14〜15年入れ替わらないタンパク質であり、加齢とともに質が低下します。**質が落ちたコラーゲンを早く代謝させるには、タンパク質が必須。**

コラーゲン合成を妨げないように
低脂質

体脂肪が増えると、コラーゲンを合成するホルモンが減少する危険性が。低脂質という意味では肉類よりも大豆食品などが◎。

クオリティの高い真皮

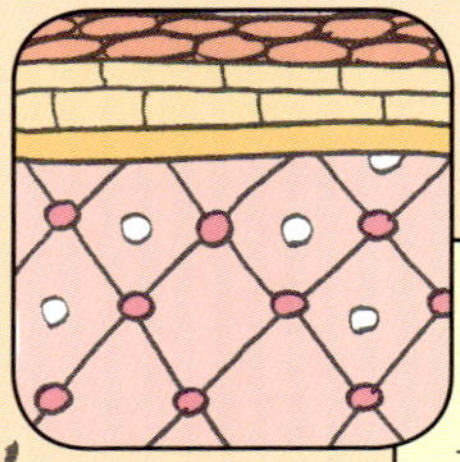

コラーゲンやエラスチンが規則正しく配置されている

タンパク質以外で、美肌に重要な栄養はビタミンC

コラーゲンの主な成分は、非必須アミノ酸のグリシンとプロリン、プロリンからつくられるヒドロキシプロリンです。ヒドロキシプロリンを合成するにはビタミンＣが必要なため、**コラーゲンにはキウイ、柑橘類のフルーツに多いビタミンＣが必要です。**

コラーゲンの原料となるアミノ酸

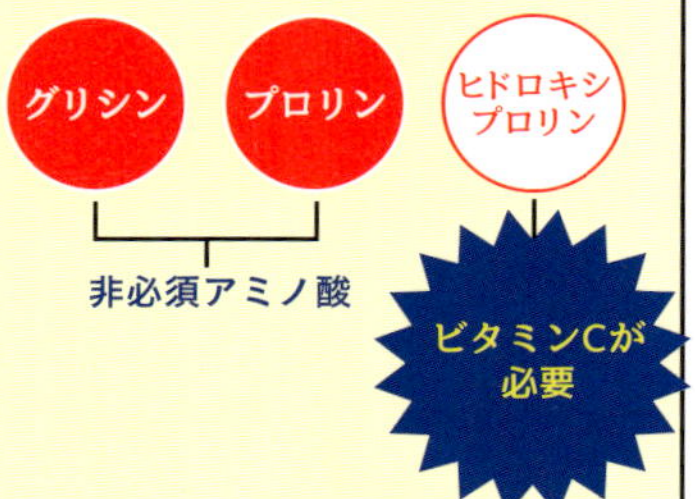

＼ 肌を汚す ／

肌にとっての一番の大敵は ダイエットと日焼け

想像以上に肌に悪いのがダイエット。タンパク質の摂取量が少しでも不足すると、**コラーゲンやヒアルロン酸の合成量が激減し、肌のたるみにつながります。**

シミなどの原因になるだけでなく、**コラーゲンやエラスチンが壊れる原因になります。**また、コラーゲンの合成にかかわる物質も減少。

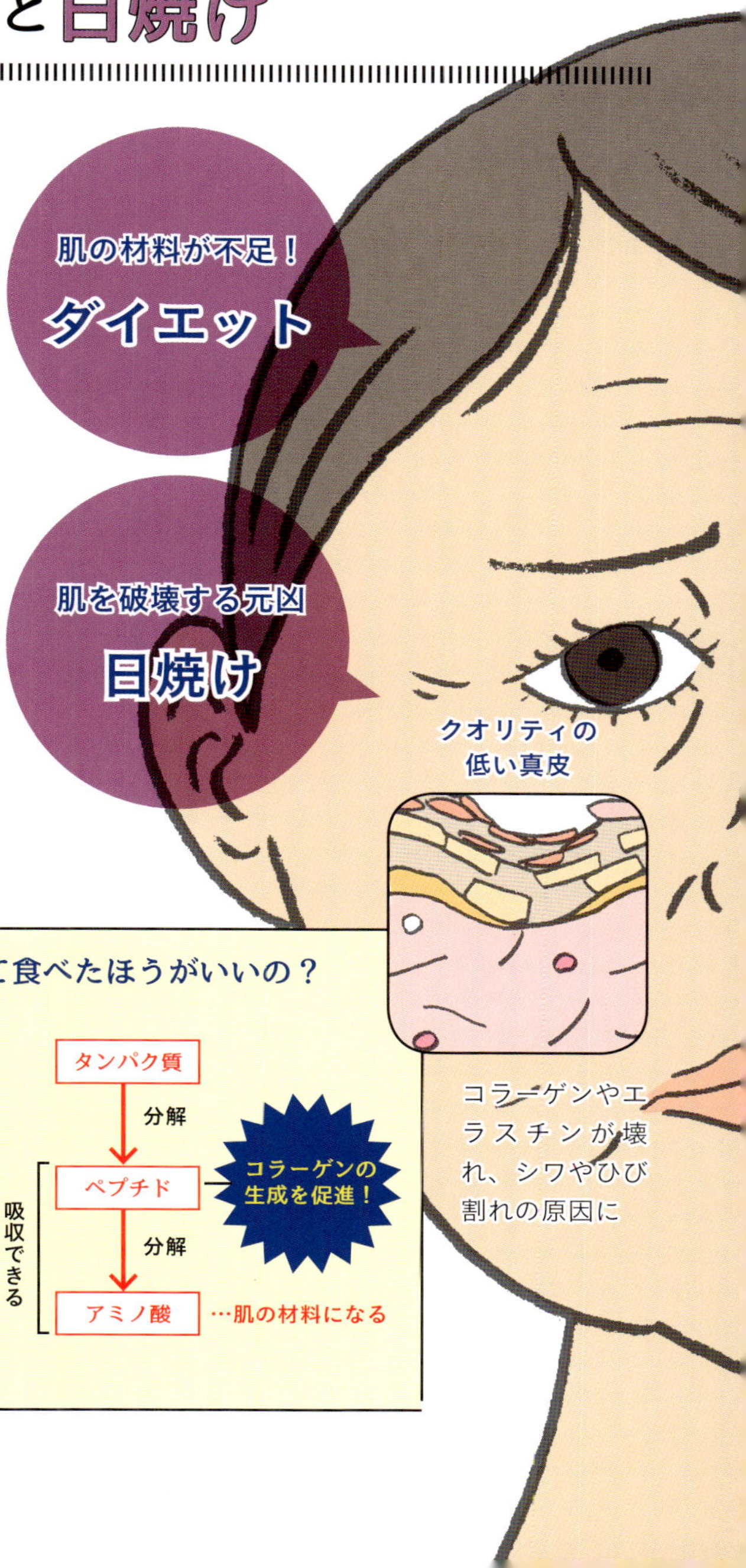
肌の材料が不足！
ダイエット
肌を破壊する元凶
日焼け
クオリティの
低い真皮
コラーゲンやエラスチンが壊れ、シワやひび割れの原因に

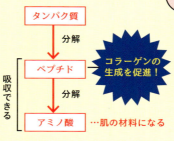

結局コラーゲンって食べたほうがいいの？

一般的に、摂取したコラーゲンは、ほかのタンパク質と同じようにアミノ酸に分解されるため、**コラーゲンをたくさん食べても美肌には意味がないといわれます。**しかし、コラーゲンが分解される際、ペプチドという状態で吸収されると、コラーゲンの合成が促されるという研究も……。

タンパク質
↓ 分解
ペプチド ― コラーゲンの生成を促進！
↓ 分解
アミノ酸 …肌の材料になる
（ペプチド〜アミノ酸：吸収できる）

筋肉を大きくしたい人必見！ 超効率的なタンパク質の摂り方

筋肉は、基本的に①トレーニングによる筋線維へのダメージ、②十分なタンパク質の摂取、③休養中の超回復を繰り返すことで、大きくなっていきます。筋トレをする人にとっては常識かもしれませんから、もう少し詳しく筋肥大のシステムを見てみると、筋肉は、常に一部がアミノ酸に「分解」され、一部がアミノ酸から「合成」されています。つまり、筋肉はゆっくりと入れ替わっており、筋肥大とは〝「筋肉が分解される速度」よりも「筋肉が合成される速度」を上げる〟ということ。ですから、**効率良く筋肥大をしていくためには、「筋肉の合成速度」が重要**なのです。

タンパク質の摂取において**「筋肉の合成速度」を上げるには、「タイミング」「クオリティ」「タイプ」「ボリューム」という4つのポイント**があります。例えば、「タイミング」については、合成速度は筋トレ後1～2時間でピークになり、その後24～48時間は高い状態でキープされます。タンパク質は体にためておけない栄養素ですから、不足して合成速度が落ちないよう**トレーニングの前後はもちろん、48時間は毎食、十分にタンパク質を摂ることが重要です**。残りの「クオリティ」「タイプ」「ボリューム」のポイントをP52で紹介します。効率的に筋肉をつけるために、ぜひ参考にしてください。

筋力アップの3つの原則

1 トレーニング

筋肉にダメージをあたえる

筋肉に大きな負荷がかかり、筋肉を構成する線維に傷がつく

2 栄養補給

食事でタンパク質を摂取

ダメージを受けた筋肉をを修復するための材料となるタンパク質を摂取

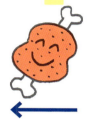

3 休養

筋肉を修復して大きく

タンパク質で、トレーニングをする前よりも筋肉が大きくなるよう修復

筋肉の合成と分解

筋肉は常につくられ、常に分解されている！

筋肉や脂肪は、同じ状態を保っているように見えて、常に「合成」と「分解」が同時に起き、少しずつ入れ替わっています。トレーニングをすると「合成」と「分解」両方の速度が高まりますが、**トレーニング後に十分に栄養補給と休養をとることで、「分解」が遅くなり、「合成」が優位になるのです。**

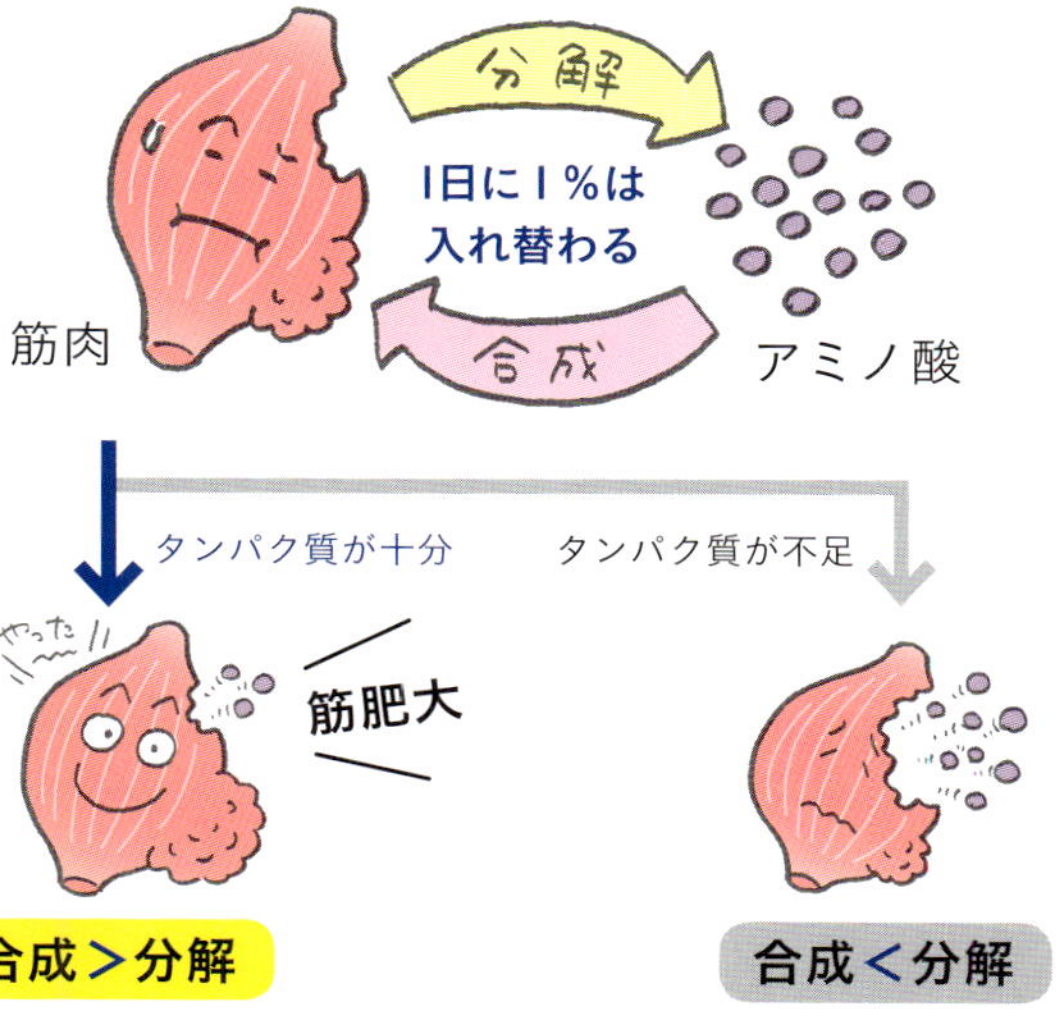

効率的な筋肥大のための4大テクニック

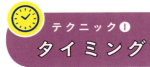

テクニック❶ タイミング

タンパク質補充はトレーニングとセットで

トレーニング後1～2時間で、合成の速度はピークに。材料不足にならないよう**トレーニングとセットでのタンパク質補充がマスト**。また、トレーニング後48時間くらいは、タンパク質摂取量を極端に減らすのはNGです。

トレーニング後の筋肉合成速度

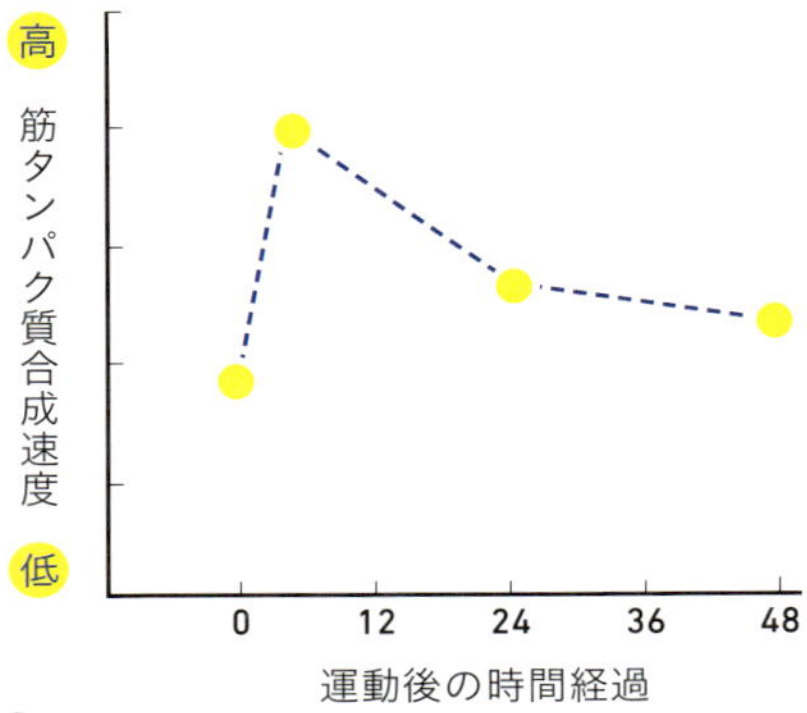

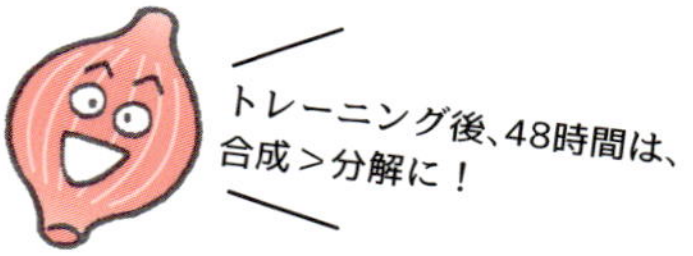

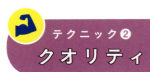

テクニック❷ クオリティ

BCAAを含むタンパク質を摂るべし

筋肥大を目的にタンパク質を摂るなら、BCAAと呼ばれる3つの必須アミノ酸が重要です。筋肉の分解を抑制する効果や、BCAAの1つ、**ロイシンは筋合成を促す効果がある**といわれています。

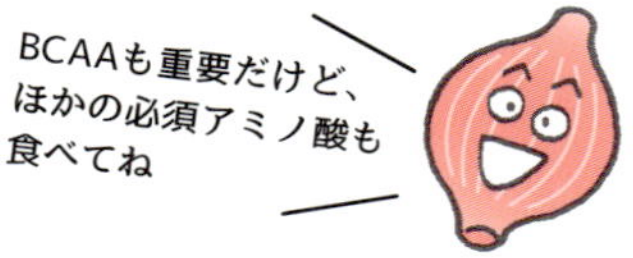
BCAAも重要だけど、
ほかの必須アミノ酸も
食べてね

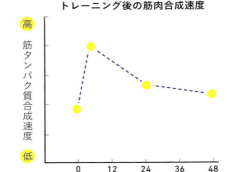

BCAA Branched Chain Amino Acidsの頭文字。分岐鎖アミノ酸という種類のアミノ酸

POINT!

ロイシン

筋肉の細胞にある遺伝子にはたらきかけることで、筋肉が合成されるのを促進する

→**含まれる食材**
- まぐろの赤身
- 鶏のむね肉

イソロイシン **バリン**

運動による筋肉の分解を減らしたり、疲労の軽減・回復に役立つとされている

→**含まれる食材**
- かつお
- あじ

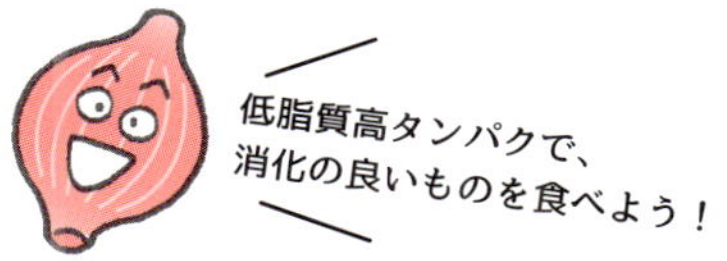
低脂質高タンパクで、
消化の良いものを食べよう！

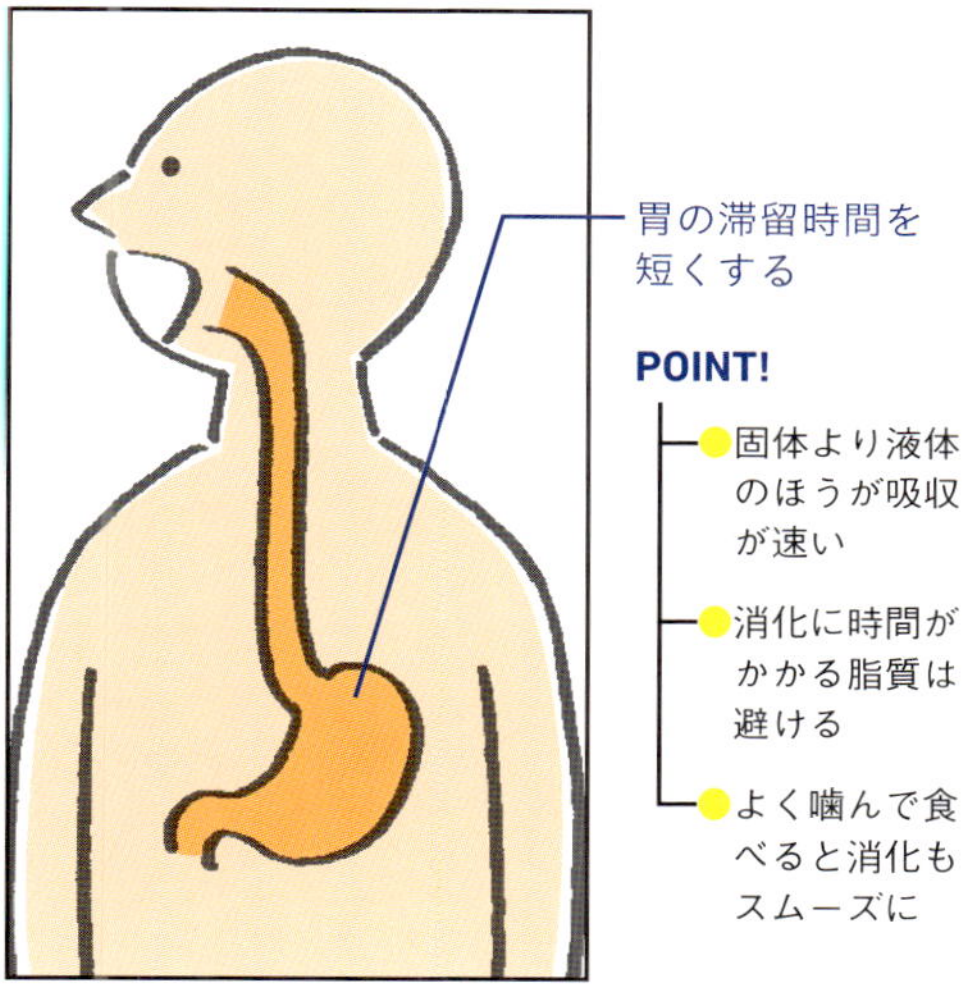
胃の滞留時間を短くする
POINT!
固体より液体のほうが吸収が速い
消化に時間がかかる脂質は避ける
よく噛んで食べると消化もスムーズに

テクニック③ タイプ

消化の良いタンパク質が利用効率アップのカギ

体内に入ったタンパク質は、すべてが筋肉の合成に使われるわけではありません。**効率良く利用するには、胃にある時間を短くし、素早く吸収させることが重要です。**そのためには、塊肉よりもミンチ状、固体より液体のほうが吸収されやすいでしょう。また、脂質は消化に時間がかかるため、低脂質なものだとより早く吸収できます。

テクニック④ ボリューム

体重1kgあたり2.0gを20〜30gずつが鉄則

摂取するタンパク質の量は、筋肥大を目指すなら**体重1kgあたり2.0gくらいは必要**です。また、1回の食事で効率良く吸収できるのは20〜30gといわれているので、数回に分けて摂取しましょう。

例

体重60kgの男性の場合
→ 120g程度のタンパク質
体重40kgの女性の場合
→ 80g程度のタンパク質

＼タンパク質だけじゃない／

筋肥大に必須の栄養素

筋肥大には、タンパク質だけでなく、さまざまな栄養素が欠かせません。特に重要な栄養素を紹介します。

糖質	筋トレをするエネルギーとして重要。不足すると筋肉のタンパク質をエネルギーとして使うため筋肉の分解が進む
脂質	筋トレのエネルギー源のほか、体をつくる意味でも重要
ビタミンB群	栄養素の代謝をサポート。特にビタミンB6はタンパク質の合成を促す **含まれる食材** かつお　まぐろ　鶏ささみ
ビタミンD	近年の研究でビタミンDは、タンパク質の合成を促す作用があることが判明 **含まれる食材** さけ　さんま　かつお

健康的に体重を落とすキモは「P《プロテイン》・F《ファット》・C《カーボン》バランス」

健康的に美しくやせたい、というのは多くの人の願い。それを叶えてくれる可能性があるのが、栄養摂取に対する「ＰＦＣバランス」という考え方です。Ｐ《プロテイン》はタンパク質、Ｆ《ファット》は脂質、Ｃ《カーボン》は炭水化物を意味し、摂取カロリーにおける三大栄養素の割合を示します。バランスが良い比率は「タンパク質15％、脂質25％、炭水化物60％」とされ、この**比率を守りながら、摂取カロリーを抑えれば、健康的にやせられるはず**です。

とはいえ、常にこれを守りながら生活するのは難しいでしょう。ダイエット中のＰＦＣバランスとして、多めでもいいのは、実はタンパク質です。タンパク質は、食べたことで一部のカロリーを熱として消費する「食事誘発性熱産生」という反応が三大栄養素で一番高く、**約3割が食事とともに消費されてしまう**のです。ですからＰＦＣバランスを頭に入れつつ、**割合が乱れてしまう場合はなるべくタンパク質を摂る**と考えると良いでしょう。

少しでも簡単にダイエットしたいなら、まずは間食や甘い飲み物など余計なものを控えることから。また、健康的にやせたいのなら運動は必須です。運動というと大変そうですが、ひと駅歩く程度で構いませんので、普段よりも少し、体を動かすことを意識しましょう。

PFCバランスの比較

理想的なPFCバランス

例

食事が600kcalなら

P タンパク質→90kcal

F 脂質→150kal

C 炭水化物→ 360kcal

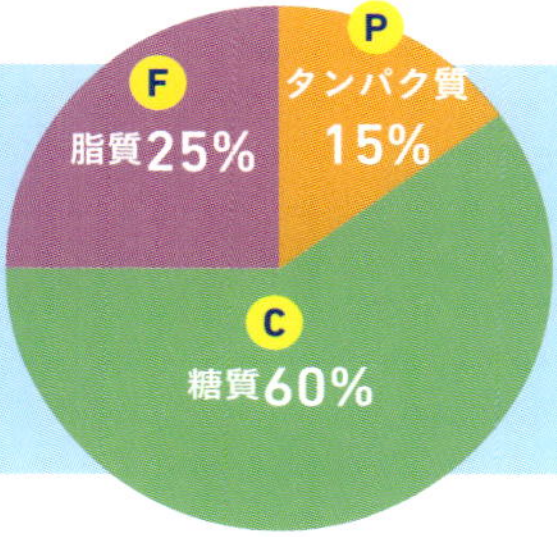

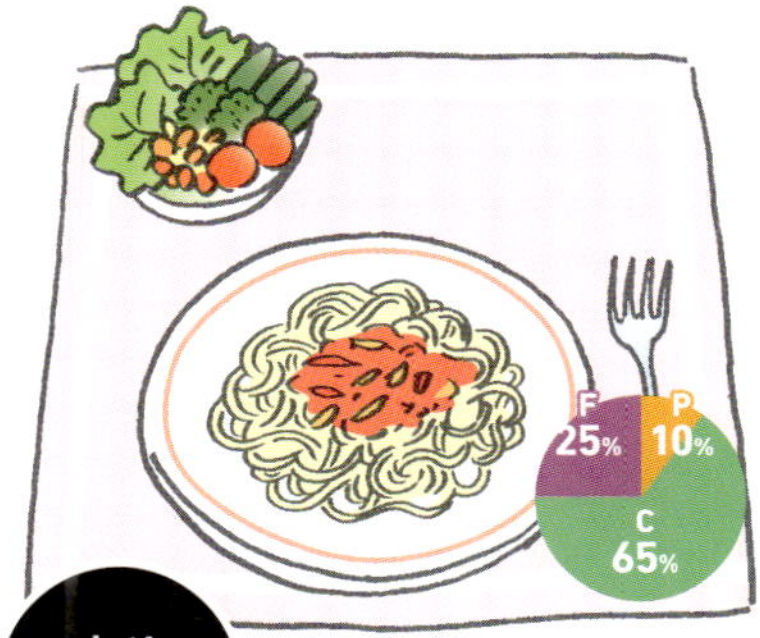
F
25%
P
10%
C
65%

太りやすい スパゲッティ、サラダ

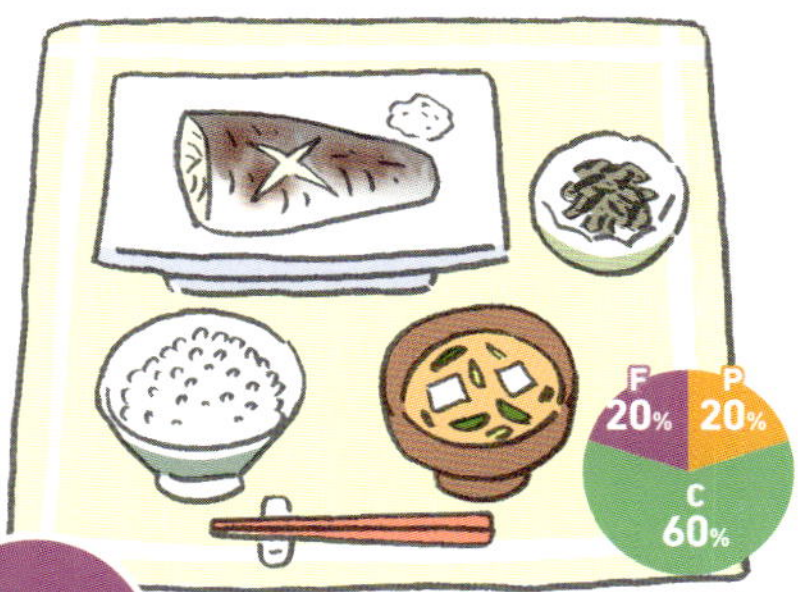
F
20%
P
20%
C
60%

太りにくい ごはん、みそ汁、さば塩焼き、ひじきとこんにゃくの和え物

上の2つのメニューはほぼ同じカロリーだが、炭水化物と脂質が多い左は太りやすく、タンパク質をしっかりと含む右は、左よりも太りにくい。

少しでも健康的にやせる三カ条

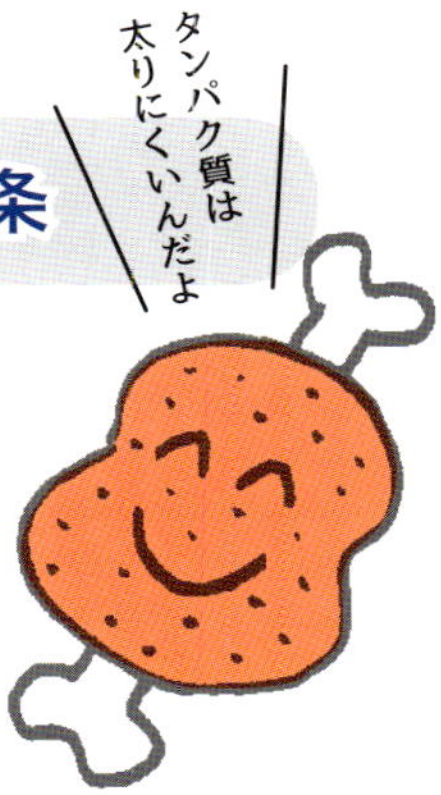
タンパク質は太りにくいんだよ

一.タンパク質は太りにくいということを心得る

二.間食や甘い飲み物をやめることから始める

三.運動とはいわずとも、少しでも体を動かす

実はタンパク質と関係が!?
身近な不調とタンパク質

タンパク質はほとんどすべてといえるほど多種多様な人体の機能にかかわっており、タンパク質不足は、さまざまな不調となって現れます。筋肉量の低下など目に見える変化は不足を認識できますが、**「慢性疲労」や「冷え性」「むくみ」など、原因のわかりにくい不調も、実はタンパク質不足の可能性がある**のです。

例えば、慢性疲労なら、呼吸をすると発生する「活性酸素」という物質が体内にたまっていることが大きな原因の1つです。活性酸素を抑える抗酸化力の高いペプチド（詳しくはＰ64）を含む豚肉や鶏肉、牛肉などの摂取が不足しているかもしれません。また、女性に多い冷え性は、**人体で熱を生み出す筋肉の量が低下することが原因**になることもあります。特に、やせている人は、タンパク質不足→筋肉量低下→冷え性という可能性が高いでしょう。同様に女性に多い**むくみは、組織の水分量と血液量のバランスを保つアルブミンというタンパク質が不足していることが主な原因**です。ただし、単純なタンパク質不足ではなく、アルブミンをつくる肝臓の異常ということも考えられます。

このように、意外な影響をおよぼすタンパク質不足。次ページから、タンパク質不足で起こるさまざまな不調の状態や原因、対策を詳しく紹介します。

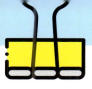

＼不調case❶／

肉が足りないと疲れがたまる!?

慢性疲労

〈モデルケース〉
40代男性。中間管理職としてストレスフルな毎日を送る

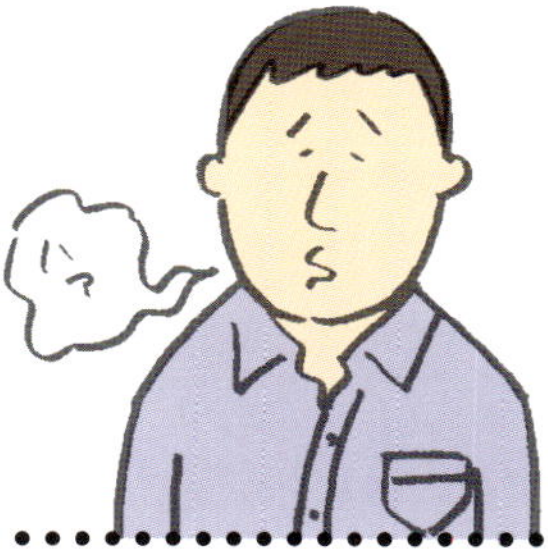

状態

- 半年以上、いくら寝ても疲労感が消えない
- ちょっとしたことでも疲れを感じ、活動の量が減った

主な原因

- **活性酸素の増加**
強い酸化作用があり、正常な細胞を傷つける「活性酸素」が増える
- **抗酸化物質の不足**
過度の「活性酸素」を除去してくれる「抗酸化物質」が足りない

タンパク質不足！

対策

- **抗酸化作用のある食品を摂取**
抗酸化作用のあるビタミンCやビタミンE、タンパク質などが豊富な食品を摂る

抗酸化力のある食品

- ビタミンC→緑黄色野菜、キウイフルーツ、柑橘類
- ビタミンE→植物油、ごま、アーモンド
- タンパク質→鶏肉、豚肉、牛肉

強力な抗酸化作用をもつ「抗酸化ペプチド」という物質が！

危険!! 放置すると……

- 高血圧や糖尿病、心臓病、ウイルス感染など、ほかの病気のシグナルかも
- 6カ月以上、強い疲労感が続くなら慢性疲労症候群という病気の可能性が！

＼不調case❷／

タンパク質で筋肉をつけ、体を温める

冷え性

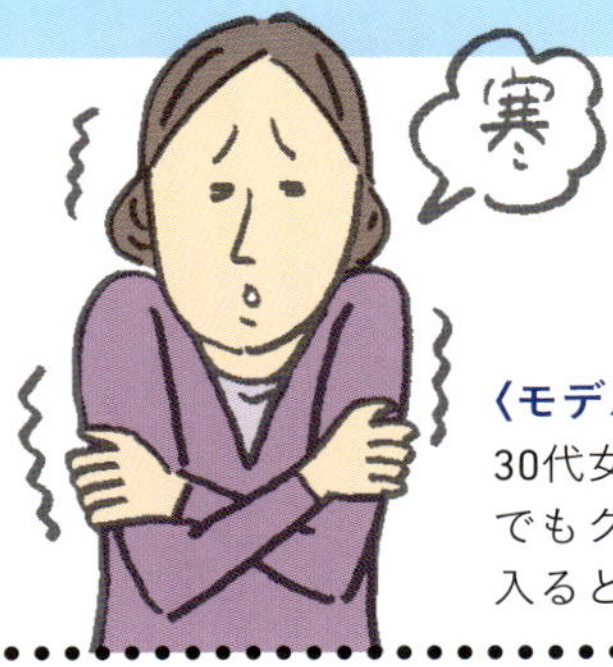

〈モデルケース〉
30代女性。少しでもクーラーが入ると寒気が

状態

- お風呂に入っても、すぐに手足が冷える
- いったん体が冷えると、なかなか温まらない

主な原因

●自律神経の乱れ
ストレスや生活習慣の変化などにより、バランスが乱れる

●筋肉量の低下
全身の熱の6割を生み出すといわれる筋肉が少なく、血流量も少ない

タンパク質不足！

対策

さらに、運動をして筋肉をつけると熱が生まれやすい体に！

●タンパク質をたっぷり摂る
タンパク質は「食事誘発性熱産生」（詳しくはP54）が高いため、体が温まりやすい

●体を温める食材を摂る
安静にしていても体が温まる食材を積極的に摂れば、体のなかから温まる

体を温める食材

- タンパク質を多く含む肉や魚や大豆、しょうが、ねぎ、ニラ、ニンニク、根菜 など

❗ 危険!! 放置すると……

- 対策をしても治りにくい場合、病気の可能性も！

膠原病 細胞同士の結合組織に異常が現れ、関節のはれや痛みが起こる

甲状腺機能低下症 甲状腺ホルモンの分泌が悪くなり、さまざまな症状が

＼不調case③／

血中のタンパク質が原因かも！

むくみ

〈モデルケース〉
40代女性。特に、寝起きは顔がパンパンに

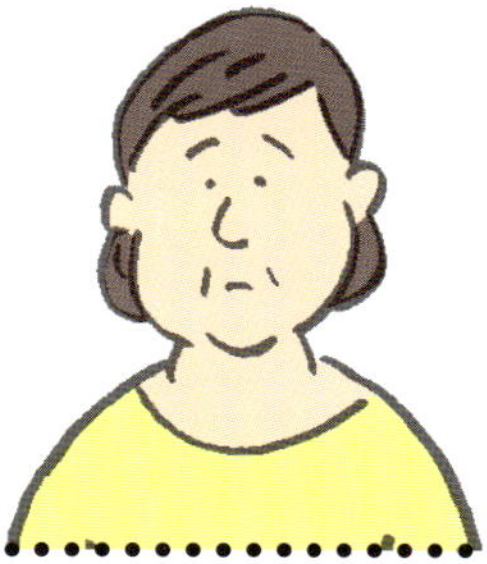

状態

- 朝起きると、顔がパンパンにはれている
- 夕方には、足がはれてパンプスがきつくなる

主な原因

- **水分・電解質などの過剰摂取**
栄養分や老廃物を運搬する、細胞間の体液が異常に増加
- **血中アルブミンの不足**
血中のタンパク質の1つである、アルブミンが不足する

タンパク質不足！

対策

- **タンパク質をたっぷり摂る**
体内でアルブミンをつくるための原料となるタンパク質を摂る
- **マッサージをする**
つま先立ちやふくらはぎなどのマッサージをする

血中アルブミンが増えると、余分な水分が排出されて、むくみが解消！

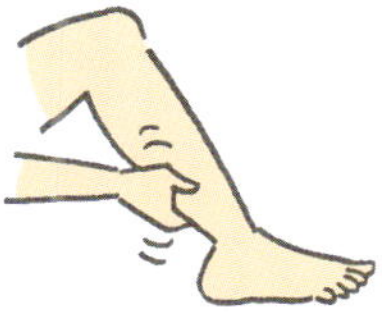

手で、足首からひざ裏に向けて擦りあげる

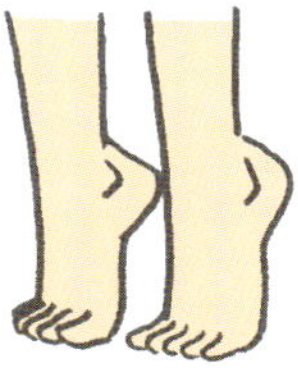

つま先立ちし、かかとを上げ下げする

危険!! 放置すると……

- 腎不全や心不全、肝硬変、甲状腺機能低下症の可能性が！

肝硬変 肝臓がかたくなり、表面がデコボコに変化し、肝機能が低下した状態

ほかにも！

タンパク質不足のさまざまな不調

肩こり・腰痛

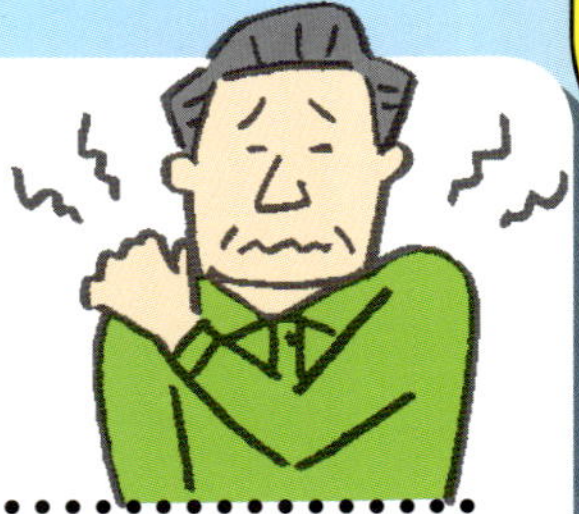

●血行不良やストレス以外に筋力不足でも！

肩こりは、血流が悪くなって起こると思われていますが、実は筋力の低下も原因の1つ。**タンパク質が不足し、全身を支持する背骨の周辺の筋肉量が減り**、支えきれなくなることから肩こりが起こることもあります。

タンパク質で解決！

高タンパク食材で筋力低下を防ぐ

鶏ささみ肉などでたっぷりとタンパク質を含む食材を摂ると◎。また、血流の改善も期待できる

おすすめ食材

鶏むね肉、鶏ささみ肉 など

その他の解決法

ビタミンEとクエン酸を摂取

血流をスムーズにしてくれるビタミンEや、疲労物質の分解を促すクエン酸が有効

おすすめ食材

アーモンド、柑橘類、梅干し など

貧血

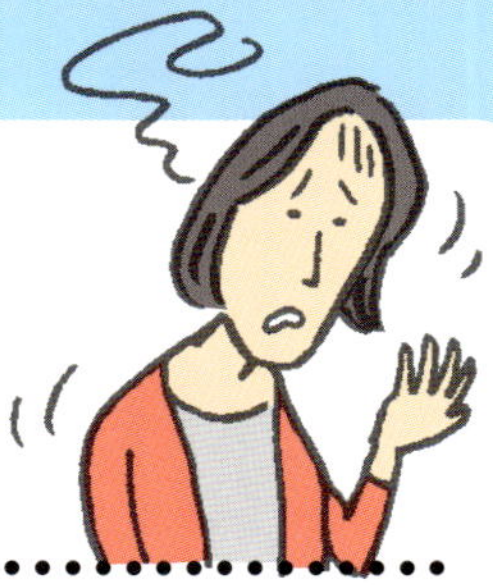

●鉄とタンパク質が材料のヘモグロビン不足

多くの女性を悩ませる貧血。血中で酸素を運ぶ**ヘモグロビンの量が正常よりも低下することで起こります。**ヘモグロビンは、鉄とタンパク質が主な原料ですので、どちらかの不足が原因の可能性が高いでしょう。

タンパク質で解決！

鉄とタンパク質両方を含む食材を

肉類やレバーは、吸収しやすい鉄分と、タンパク質の両方がたっぷりの役立つ食材

おすすめ食材

魚介類、レバー、大豆 など

その他の解決法

実は、ビタミンB群も重要

造血や鉄の吸収には、ビタミンB_2、ビタミンB_6、ビタミンB_{12}なども欠かせません

おすすめ食材

しじみ、あさり、かき など

抜け毛

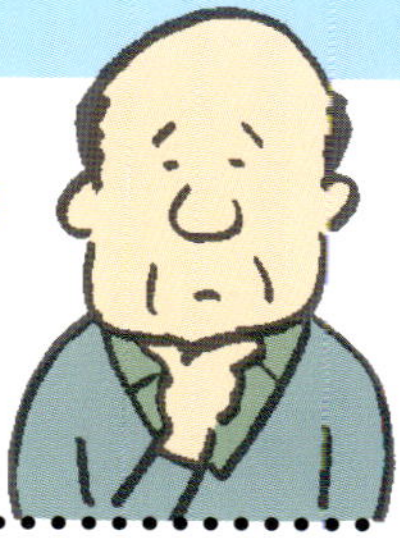

●タンパク質をたっぷり含む、バランス食が重要

毛髪のほとんどはケラチンというタンパク質で、毛髪にはタンパク質は欠かせません。とはいえ、抜け毛は、「頭皮の血流の悪化」「毛穴の皮脂づまり」など、複数の要因があるので、ミネラルやビタミンもバランス良く摂取しましょう。

タンパク質で解決！

おすすめ食材はレバーと大豆

レバーにはタンパク質に加え亜鉛、大豆にはイソフラボンなど、抜け毛の改善に欠かせない栄養素が！

おすすめ食材

レバー、大豆 など

その他の解決法

ビタミン豊富なフルーツは◎

ビタミンB群、ビタミンC、ビタミンEが豊富な柑橘系のフルーツがおすすめです

おすすめ食材

柑橘類のフルーツ など

下痢

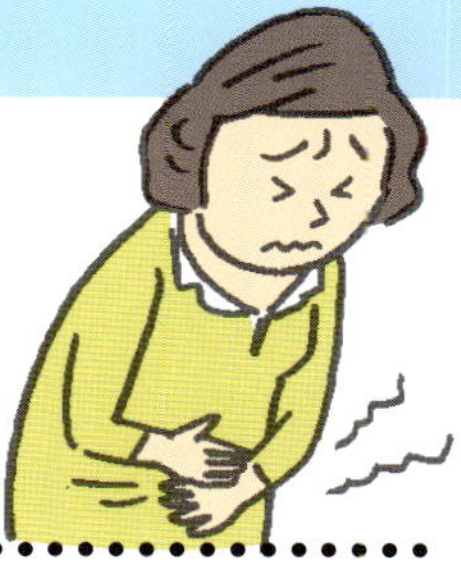

●消化酵素不足は、下痢の原因にも

タンパク質は、消化酵素の原料ですので、不足するとうまく消化ができず、下痢の原因に。ただし、肉類の脂質は、消化しにくく、脂質の多い肉類は逆効果。また、肉類には食物繊維が少なく、過度に摂ると腸が乱れて下痢の原因にも！

タンパク質で解決！

脂質の少ない肉や魚を！

おすすめの食材は、脂質をあまり含まない鶏ささみ肉や赤身肉、白身魚、卵、大豆など

おすすめ食材

赤身肉、白身魚、大豆 など

その他の解決法

食物繊維で腸内環境をととのえて

腸内環境をととのえるには、腸内にいる細菌のバランスをととのえてくれる食物繊維を摂取しましょう

おすすめ食材

海藻類、ごぼう など

病気＝タンパク質の異常!? 実は、がんにはタンパク質と関係が

前項で、タンパク質の〝不足〟によって起こる人体の不調を紹介しましたが、実は、タンパク質は、重篤な病気にもかかわっています。

例えば、日本人の死亡原因でもっとも多いがんや、認知症の原因になるアルツハイマー、筋肉の異常からさまざまな合併症を引き起こす筋ジストロフィーなどの病気は、**タンパク質の〝異常〟が原因で起こる**といわれています。

一般的に、がんは細胞分裂を促す遺伝子、もしくは分裂を抑制する遺伝子に傷がつき、分裂が暴走して発症するといわれています。

もちろん、それもがんのメカニズムではありますが、遺伝子の命令で実際に機能するのはタンパク質であり、細胞分裂を促すタンパク質、もしくは抑制するタンパク質の異常ががんの直接の原因なのです。日常的に遺伝子は傷ついていますが、**遺伝子の修復ができない、つまり、がん抑制遺伝子がうまくはたらかなかったときにタンパク質に異常が起き、がんを発症します**。

アルツハイマーや筋ジストロフィーの発症の仕組みも、P88で紹介しています。

病気の考え方として、あまり馴染みがないかもしれませんが、**多くの病気は「タンパク質の異常の結果」と考えることができる**のです。

がんを発症させるタンパク質

健康な人の細胞

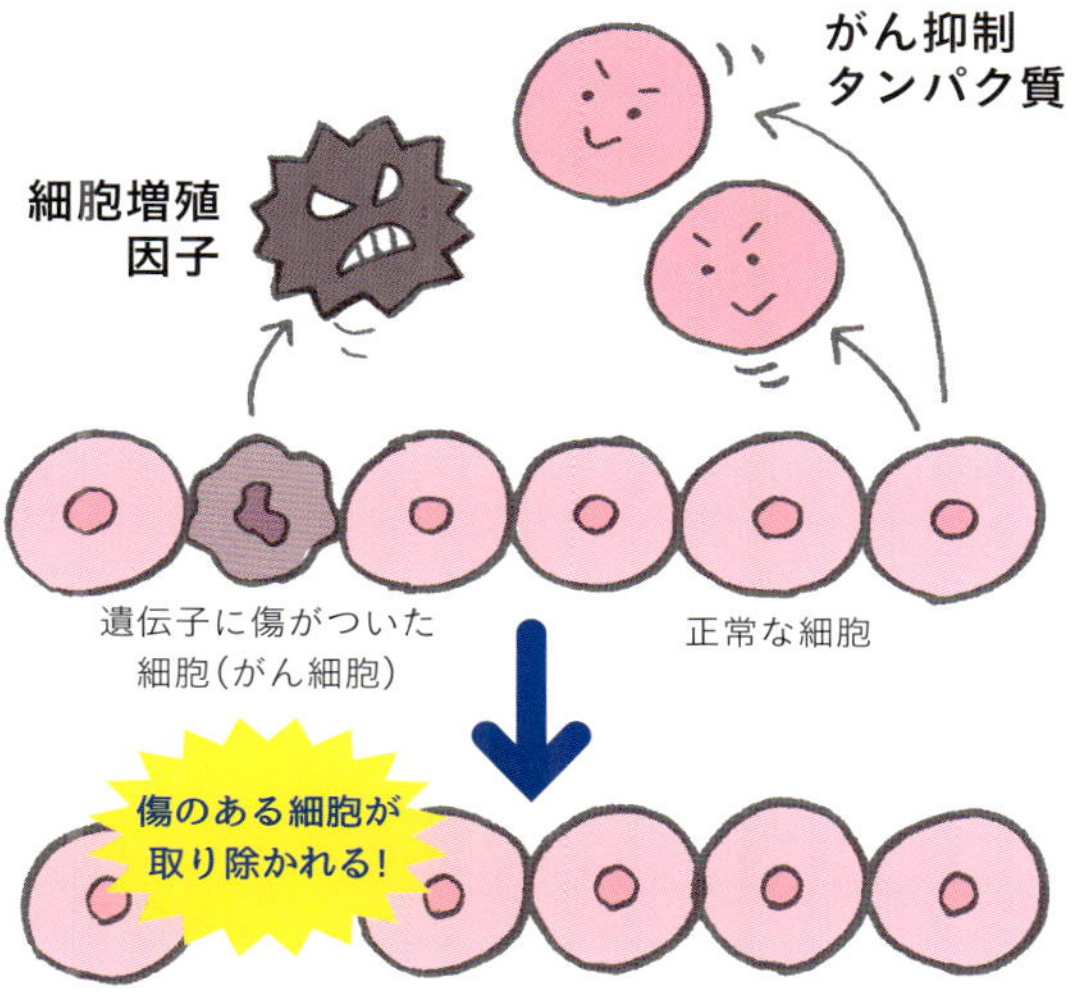

「細胞増殖因子」と「がん抑制タンパク質」のせめぎ合い！

遺伝子に傷がついた細胞から、「細胞増殖因子」などの細胞分裂を促すタンパク質がつくられ、正常な細胞からは、そのはたらきを抑える「がん抑制タンパク質」がつくられます。

「がん抑制タンパク質」の勝利！

がんを発症する人の細胞

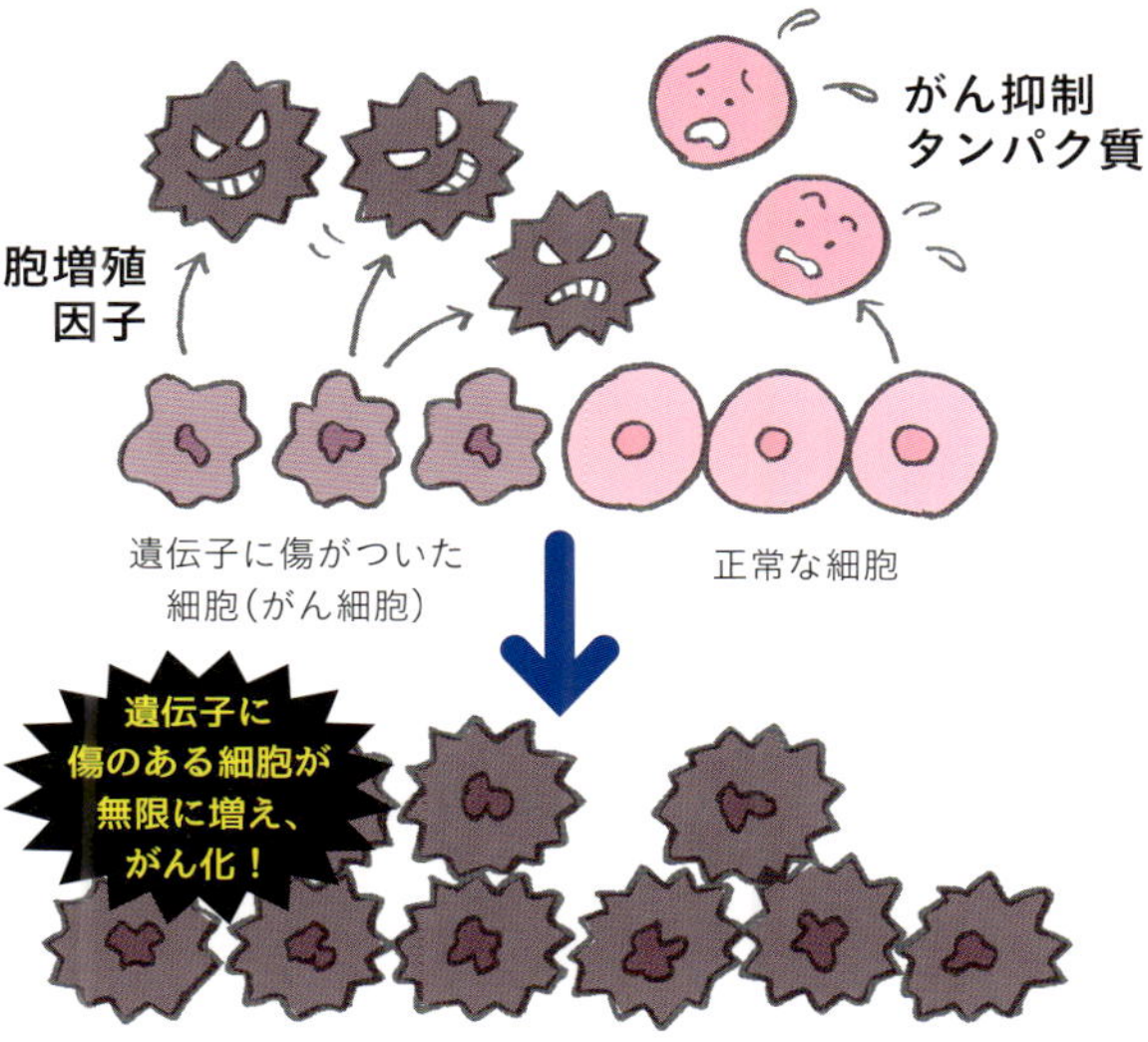

「細胞増殖因子」と「がん抑制タンパク質」のせめぎ合い再び！

健康な人と同様に、遺伝子に傷がついた細胞から「細胞増殖因子」が、正常な細胞から「がん抑制タンパク質」がつくられます。

「細胞増殖因子」の勝利

↓

がんを発症！

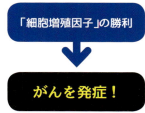

特定のタンパク質には、不調を改善させる作用がある

多くの病気には「タンパク質の異常」が影響していることを紹介しましたが、反対に、**人体のさまざまな機能にかかわるタンパク質には、不調を改善させる作用がある**ことがわかっています。

代表的なものとしては、**ラクトフェリンでしょう。人間の母乳や涙のほか、ヨーグルトなどに含まれるタンパク質**で、古くから赤ん坊の免疫機能を向上させる作用があるといわれてきました。その後の研究で、抗菌・抗ウイルス作用や抗酸化作用、貧血を改善する鉄吸収の調整作用、骨密度改善作用など、さまざまな機能もあることが判明。さらに、最近の研究で内臓脂肪を低減させることもわかり、「機能性表示食品制度」の第1号として届け出されました。

牛乳などに微量に含まれるMBP®というタンパク質には、骨の代謝に関係する細胞にはたらき、骨を強くする作用が見つかっています。MBP®を抽出したサプリメントや特定保健用食品のドリンクなどが販売されています。

また、タンパク質のほかにも、**アミノ酸が2〜50個程度つながった状態であるペプチド**にも、血圧を下げたり、痛みを抑えたり、疲労を抑えたりする作用があるものも見つかっています。次ページから詳しく紹介します。

不調や病気を改善させるタンパク質・ペプチド

とても多くの作用がある機能的な赤いタンパク質

タンパク質 ラクトフェリン

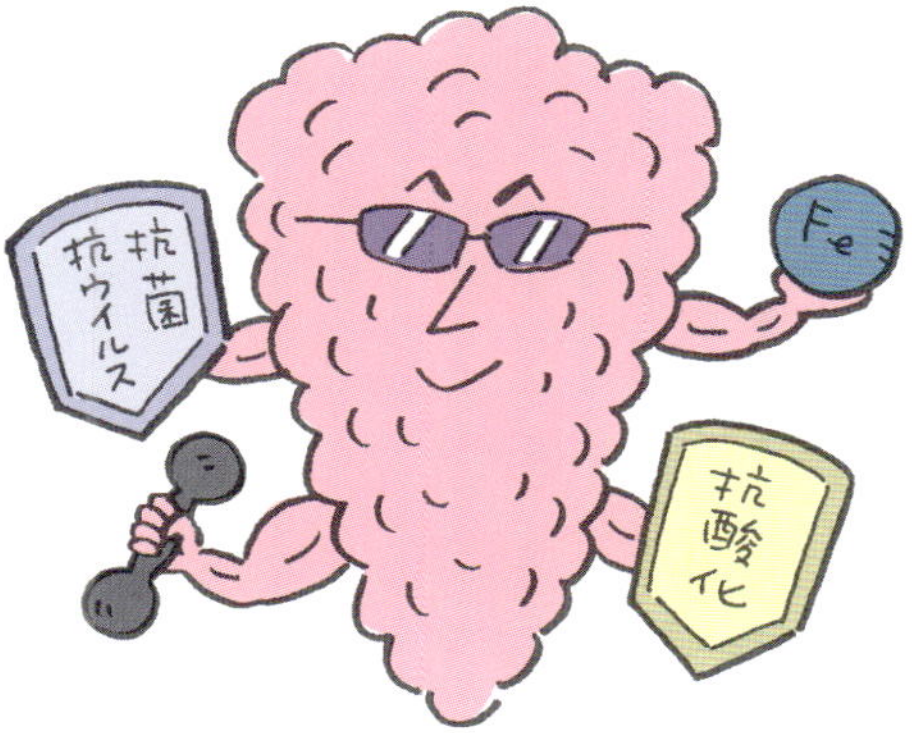

出産後数日の母乳に多く含まれ、赤ん坊の健康に重要な役割をもつ、赤みがかった色のタンパク質。下記以外にも、腸内環境をととのえたり、傷の治癒を促進するなどの作用も。

含まれるもの

- 牛乳、ヨーグルト、ナチュラルチーズ、母乳、涙 など

期待できる作用

- 強力な抗菌、抗ウイルス効果
- 抗がん・抗酸化作用
- 貧血の改善
- 骨形成の促進
- 内臓脂肪の低減　など

牛乳で骨が強くなるのはこれのおかげ!?

タンパク質 MBP®

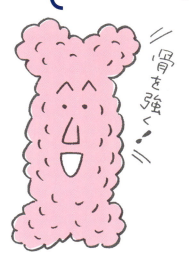

MBP® は、骨の合成をする骨芽細胞を増やしたり、骨芽細胞のコラーゲンの合成を促したりすることで、骨を強くします。また、骨を溶かす破骨細胞を抑制する作用も。

含まれるもの

- 牛乳 など

期待できる作用

- 骨密度を高め、骨を丈夫にする

※ MBP® は雪印メグミルク株式会社の登録商標です

食事で血圧を下げられるかも！

ペプチド アンジオテンシン変換酵素(ACE)阻害ペプチド

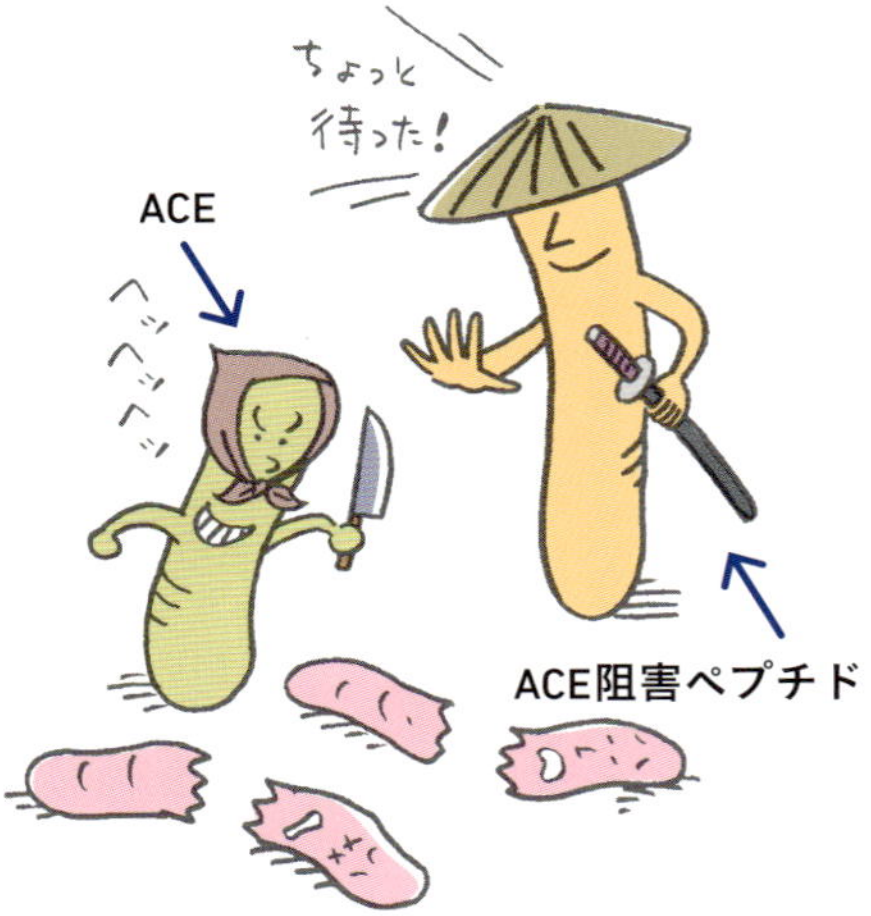

心臓の収縮力を高めて血圧を上昇させるペプチドをつくる「ACE（アンジオテンシン変換酵素）」を阻害します。高血圧者用の特定保健用食品として市販されているものも。

含まれるもの

- 牛乳、大豆、いわし、鰹節 など

期待できる作用

- 血圧を降下させる

まるでモルヒネ！体内でつくられる脳内の麻薬

ペプチド オピオイドペプチド（エンドルフィンなど）

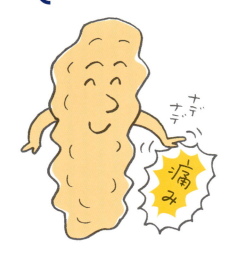

オピオイドペプチドとは、モルヒネのような強力な鎮痛作用をもつペプチドの総称。体に危機が迫ったときなどに体内で生成され、痛みやストレスなどを緩和します。

含まれるもの

- 牛乳、小麦　など

※ただし食品に含まれるものには作用は少ない

期待できる作用

- 鎮痛作用

京都発のモルフィンで、この名前

ペプチド キョートルフィン

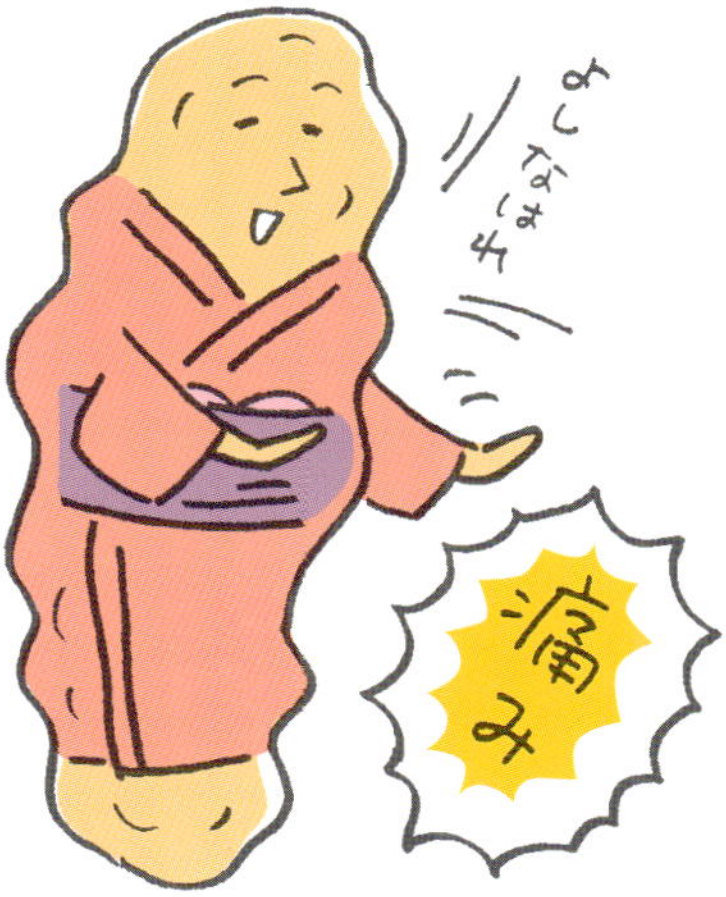

1979年に日本人の研究者が世界で初めて牛の脳から精製した、脳内で痛みを抑制するペプチド。京都で発見され、モルヒネ（モルフィン）に似た作用があり、この名前がついた。

含まれるもの

- 牛の脳 など

期待できる作用

- 鎮痛作用

疲労を改善する、海の生物の体内に多いペプチド

ペプチド バレニン

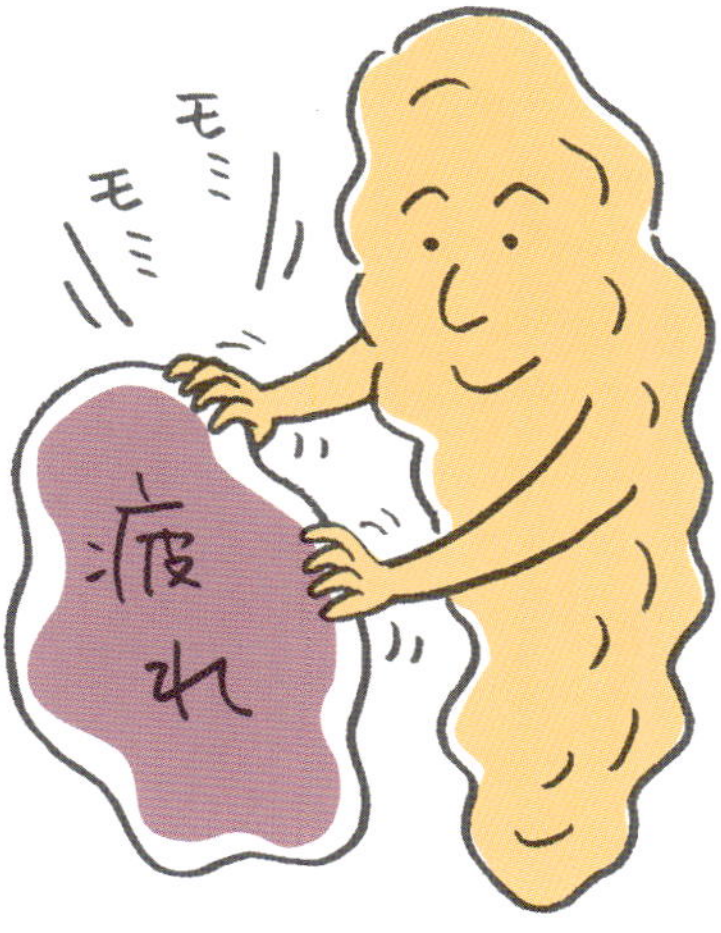

ヒゲクジラやマッコウクジラ、ほたてなどから見つかっているタンパク質。クジラなどはバレニンのおかげで長時間泳ぎ続けられるといわれています。人体でも疲労を改善させる作用が！

含まれるもの

- ヒゲクジラ、マッコウクジラ、スジイルカ、ほたて など

期待できる作用

- 疲労予防
- 疲労回復促進
- 認知症予防

不眠で悩む人必見！アミノ酸のグリシンは睡眠を向上！

体の不調や、精神的なストレスが原因となり、日本人の5人に1人が何らかの障害を抱えているという睡眠。睡眠の問題は、どのくらいの時間眠れるかという「量」と、どのくらい深く眠れるかという「質」の2つの面がありますが、**その両方を改善するといわれているのが、タンパク質やペプチドになる前、アミノ酸の状態のグリシン**です。

入眠のメカニズムは、手足など末梢部分の温度が上昇して熱を放射し、深部の体温が下がる際に眠気が訪れ、眠りに落ちると考えられています。就寝前にグリシンを摂取すると、足の表面体温を上昇させて熱の放射を高め、深部体温を下げる効果があることがわかってきました。これにより**スムーズな入眠が可能となり、睡眠の「量」の改善を期待できます**。

一方、睡眠の「質」の面を考えると、睡眠中は浅い睡眠（レム睡眠）と、深い睡眠（ノンレム睡眠）を繰り返しており、眠りの「質」を高めるには、入眠後、素早く深い眠り（徐波睡眠）に入ることが重要といわれています。グリシンには、**速やかに深い眠りに到達させ、さらに、眠りの深い時間を増やし、睡眠を安定させる効果も発見**されています。

左ページで紹介するようにグリシンは食品にも含まれますが、サプリメントもありますので、睡眠に悩みがある人は、試してみてはいかがでしょう。

睡眠の「質」と「量」を改善！グリシンの2つの秘密

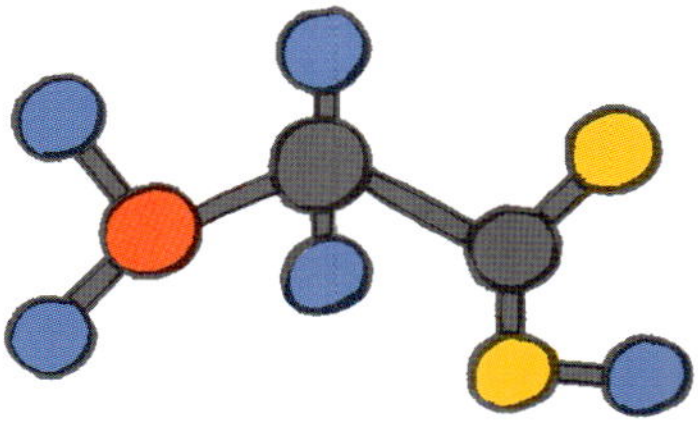

グリシン

体内でつくられる非必須アミノ酸の1種。コラーゲンを構成したり、ヘモグロビンや神経伝達物質の材料になったりする。

含まれる食材

- えび
- ほたて
- かに
- いか
- かじきまぐろ

睡眠の質　速やかに深い眠りに到達させる

筋肉や皮膚の修復が活発になる「徐波睡眠」というもっとも深い眠りの状態に素早く到達させる作用が。また、深い眠りの状態の時間を増加させることもわかっています。

↓

スムーズに深い眠りへと導いてくれる！

睡眠の量　足の表面体温を上昇させ、熱を放射

足などの末梢神経の血流量を増加させ、熱を体外に放散するのを促します。熱の放散によって体の深部の体温が下がり、入眠しやすい状態にしてくれるのです。

↓

深部体温を低下させ、入眠しやすくする！

注意！

統合失調症の薬を飲んでいる人は併用を避けて！

グリシンは、特定の抗精神病薬の効果を弱めるという意見もあるため、同時に摂取するのは避けたほうが良いでしょう。

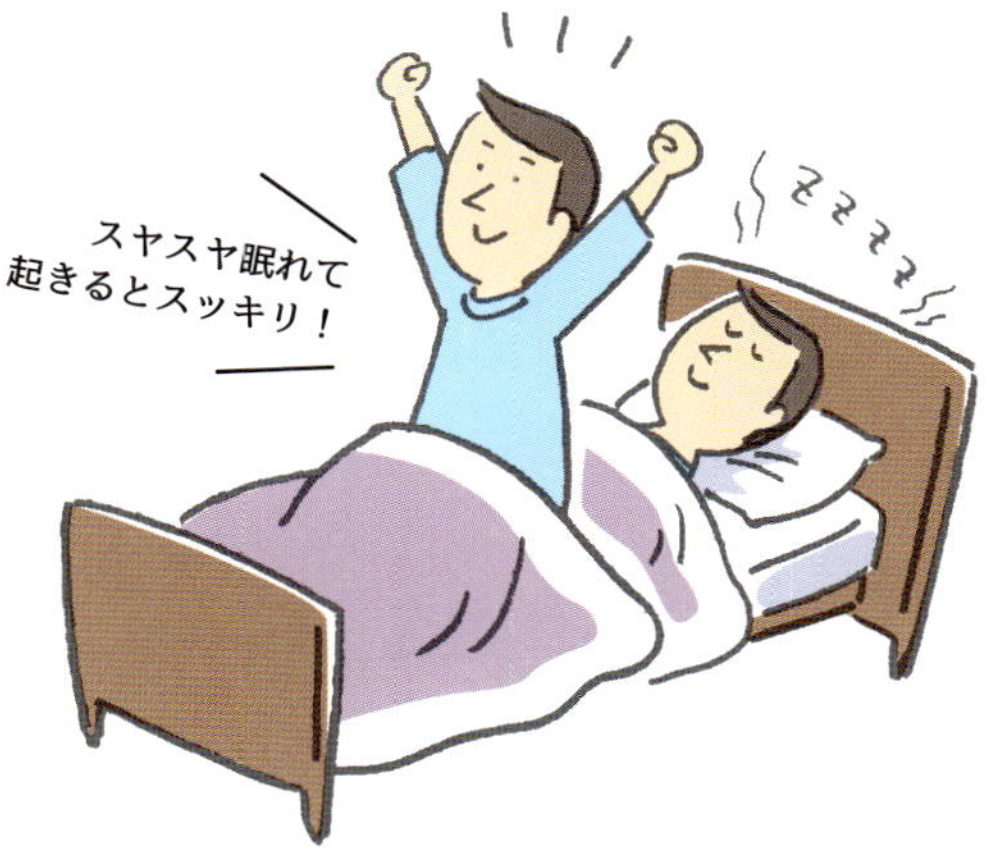

知っていましたか？ タンパク質は心の病気にも大きく影響

人間の脳内では、100億とも1000億ともいわれる神経細胞を情報が行き来し、感情や思考を生み出しているといわれています。神経細胞内の情報伝達は電気信号でおこなわれますが、別の神経細胞へ情報を伝えるときには、細胞のシナプスという部分から「神経伝達物質」が放出され、これを別の細胞が受け取り、情報として伝えているのです。

神経伝達物質には、喜びや快楽を感じさせる**ドーパミン**や、精神を安定させる**セロトニン**、恐怖や興奮などを感じさせる**ノルアドレナリン**などたくさんの種類があり、**主な原料はアミノ酸**です。ですから、**脳をしっかりとはたらかせ、メンタルを安定させるには、タンパク質が欠かせません**。うつや統合失調症、不安障害などの精神疾患は、生活環境や日常生活で発生したストレスなどの要因が複雑にからみあって発症しますが、現在では神経伝達物質の不足が原因の1つと考えられています。

とはいえ、神経伝達物質が不足しても、**タンパク質をたくさん摂取すればすぐに解消されるわけではない**のが、精神疾患の難しいところ。筋肉などと異なり、脳には有害な物質が運ばれないよう血液脳関門というシステムがあるため、脳内で特定の神経伝達物質を増やすには、症状や体調に合わせ、アプローチを変える必要があるのです。

感情に関係する神経伝達物質

ドーパミン
喜びや快楽などに作用する神経伝達物質。お酒を飲んで心地良くなるのはコレのため

グルタミン酸
認知や記憶、学習などの機能にかかわる。過剰に分泌されると神経細胞の障害に

セロトニン
精神を安定させる作用がある。低下するとうつやパニックなどを起こすといわれる

GABA(γ《ガンマ》-アミノ酪酸《らくさん》)
交感神経の活性化を抑制し、興奮を抑え、ストレスを和らげる

ノルアドレナリン
恐怖や驚き、興奮に作用。交感神経を活性化させ、血圧などを上昇させる

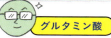

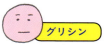

グリシン
GABAの次に重要な交感神経の活性化を抑制する神経伝達物質

脳内で感情はこうやって伝わる!

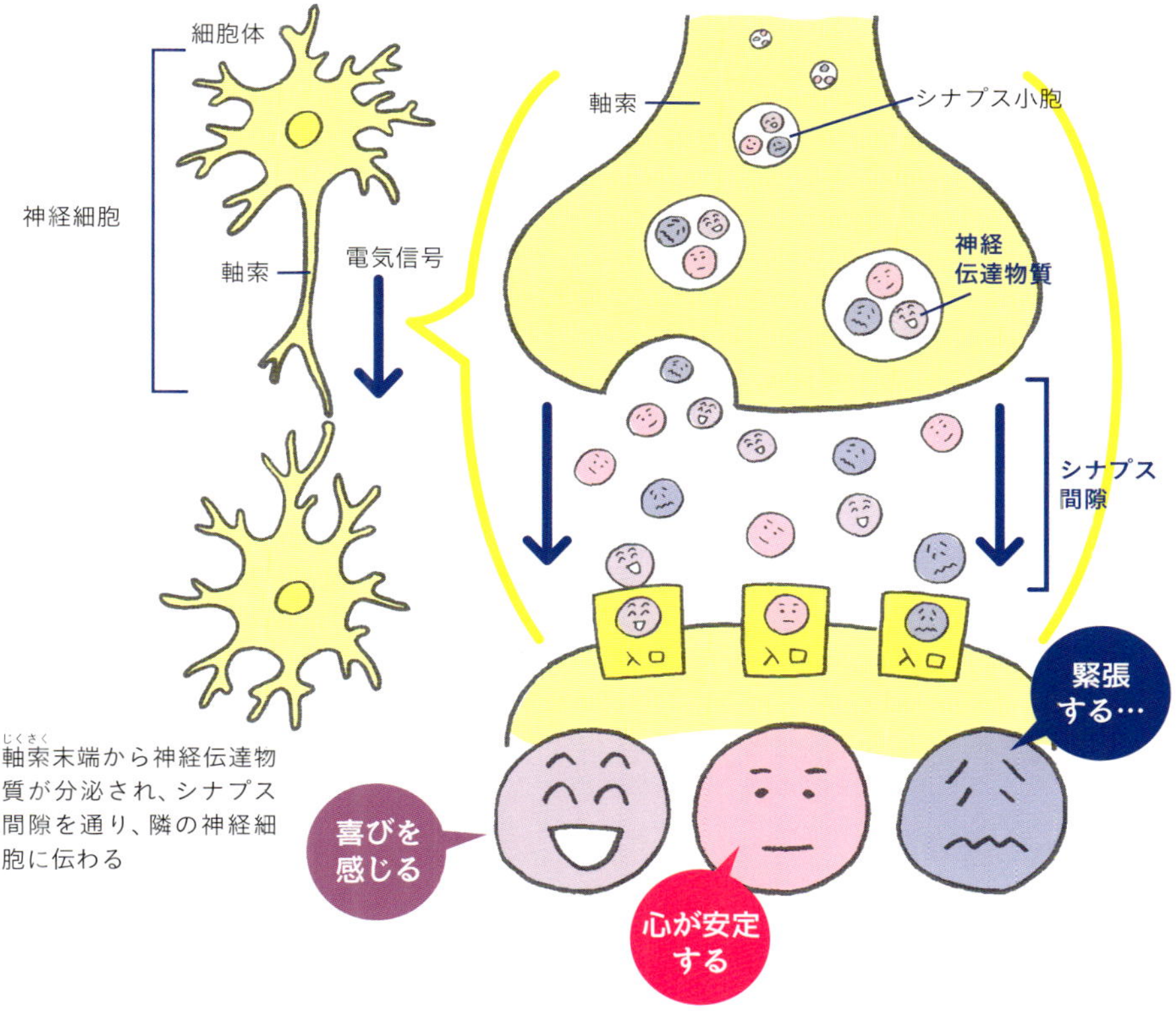

軸索《じくさく》末端から神経伝達物質が分泌され、シナプス間隙を通り、隣の神経細胞に伝わる

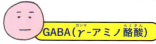

タンパク質を活用した メンタルケアのアプローチ

ストレス障害やうつ睡眠障害の原因に！

セロトニンが足りない人

セロトニンの原料、トリプトファンを脳に運ぶ必要がありますが、その入口はトリプトファンと同タイプのアミノ酸は取捨選択されずに受け取ってしまいます。さけやバナナに含まれるトリプトファンを摂って濃度を上げ、同タイプのアミノ酸を減らす必要があります。

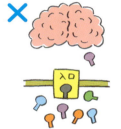

トリプトファンが脳へ入らない

BCAAやグリシンなど、トリプトファンと同タイプのアミノ酸が多い

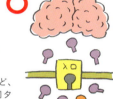

トリプトファンが脳に入る

トリプトファンの濃度を上げ、ほかを制限するとうまく脳に運べる

イライラや情緒不安定を引き起こす

GABAが足りない人

GABAの原料であるグルタミン酸は、ストレスや腸内環境の乱れがあると、そちらの修復に優先的に使われます。脳へGABAを運ぶにはストレスコントロール、腸内環境の整備が重要です。また、GABAの合成にはビタミンB_6も必須です。

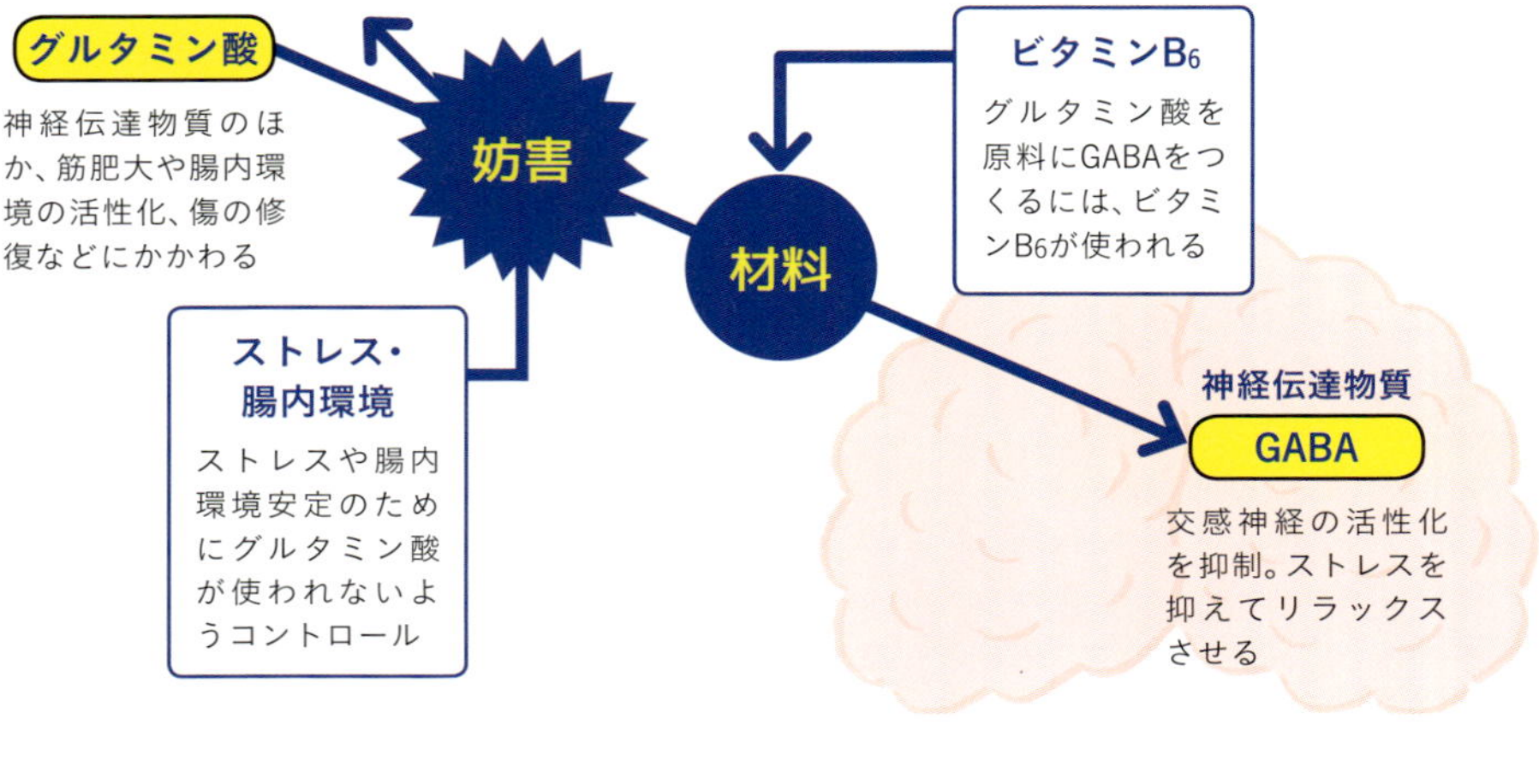
神経伝達物質のほか、筋肥大や腸内環境の活性化、傷の修復などにかかわる

ビタミンB6
グルタミン酸を原料にGABAをつくるには、ビタミンB6が使われる

ストレス・腸内環境
ストレスや腸内環境安定のためにグルタミン酸が使われないようコントロール

神経伝達物質 GABA
交感神経の活性化を抑制。ストレスを抑えてリラックスさせる

妨害／材料

72

メンタルケア食事メニューの基本中の基本

タンパク質・鉄

神経伝達物質の主な原料に

神経伝達物質の原料となるタンパク質のほか、鉄はアミノ酸から神経伝達物質をつくるのに必要なミネラル

ビタミンB群

神経伝達物質つくりにかかわる

神経伝達物質をつくるためにはビタミンB群は必須。ベジタリアンはビタミンB12が不足する傾向が

食物繊維

腸内環境を整備

腸内環境をととのえるという意味では大切。ただし、優先順位はタンパク質のほうが高い

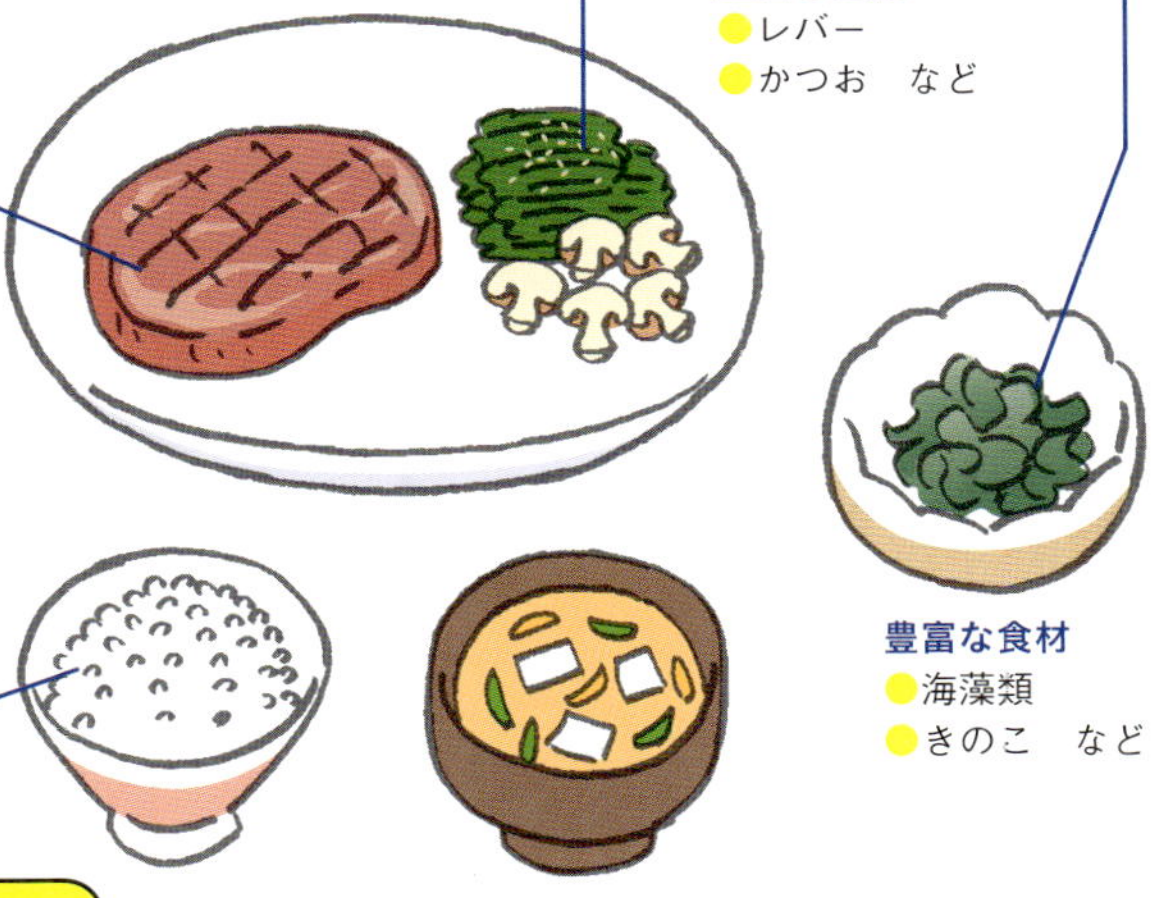

豊富な食材
- 牛肉
- レバー　など

豊富な食材
- レバー
- かつお　など

豊富な食材
- 海藻類
- きのこ　など

糖質

大切だけど、工夫をしながら

タンパク質をエネルギーではなく、神経伝達物質として使うために糖質は重要。ただし、血糖値が急上昇してインスリンが分泌されると、今度は血糖値を上げるために緊張を起こすアドレナリンが分泌されるので、摂り方には要注意

危険な血糖値の上がり方

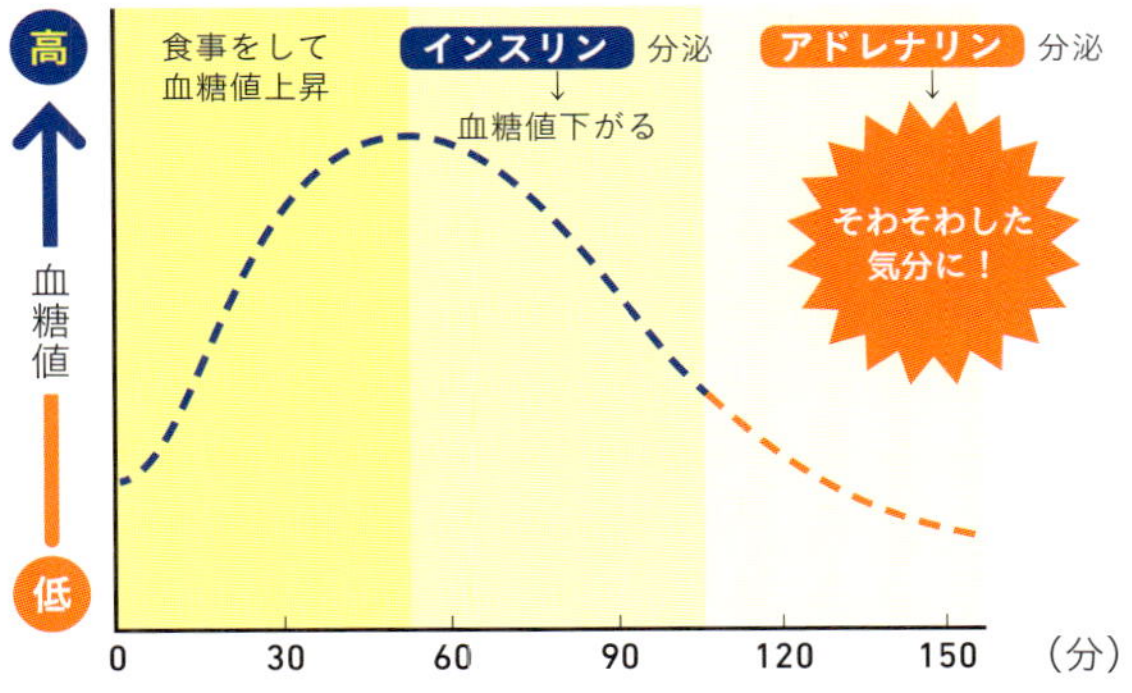

60代以降は注意！ サルコペニアとフレイルって知ってる？

現在、医療や介護、フィットネスなどの現場で話題になっている「サルコペニア」と「フレイル」。正確な意味を知っていますか？

まず**サルコペニアとは、〝筋力や筋肉量の低下〟のこと**。「加齢」や「タンパク質不足」、「活動量の低下」、「病気」などが原因で起こり、生活の質を低下させるリスクにつながります。人間は、加齢とともに自然と筋肉が減り、特に60歳頃から急激に減少します。高齢になると、誰もがサルコペニアになる危険性があることを認識しておきましょう。

もう一方の**フレイルとは、〝加齢により心身が弱まった状態〟**を指します。「身体」「心」「社会・環境」の3つに関係する能力が衰え、健康障害を起こしやすい状態のことです。

フレイルは、「健康な状態」と「介護が必要な状態」の間の段階で、多くの高齢者がフレイルを経て要介護の段階に進みます。健康な状態→フレイル→要介護は、一方的に進行するものと思われがちですが、**適切な処置により、フレイルであっても健康な状態に戻ることが可能**です。

高齢になって「サルコペニア」や「フレイル」になるのを避けるために、早い段階から適度な運動や、意識的にタンパク質を含む食事を摂ることなどで対策をしましょう。

サルコペニアとは？

誰にでも起こる可能性がある身体能力の低下

ギリシャ語で「筋肉」と「喪失」を意味する言葉を組み合わせたサルコペニア。**「加齢性筋肉減弱現象」と呼ばれることもあり、加齢による筋力の低下を意味します。**加齢のみが原因なら一次サルコペニア、「寝たきりなど身体活動の低下」「臓器不全などの病気」「栄養不足」が原因なら二次サルコペニアに分類されます。

加齢	タンパク質不足
活動量の低下	病気

↓

筋力や身体能力の低下

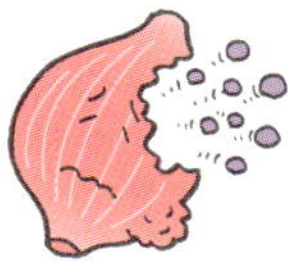

サルコペニアの簡易診断

地域によって異なる診断方法がありますが、下は、国立長寿医療研究センターの「老化に関する長期縦断疫学研究」が日本人用に作成したもの。

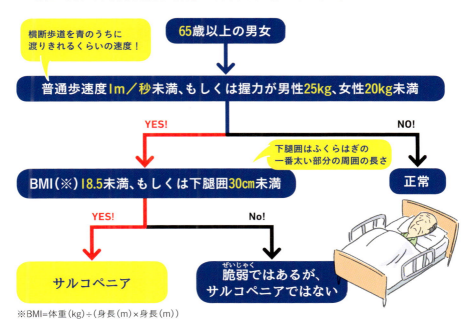

65歳以上の男女

↓

普通歩速度1m／秒未満、もしくは握力が男性25kg、女性20kg未満

（横断歩道を青のうちに渡りきれるくらいの速度！）

- YES! → **BMI（※）18.5未満、もしくは下腿囲30cm未満**（下腿囲はふくらはぎの一番太い部分の周囲の長さ）
  - YES! → **サルコペニア**
  - No! → **脆弱《ぜいじゃく》ではあるが、サルコペニアではない**
- NO! → **正常**

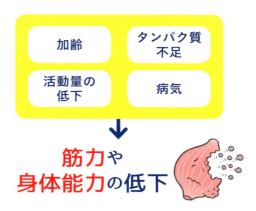

※BMI=体重（kg）÷（身長（m）×身長（m））

フレイルとは？

加齢によって起こる、さまざまな面での虚弱

英語で「虚弱」を意味する「Frailty」からつけられたフレイル。**加齢により心身のさまざまな能力が低下し、健康障害を起こしやすい状態です。**フレイルは健康な体と要介護状態の間とされる段階です。

フレイルの概念図

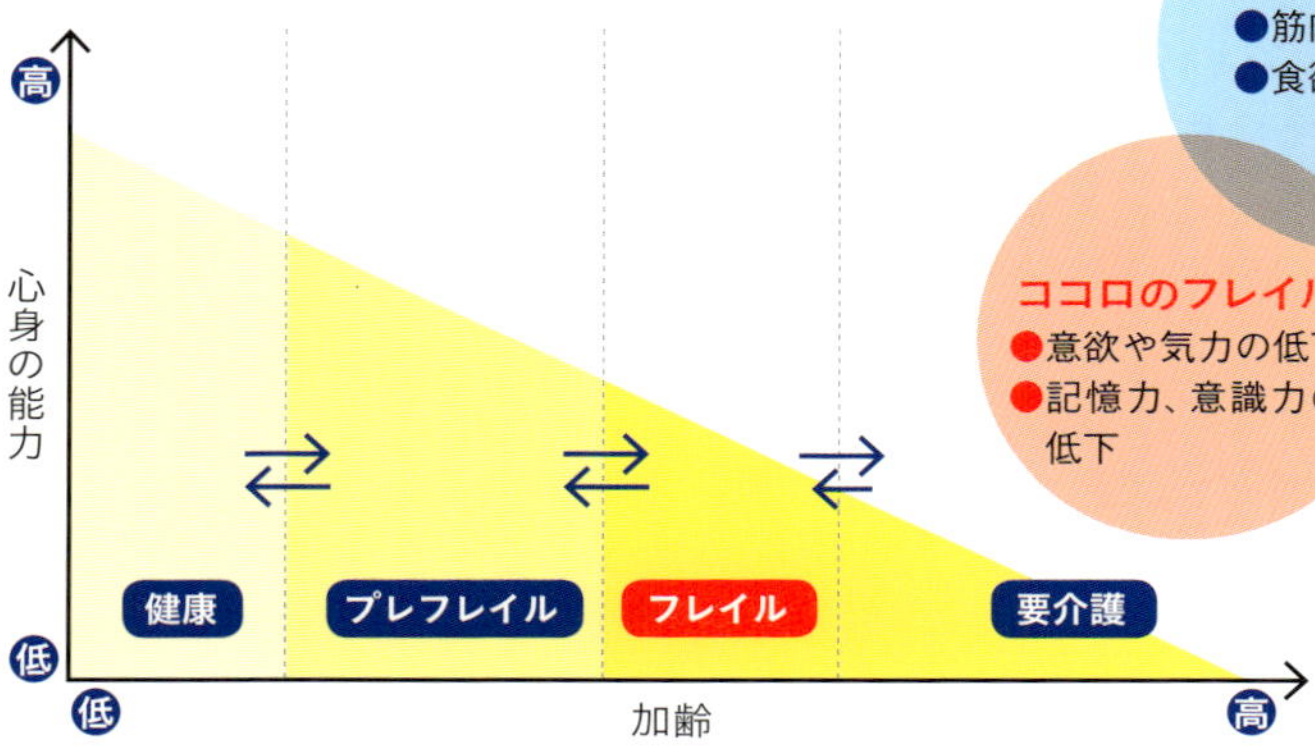

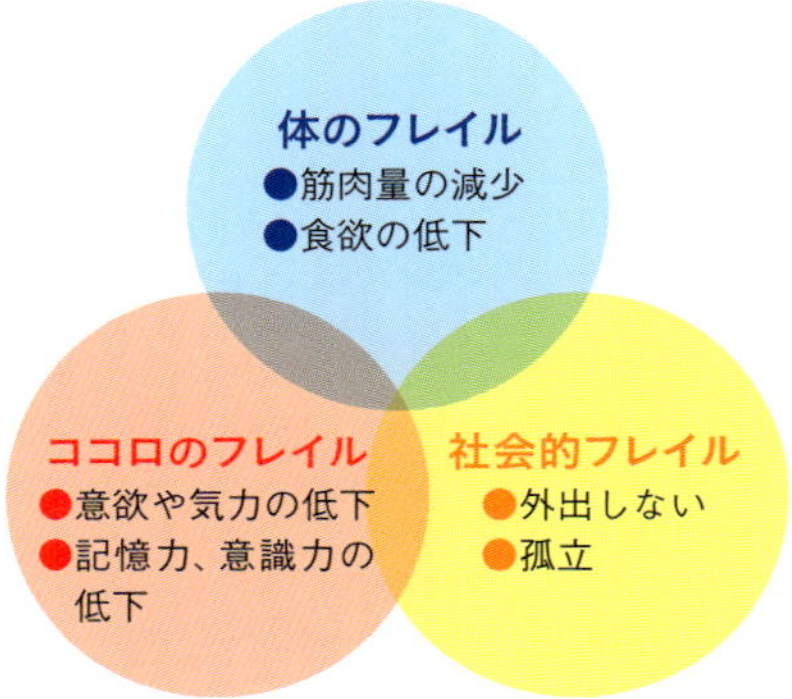

フレイルの評価基準

1	半年間で2～3kg以上の体重の減少があった
2	この2週間でわけもなく疲れた感じがある
3	散歩などの運動を週1回以上していない
4	以前に比べて歩く速度が遅くなってきた（信号が青で渡りきれない）
5	利き手の握力が男性26kg未満、女性18kg未満（ペットボトルのキャップが開けにくい）

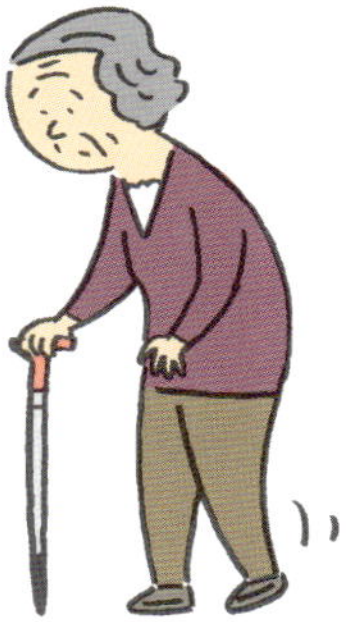

上記項目のうち、3つ以上あてはまればフレイル、1～2つならプレフレイル

サルコペニアとフレイルの関係

サルコペニアもフレイルの原因の1つ。高齢者は、一度このサイクルに入ると、悪循環から要介護の状態におちいってしまう可能性が！

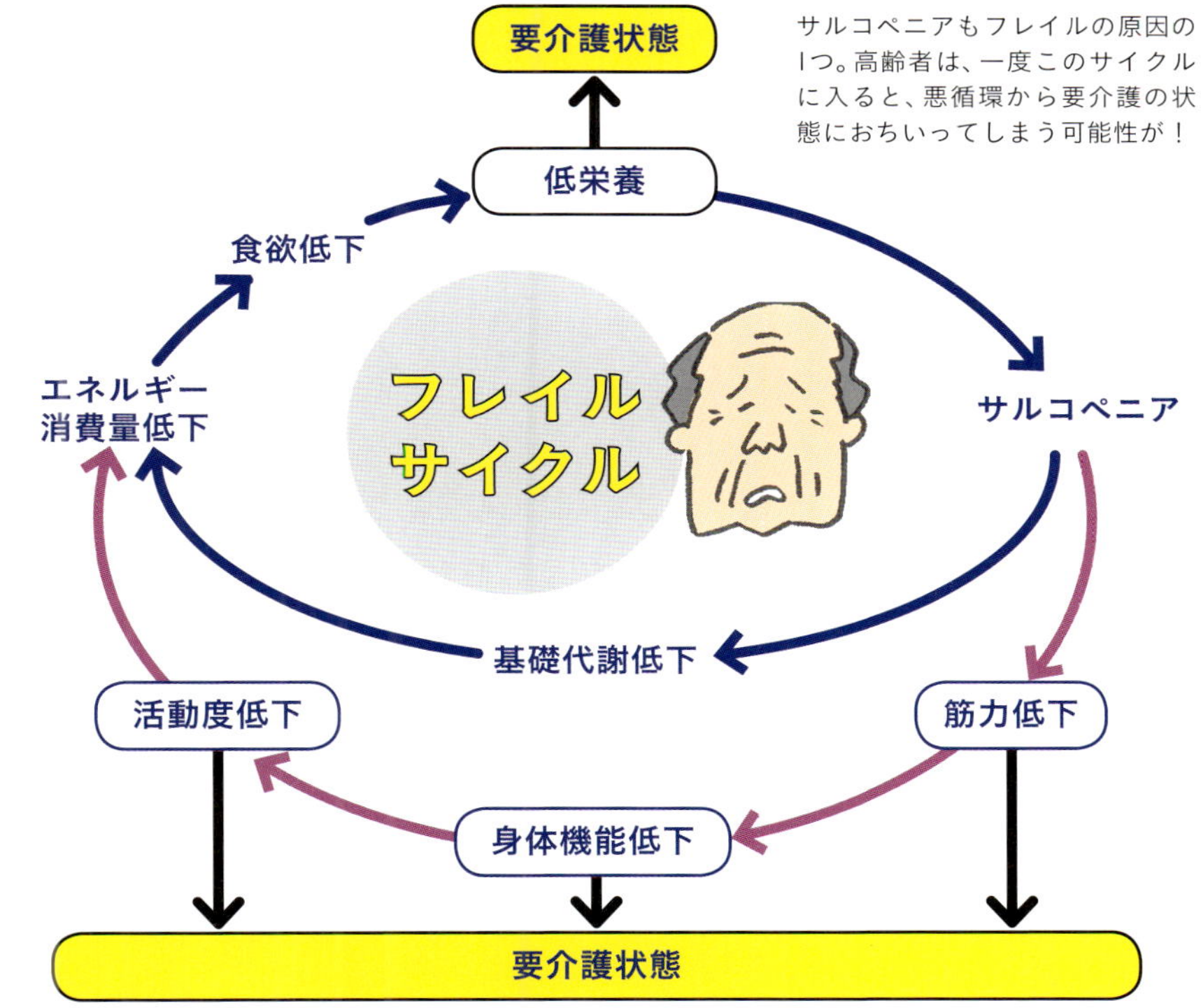

要介護状態にならならいために

対策
1 食事

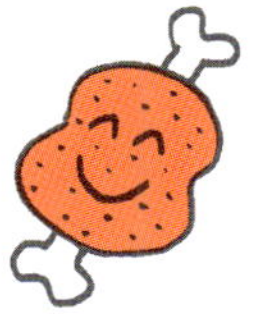

筋力の低下を防ぐため タンパク質はとても重要

筋力低下を防ぐため、タンパク質は必須の栄養素。吸収能力が落ちている高齢者は、タンパク質摂取量は体重1kgあたり1.2gを目安に（詳しくはP24）。

対策
2 運動

できる運動から始めて 継続しよう

使わなければ筋肉は落ちるので、運動は重要。ただし、突然の運動はケガのもとなので、できる運動から徐々に強度を上げ、継続することが大切です。

体の成長に合わせて増やす！
タンパク質は子どもに超大事

世間には「子どもがプロテインを飲むと成長が止まる」という噂があります。ここまで読んだ人にはわかると思いますが、完全にデタラメ。体のあらゆる機能にかかわるタンパク質は、**成長中の子どもにも欠かせない栄養素**で、好き嫌いの多い子どものタンパク質不足を補うなら、プロテインは有効でしょう。また、大人と異なり、**子どもに必要なタンパク質量は年々増加**します。厚生労働省の「日本人の食事摂取基準」によると、6～7歳では推定平均必要量が1日25gですが、10～11歳には40g。年齢に合わせ、摂取するタンパク質の量は増やしていくのが理想的です。

人体の仕組みとして成長に大きくかかわるのが、身長が伸びるのを促す「成長ホルモン」です。脳の下垂体という器官から分泌され、骨や筋肉、全身の臓器などの細胞で、タンパク質の合成や細胞の増殖を促進します。この**成長ホルモンの分泌を促進するのが、アルギニンという非必須アミノ酸**。体内で生成できる量は限られているため、特に成長中の子どもは、アルギニンが豊富に含まれる食材を意識的に摂取しましょう。

栄養の摂取以外にも、成長ホルモンの分泌には、規則正しい睡眠や適度な運動などの生活習慣もかかわりがあるといわれています。

子どもに必要なタンパク質量は一気に増加

タンパク質の食事摂取基準（一部抜粋）

	男性		女性	
	推定平均必要量（g/1日）	推奨量（g/1日）	推定平均必要量（g/1日）	推奨量（g/1日）
1〜2歳	15	20	15	20
3〜5歳	20	25	20	25
6〜7歳	25	35	25	30
8〜9歳	35	40	30	40
10〜11歳	40	50	40	50
12〜14歳	50	60	45	55
15〜17歳	50	65	45	55

1.6倍

18歳以降、推定平均必要量は一定だが、成長期である7歳から10歳の3年間でタンパク質の必要量は1.6倍に

成長に重要なアミノ酸がアルギニン

大人はグルタミン酸からアルギニンを生成できますが、子どもは体内で十分に合成できないため、摂取が必要です。ただし、過剰に摂取すると、腹痛などの原因になることがあるので、注意しましょう。

アルギニンが含まれる食材

- 鶏肉、牛肉、豚肉
- えび
- まぐろ
- 納豆
- 豆腐

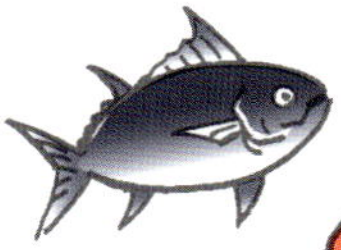
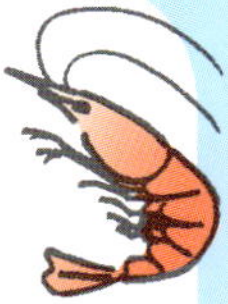
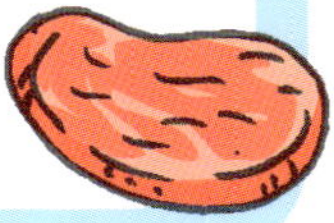

＼ほかにもあり！／

タンパク質以外に成長に欠かせない栄養素

成長期には、骨合成にかかわるカルシウムやビタミンDが重要。特にカルシウムは大人よりも多くの量を摂ることが推奨されています。また、タンパク質の合成には亜鉛も欠かせません。

ビタミンD	いわし、さんま、しいたけなど
カルシウム	乳製品、豆腐、納豆など
亜鉛	かき、豚レバー、納豆、卵など

不足もNGだけど、摂り過ぎもダメ！ タンパク質を過剰に摂ると……

ここまで、健康のためには十分なタンパク質の摂取が必須であることを紹介してきました。しかし、反対のことをいいますが、**過剰な量を摂り続けた場合にも、健康を害するリスクがあります**。

1つめは、ミネラル不足のリスク。肉類や魚、乳製品などタンパク質を豊富に含む食材は、体を酸性にする性質があり、過剰に摂ると、体内でバランスをとるため骨のカルシウムやカリウムなどアルカリ金属と呼ばれるミネラルが使われ、ミネラルが不足する可能性があるのです。特にカルシウムが不足すると骨粗しょう症などの病気のリスクがあります。

2つめが腸内環境を乱すリスクです。腸内には体に良い影響をあたえる善玉菌、悪い影響をあたえる悪玉菌、どちらでもない日和見菌という腸内細菌があり、バランスをとって代謝をサポートしています。肉類を摂り過ぎると、悪玉菌が活性化して腸内環境が悪くなり、不調や病気を引き起こすリスクがあるのです。ほかにも、タンパク質の摂り過ぎは、**「尿路結石」になるリスク**や、**肥満になるリスク**も高めます。詳しくはＰ82から紹介します。

タンパク質は、1日や2日摂り過ぎてもすぐに大きな問題につながることは少ないようですが、その状態が長く続くと危険です。摂り過ぎの自覚がある人は、食事習慣を見直しましょう！

こんな食事を続けると過剰摂取に！

60kgの成人男性に必要な1日のタンパク質量は60g、1食20gが理想

朝食

朝から、チーズやヨーグルト、ハムエッグで、タンパク質をたっぷり

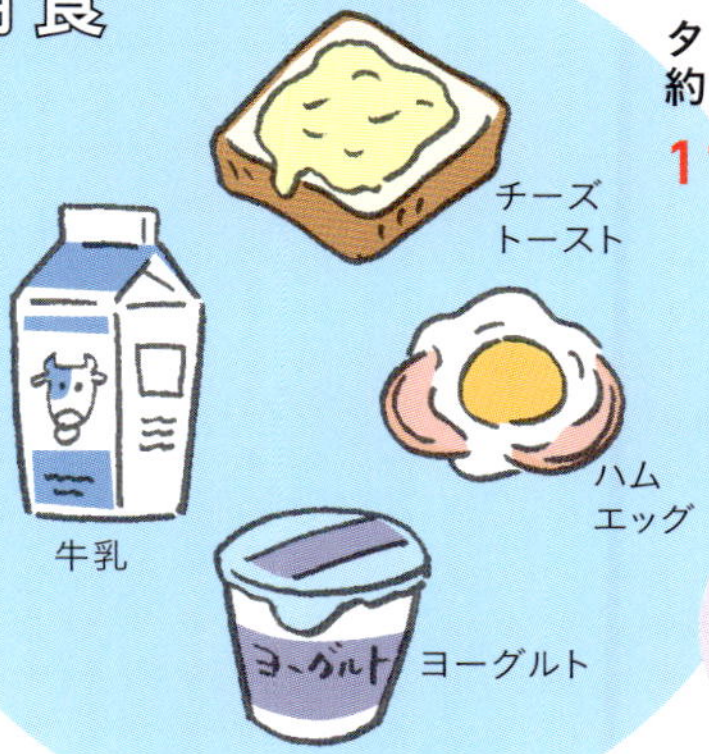
チーズトースト
ハムエッグ
牛乳
ヨーグルト
ヨーグルト

タンパク質量
約31.6g
11.6g OVER！

昼食

仕事の合間に、会社の近くの定食屋で、紅シャケ定食を食べる

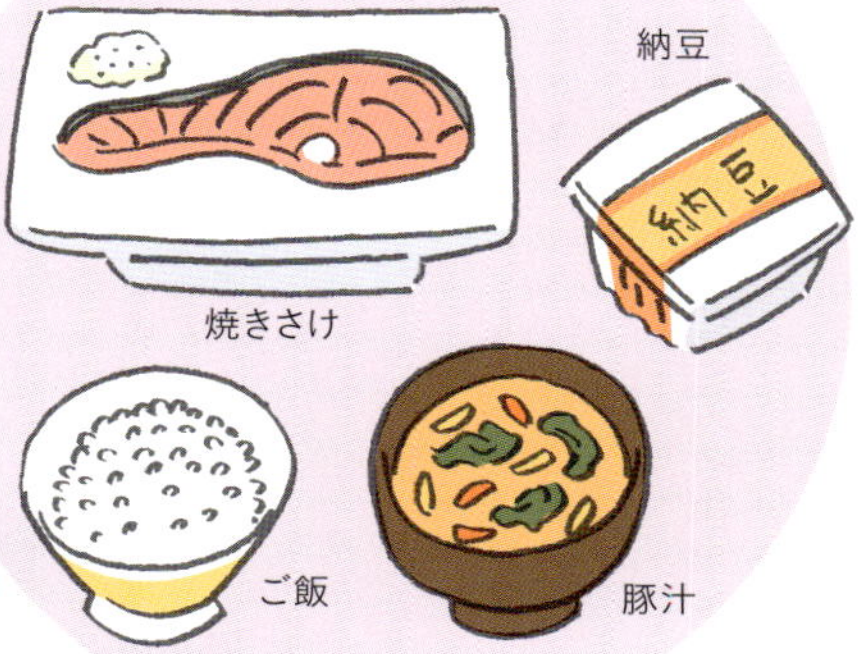

タンパク質量
約34.3g
14.3g OVER！

夕食

夜は飲み会。焼き鳥や唐揚げ、いか一夜干しなどをあてに盛り上がる

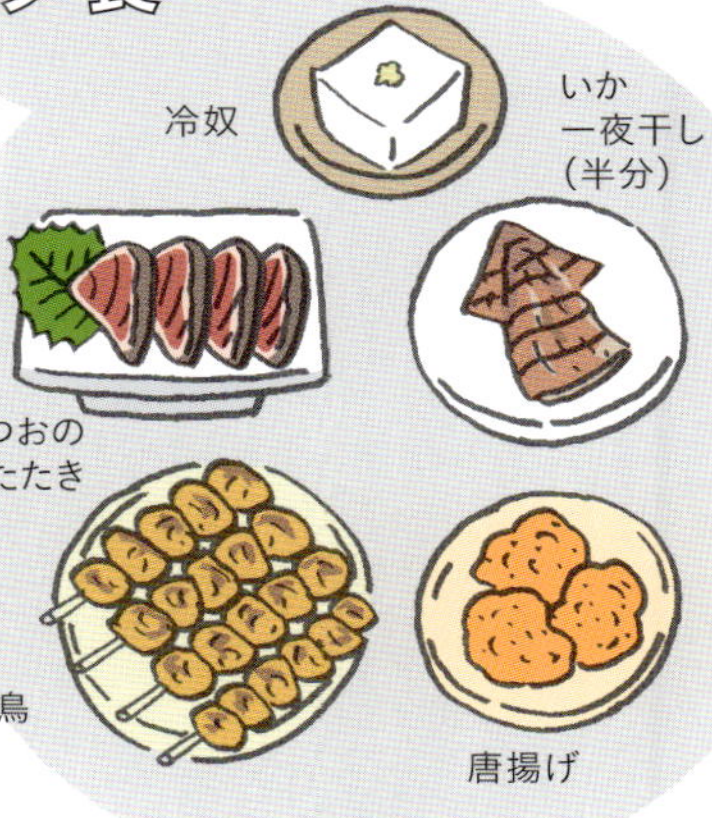
冷奴
いか一夜干し（半分）
かつおのたたき
焼き鳥
唐揚げ

タンパク質量
約89.0g
69.0g OVER！

1日の合計タンパク質量約155g
なんと95gもOVER！

そこまで異常には見えませんが、摂取タンパク質量は150g以上。飲み会があると、タンパク質量は一気に増えるので注意！

← 重大な病気になるリスクを次ページで紹介！

タンパク質過剰摂取の4つのリスク

リスク1

ミネラル不足から、さまざまな不調や病気に

タンパク質には、体を酸性にする性質があります。そのため、**骨のカルシウムなどのミネラルを分解し、それを利用して酸を中和させる作用がはたらきます**。タンパク質の過剰摂取が、直接骨粗しょう症を起こすという証拠はありませんが、リスクは高まるので注意。

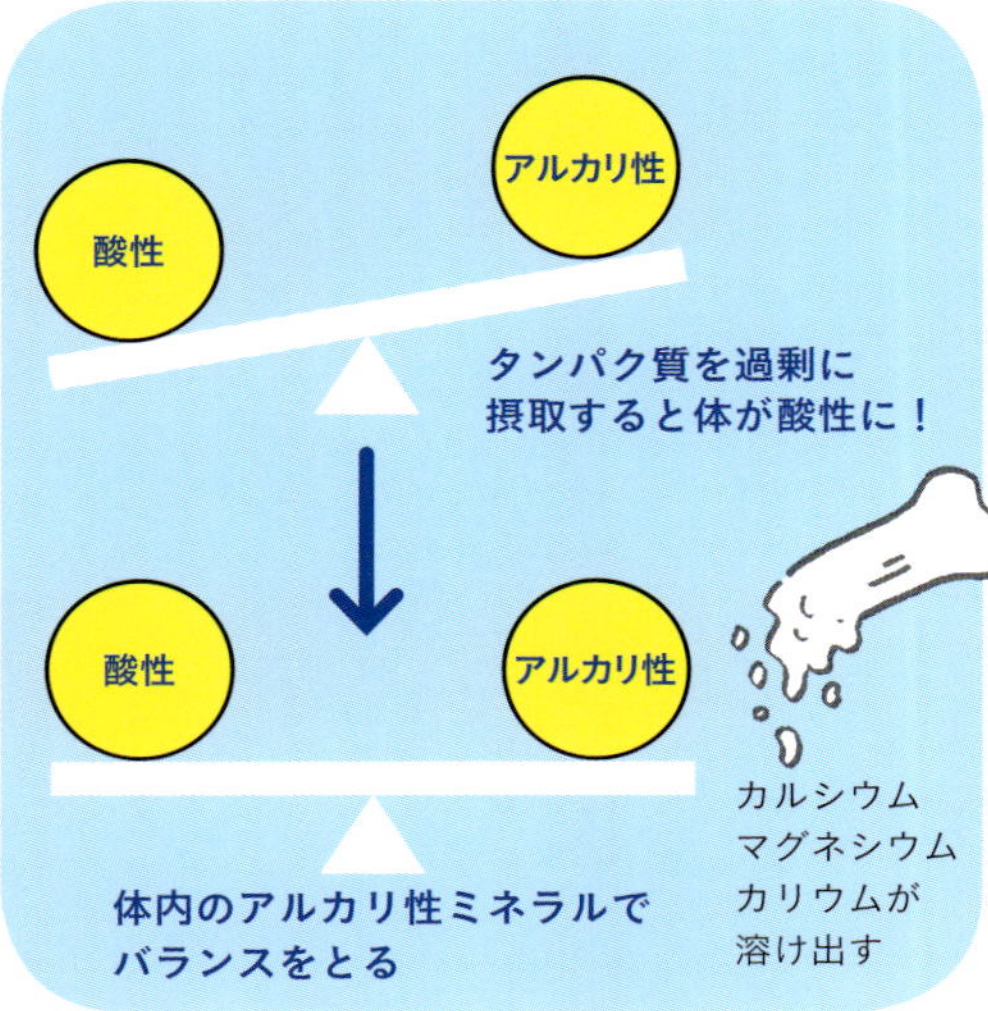

カルシウム欠乏	骨粗しょう症、動脈硬化、高血圧など
マグネシウム欠乏	生活習慣病、足のこむら返り、心筋梗塞、脳梗塞など
カリウム欠乏	疲労感、むくみ、便秘、手足のマヒ、不整脈、腸閉塞など

リスク2

腸内環境が悪くなり、便秘や最悪の場合大腸がんに！

栄養のバランスを無視して大量の肉を食べると、大腸菌などの悪玉菌が増え、腸内環境のバランスが乱れます。**過度な肉食は大腸がんのリスクを上げるともいわれているので、注意が必要です。**

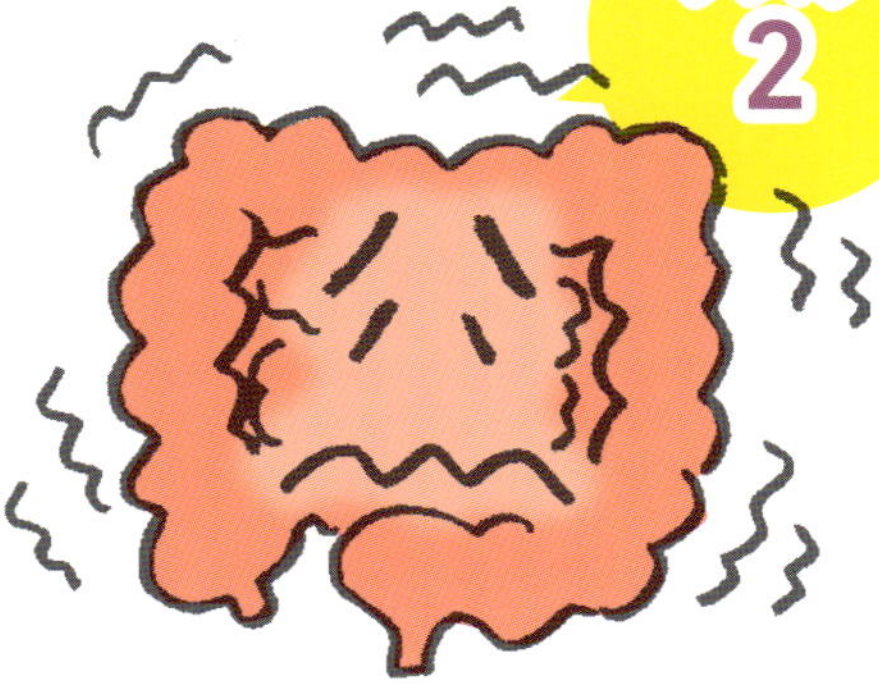

尿路結石のメカニズム

動物性タンパク質を過剰に摂取

↓

クエン酸が減少

動物性タンパク質を摂り過ぎると、クエン酸が減少します。

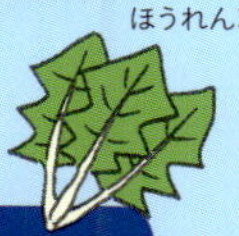

↓

シュウ酸が増加

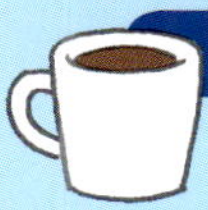

尿中に、コーヒーやほうれん草に含まれるシュウ酸が増加します。

↓

シュウ酸とカルシウムが結合し結石に！

リスク3

尿路結石を引き起こす

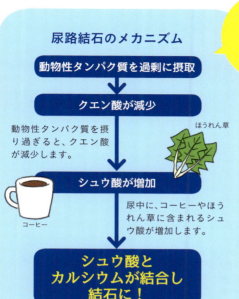

尿路結石とは尿道などに、カルシウムとシュウ酸が結合したシュウ酸カルシウムなどの石ができる病気。動物性タンパク質をたくさん食べると、**石の成長を抑えるクエン酸が減少し、尿中のシュウ酸を増加させるといわれています**。対策としては、1日2L以上の水を飲むことや、クエン酸の多いみかんなどを積極的に摂ること、シュウ酸を多く含む食べ物を減らすことなどがあります。

脂肪に変化し、肥満につながる

タンパク質は1gあたり4kcalのエネルギーを生み出す栄養素。過剰に摂ればもちろん太ります。タンパク質を分解したアミノ酸で、使いきれなかった分は脂肪になってしまいます。

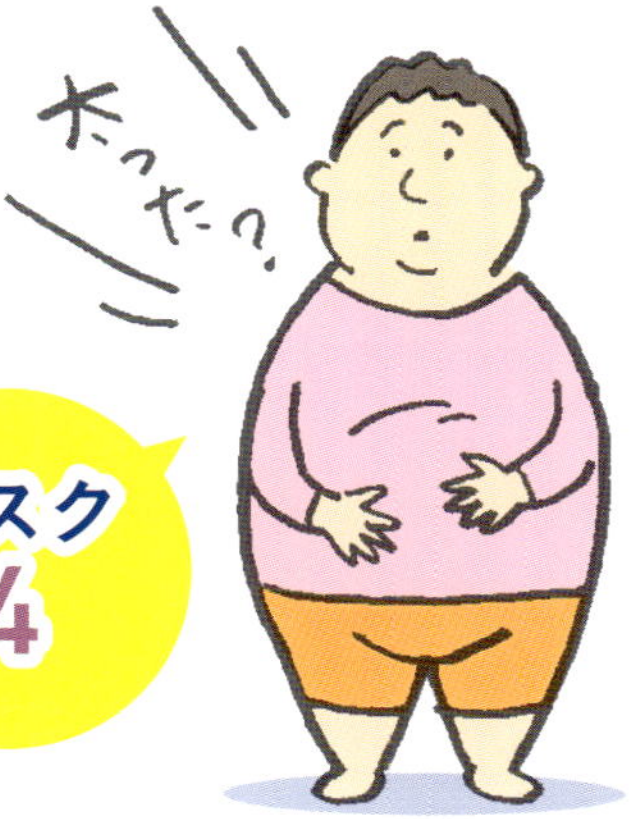

リスク4

＼1日2日なら危険は少ない／

連日の過剰摂取に要注意！

今のところタンパク質の過剰摂取が、直接健康障害につながる証拠はありませんから、1度や2度のオーバーですぐに病気になることは考えにくいです。とはいえ、健康を害するリスクは上がるので、連日の過剰摂取は避けたほうがいいでしょう。

γ《ガンマ》-GTPはタンパク質って知ってた!? 病気診断の指標になるタンパク質

「γ-GTP」「LDH」……健康診断などで見るこの指標、実はタンパク質であることを知っていますか? 全身でさまざまな機能に影響をあたえる**タンパク質の体内での量や割合には、体の状態と深いかかわりがある**のです。

例えば、正式には「γ-グルタミルトランスペプチターゼ」という名前の**「γ-GTP」**は、肝臓や腎臓などではたらき、タンパク質を合成・分解する酵素(酵素について詳しくはP100)です。基準値より高いと問題があるとされますが、直接健康への害があるわけではありません。お酒の飲み過ぎで肝臓に負担がかかると過剰に分泌され、血液中に漏れ出すため、**肝臓の状態を知る指標**になるのです。

また**「尿素窒素(BUN)」**は、血液中の尿素に含まれる窒素成分で、タンパク質が分解されたあとの残りカスです。健康であれば、腎臓でろ過されて尿として排出されますが、腎臓の機能が低下すると、ろ過しきれずに血液に残ってしまうので、**尿素窒素は腎臓の機能の指標**として使われています。

このように、体内のさまざまなタンパク質とその関連物質は、健康状態をはかる指標としても使われます。P86で、健康診断ではかる指標で、タンパク質に関係しているものを紹介します。健康診断を受けた際に、参考にしてみてください。

不調がタンパク質の数値に出るメカニズム

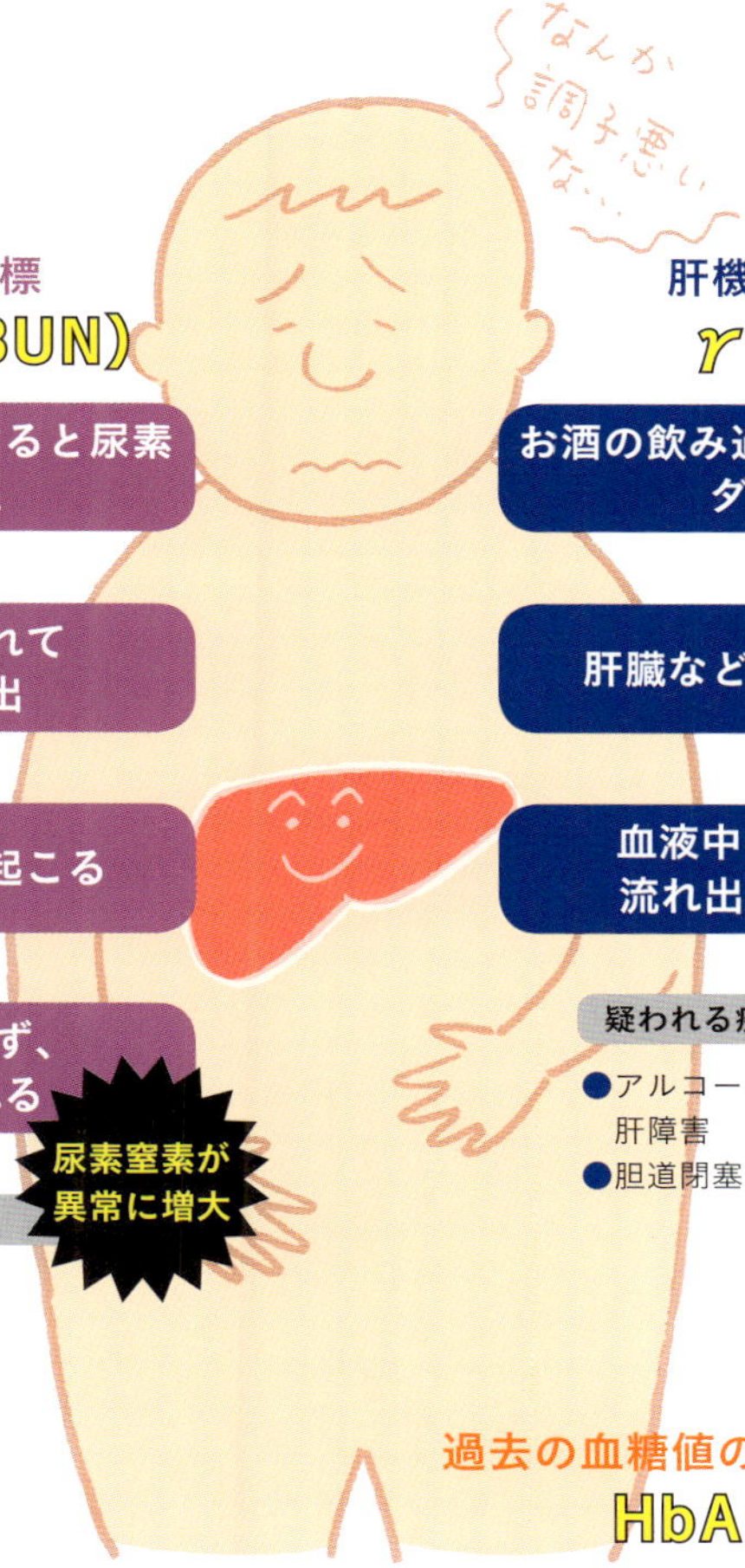

腎機能の指標
尿素窒素（BUN）

タンパク質を分解すると尿素窒素が発生

↓

腎臓でろ過されて尿として排出

↓

腎臓に障害が起こる

↓

ろ過しきれず、血中に流れる

尿素窒素が異常に増大

疑われる疾患

- 急性腎炎
- 慢性腎炎
- 腎不全 など

肝機能の指標
γ-GTP

お酒の飲み過ぎなどで肝臓にダメージ

↓

肝臓などに障害が出る

↓

血液中にγ-GTPが流れ出る

γ-GTPが異常に増大

疑われる疾患

- アルコール性肝障害
- 胆道閉塞 など

過去の血糖値の状態の指標
HbA1c

食事によって糖質を吸収

↓

血糖として血液中を流れる

↓

一部のヘモグロビンと糖が結合し、HbA1cが増える

HbA1cが異常に増大

疑われる疾患

- 糖尿病 など

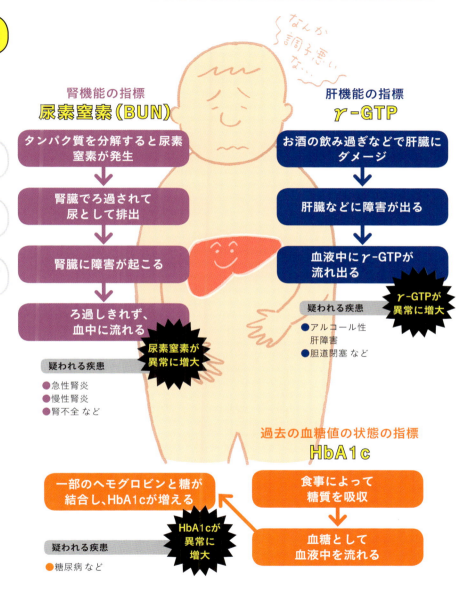

タンパク質に関係する健康診断の指標

項目名	指標	概要	異常値で疑われる疾患
総タンパク(TP)	栄養の状態、肝臓・腎臓の状態	血液中に100種類以上ある**タンパク質の総和**。主成分は肝臓で合成される	栄養不良、肝臓障害、腎臓疾患など
アルブミン(Alb)	栄養の状態、肝臓・腎臓の状態	**血液中の水分を一定に保ち、**TPの約70％をしめる。肝臓で合成される	栄養不良、肝臓障害、腎臓疾患など
エージー比(A/G)	栄養の状態、肝臓・腎臓の状態	アルブミンと、もう1つの血液中の**主成分であるグロブリン**の量の比率	栄養不良、肝臓障害、腎臓疾患など
膠質《こうしつ》反応(ZTT)	肝臓の状態	**肝機能の低下で起こりやすい**γ-グロブリンの増加にかかわる反応をみる検査	肝臓疾患、膠原病、骨髄腫など
AST(GOT)	肝臓の状態、心臓の状態	心臓や肝臓に多く、**アミノ酸の代謝にかかわる酵素。**肝臓や心臓の機能の指標	肝臓疾患、心臓疾患
ALT(GPT)	肝臓の状態	肝細胞でつくられる酵素で、**アミノ酸代謝にかかわる。**主に肝臓に存在する	肝臓疾患
LDH	肝臓・腎臓・心筋・骨格筋の状態	**体内に広く分布する糖代謝酵素。**肝細胞が壊れると、血液中にLDHが流れ出る	肝障害、心障害、血液疾患、悪性腫瘍など
ALP	肝臓・腎臓の状態	リン酸化合物分解酵素。肝臓から胆汁に入るが、**胆汁の流れが悪いと、血中に流れる**	肝炎、肝臓・胆道・骨の疾患、悪性腫瘍など

項目名	指標	概要	異常値で疑われる疾患
LAP	肝臓・腎臓の状態	ロイシン代謝酵素。肝臓から胆汁に入るが、**胆汁の流れが悪いと、血中に流れる**	肝炎、肝臓・胆道の疾患、悪性腫瘍など
Ch-E	肝臓の状態	**アセチルコリンなどを分解する酵素。**肝臓でのタンパク質合成量に比例する	ネフローゼ症候群、甲状腺機能亢進症、肝臓障害
CPK	筋肉の状態	**筋肉に多く含まれ、エネルギー代謝にかかわる酵素。**筋肉に障害があると高まる	筋肉疾患、心筋梗塞など
AMY（アミラーゼ）	すい臓の状態、唾液腺の状態	**デンプンなどの糖類を分解する酵素。**すい臓や唾液腺に多く含まれる	すい臓炎、唾液腺炎など
CRP	炎症反応	体内に炎症や感染、**組織の損傷があると血液中に増える**タンパク質	炎症、感染など
Fe	肝臓の状態、貧血の可能性	**ヘモグロビンを構成する物質。**不足すると貧血を引き起こす	貧血、肝硬変、悪性腫瘍など
尿酸	痛風の可能性	肉類や魚介類などのタンパク質食品に含まれる**プリン体の老廃物**	痛風、腫瘍など

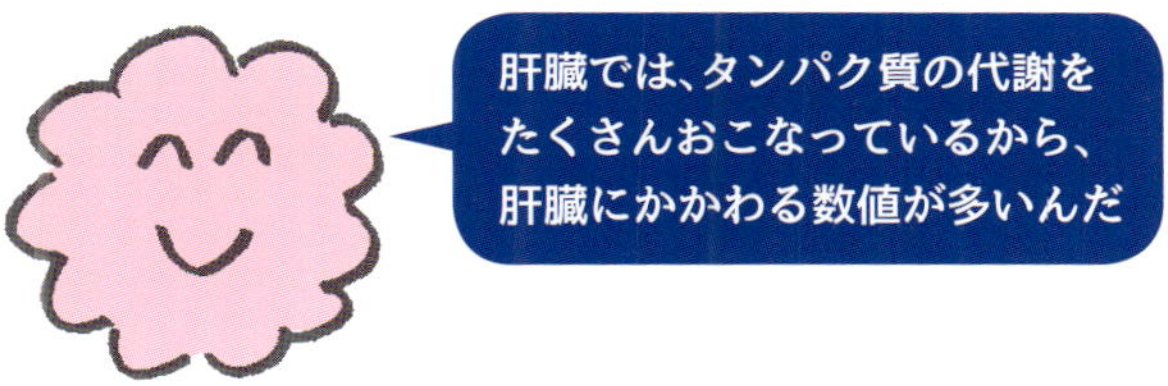
肝臓では、タンパク質の代謝を
たくさんおこなっているから、
肝臓にかかわる数値が多いんだ

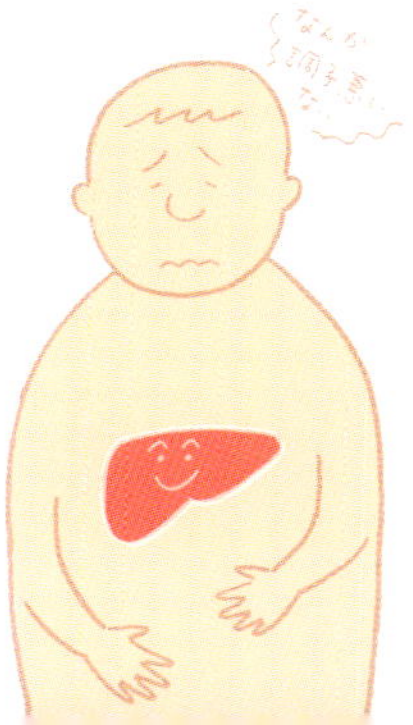

Column 3

アルツハイマー病や筋ジストロフィーも タンパク質の異常が原因

アルツハイマー病のしくみ

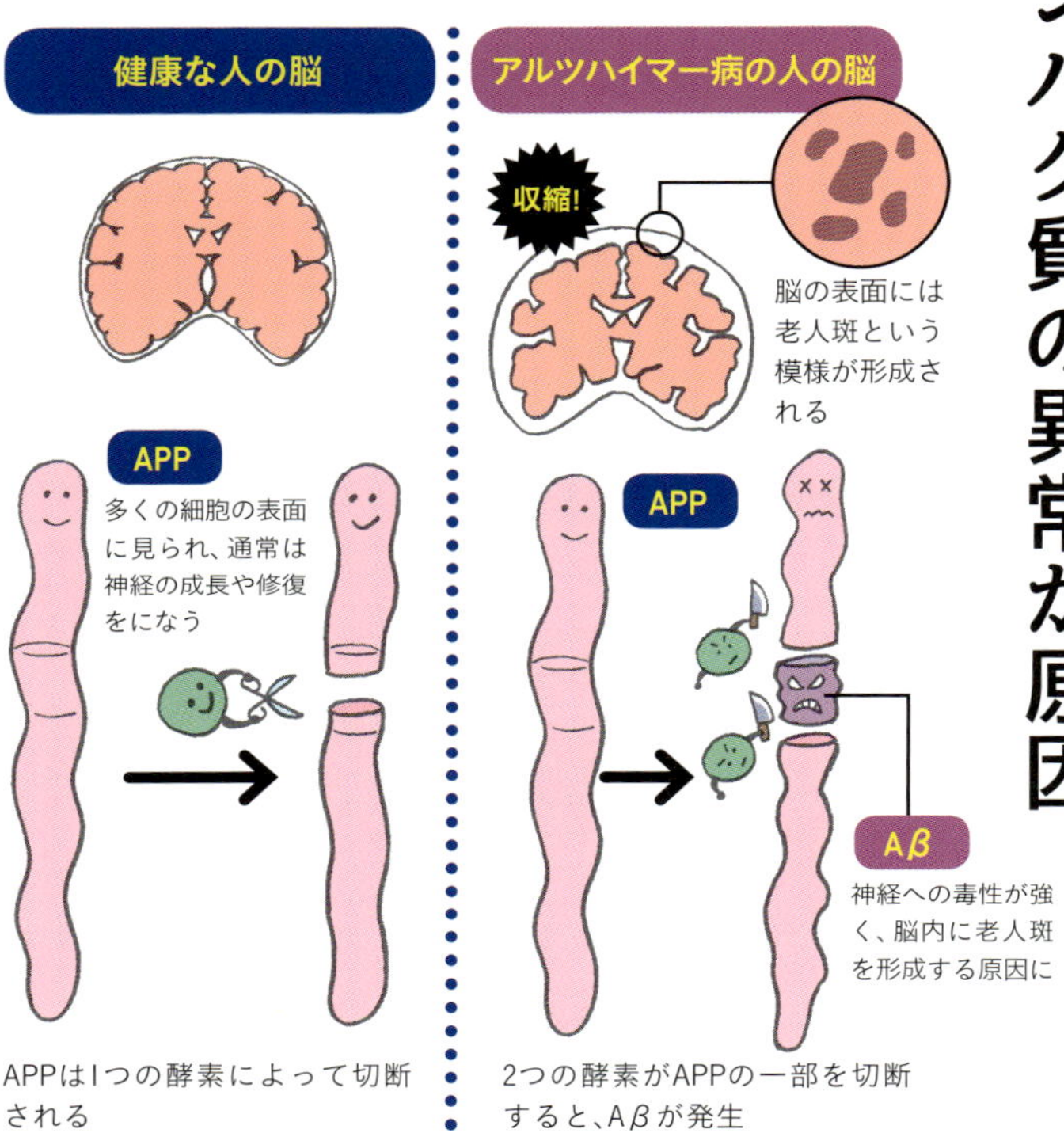
健康な人の脳
アルツハイマー病の人の脳
収縮!
脳の表面には老人斑という模様が形成される
APP
多くの細胞の表面に見られ、通常は神経の成長や修復をになう
APP
Aβ
神経への毒性が強く、脳内に老人斑を形成する原因に
APPは1つの酵素によって切断される
2つの酵素がAPPの一部を切断すると、Aβが発生

Ｐ62で、がんとタンパク質の関係を紹介しましたが、ほかにも、タンパク質がかかわる病気があります。例えば、脳が萎縮し、認知症を引き起こすアルツハイマー病。いくつかのタイプがありますが、原因の1つとして、**脳にAPPというタンパク質の一部であるアミロイドβ《ベータ》タンパク質（Aβ）というタンパク質が蓄積することと考えられています。**正常な人の脳ではAβはつくられませんが、アルツハイマー病を発症する人は、タンパク質の異常に

筋ジストロフィーのメカニズム

遺伝子の変異 → タンパク質の機能異常 → 細胞機能の障害 → 筋肉の変性 → 筋肉量の減少 → 筋力低下 → 各機能障害

健康な人の細胞の壁

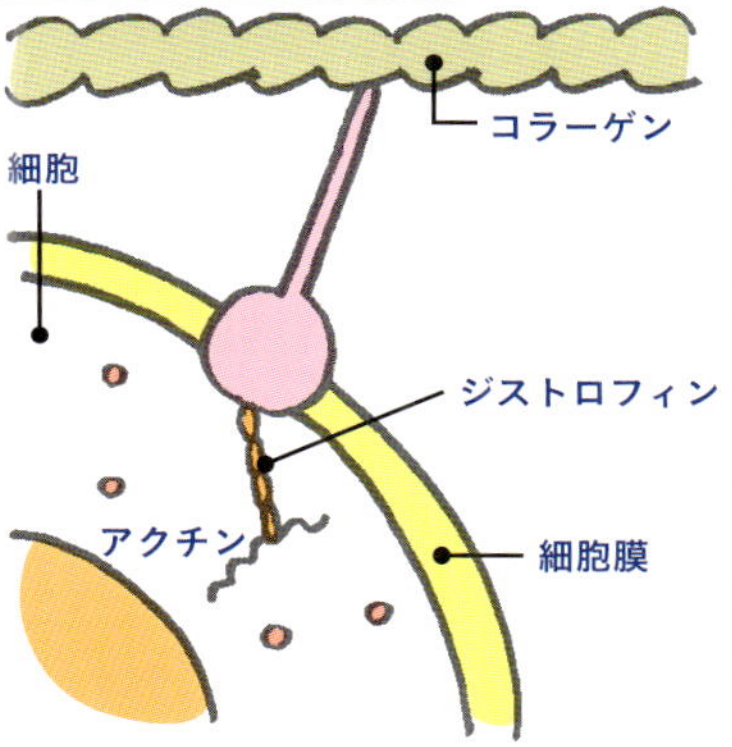

細胞内のアクチンは、ジストロフィンというタンパク質を通して細胞外のコラーゲンなどとくっつく

筋ジストロフィーの人の細胞の壁

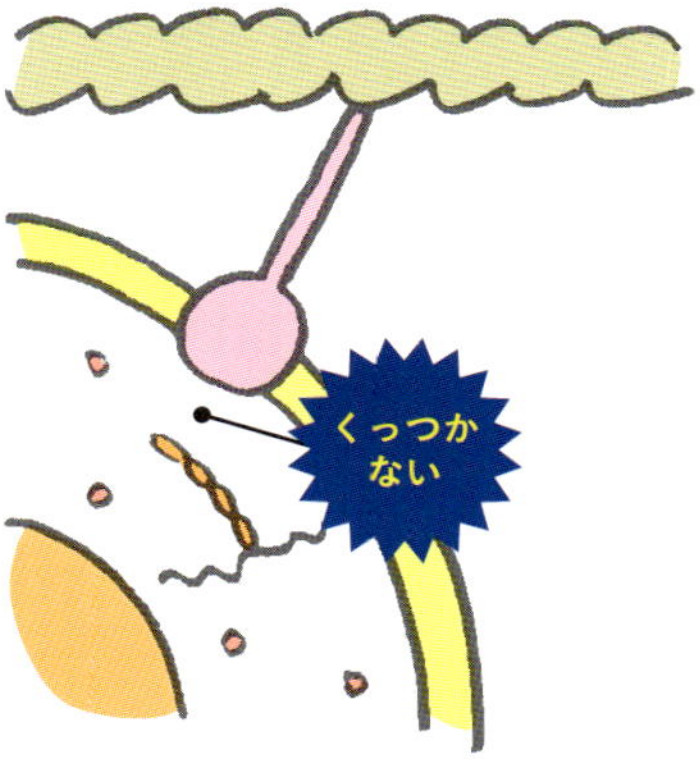

ジストロフィンと、細胞膜にあるタンパク質がくっつかず、細胞が壊れてしまう

よって、Aβがたまり、脳に老人斑というシミが発生するのです。

筋力が低下し、白内障や脂肪肝、心不全などさまざまな合併症を引き起こす筋ジストロフィーも、タンパク質と関係がある病気の1つです。あるタイプの筋ジストロフィーは、細胞内で**アクチン（詳しくはP98）と、細胞の壁にあるタンパク質をつなぐ、ジストロフィンというタンパク質に異常**が起こり、細胞の壁に結合できなくなることが原因で、筋肉に異常が起こると考えられています。

「タンパク質に異常が起こる原因」は、遺伝やストレスなどといわれていますが、現在でも、はっきりした理由はわかっていません。

Column 4

肥満のもとと思われがちな**脂質**……
実は、**脂肪を減らしてくれる**ものも
あるんです！

脂質は三大栄養素のなかで、1gあたり9kcalと、もっとも大きなエネルギーになる栄養素です（タンパク質と糖質は1gあたり4kcal）。さらに、脂質はホルモンや細胞の壁などとしても使われます。**現代の食事は脂質が豊富なため、意識せず摂り過ぎると肥満のもとになりますが、体に良い影響があるものを選んで摂取すれば、脂肪を落とすこともできるのです。**

脂質もタンパク質と同じように、体内でつくることができる「非必須脂肪酸」と、体内でつくれず、摂取しなければならない「必須脂肪酸」に分けられます。必須脂肪酸は、さらに「オメガ3」と「オメガ6」に分けられ、不足しがちなのがオメガ3です。

この**オメガ3が、脂肪を減らしてくれる脂質**です。オメガ3は、「α-リノレン酸」「EPA」「DHA」などの種類があり、**α-リノレン酸は高血圧や心疾患の予防、EPAとDHAはコレステロールや中性脂肪の低減、高血圧や心疾患の予防に効果が期待できる**といわれています。α-リノレン酸は、くるみや亜麻仁油、えごま油に多く、EPAとDHAはさばやいわしなどの青魚やさけなどに豊富に含まれる脂質です。オメガ3が不足すると、脳や神経に異常が出るといわれています。

Chapter3

▼

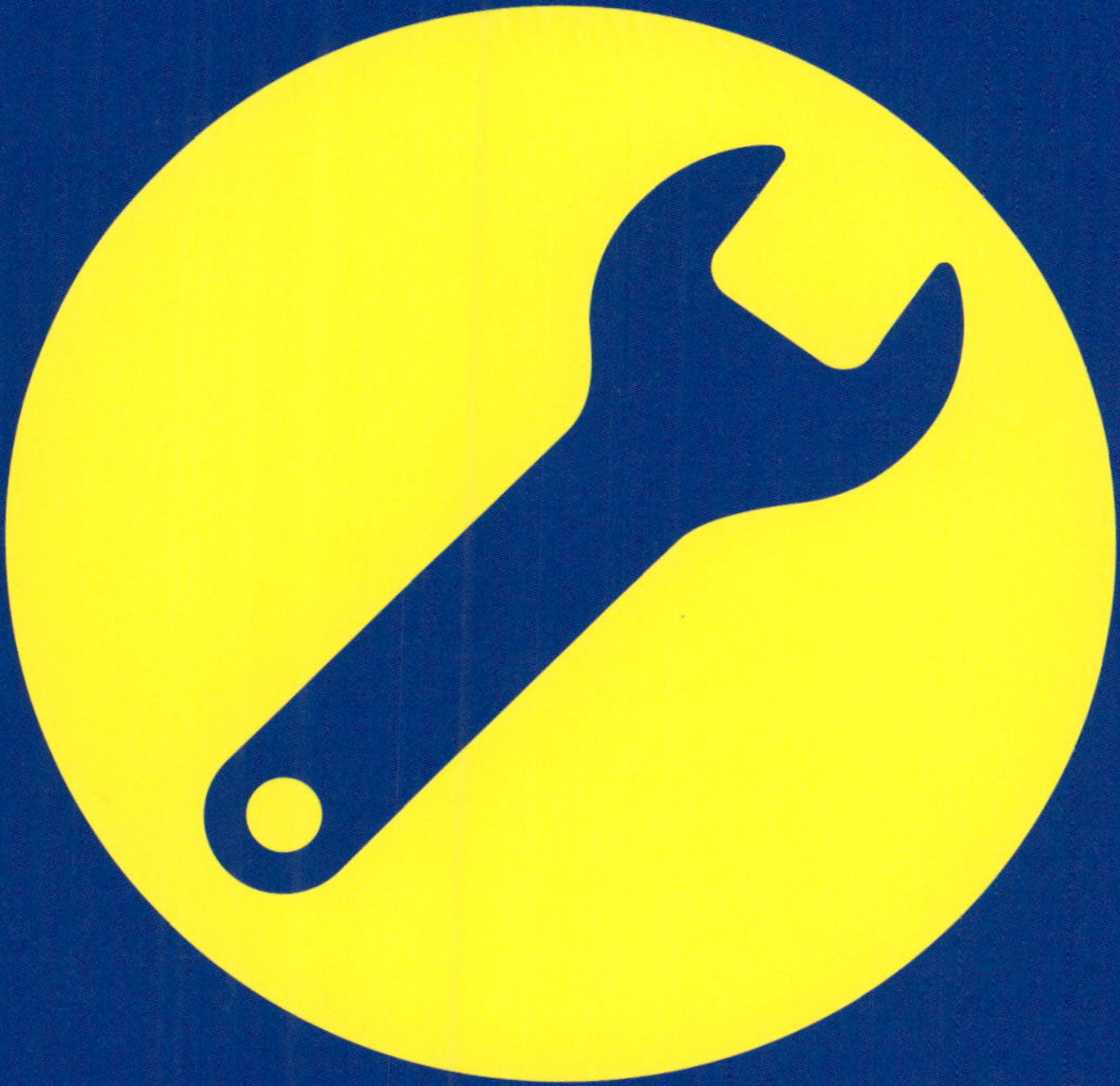

タンパク質の性質と機能

このChapterでは、人体を構成するタンパク質の
物質としての特徴を詳しく、かつやさしく解説します。
体をつくり、維持するその幅広い機能を知れば、
タンパク質そのものの見方が大きく変わるはずです。

「ぐしゃぐしゃ」には法則がある!?
タンパク質のさまざまな形状

タンパク質は、一見「ぐしゃぐしゃ」のようですが、この形には、法則があります。**酸素を運ぶヘモグロビンを例に、もう少し詳しく構造を見てみましょう。**

まず、以前紹介したようにタンパク質はアミノ酸のひもが丸まったような形をしており、タンパク質の種類によっては、何本かのひもが集まることもあります。タンパク質そのものの構造は、**四次構造**と呼ばれます。少し細かく見てみると、タンパク質のひもは、らせん状やシート状などの決まったパターンがいくつか組み合わさって立体になっていることがわかります。これを**三次構造**といい、らせん状、シート状の形状を**二次構造**といいます。そして二次構造を伸ばすと、アミノ酸のひも（**一次構造**）になるのです。

タンパク質の機能は、その形によって大きく左右されます。例えば、**機能が似た2つのタンパク質を比べると、アミノ酸の並び順はかなり異っていますが、形状がほぼ同じ**、ということがあるのです。

また、タンパク質の形状は、実はひもを丸めただけでなく、コラーゲンや筋肉のミオシンなど、ひもを〝こより〟のように細長くした形のものなどもあります。P94から、さまざまなタンパク質の形状を紹介します。

タンパク質の構造

四次構造 ひとつのタンパク質の構造

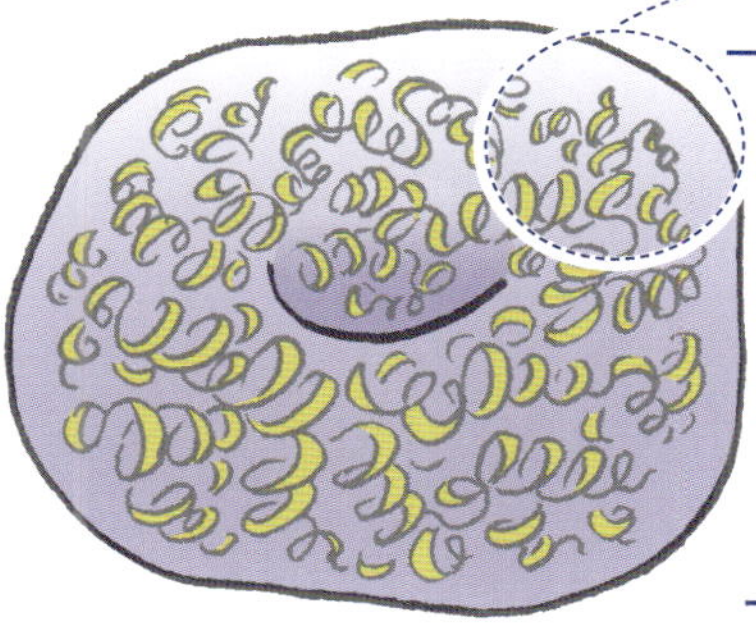

ヘモグロビンの構造

いくつかの三次構造が集まった状態。ヘモグロビンは真んなかにくぼみがある。

一部拡大

三次構造 ひもが形づくる立体

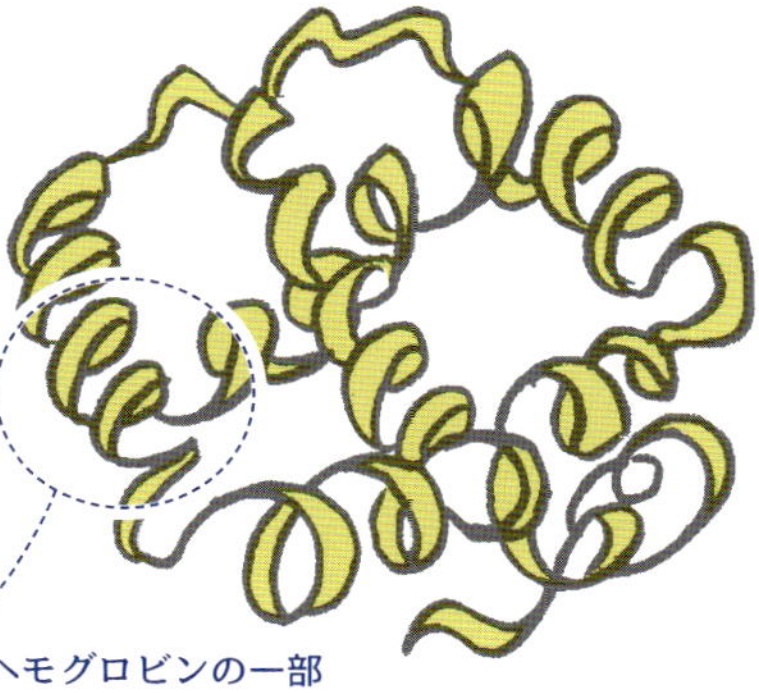

ヘモグロビンの一部

同じパターンがいくつも集まって、立体を構成。

一部拡大

二次構造 タンパク質によくあるパターン

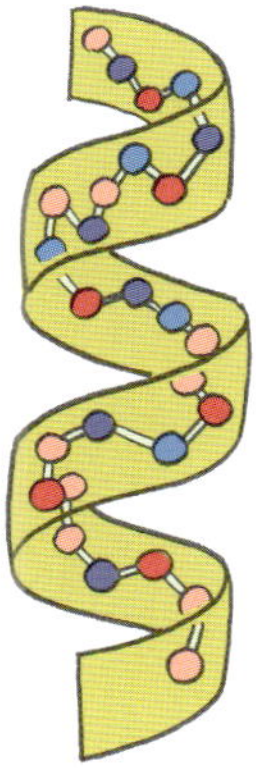

αヘリックス

タンパク質によくある右巻きのらせん。

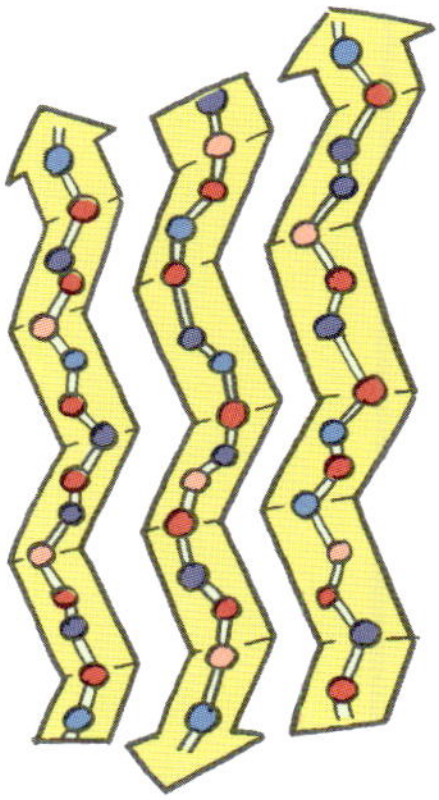

βシート

平面状の構造。安定し、丈夫。

伸ばす →

一次構造 アミノ酸がつながったひも

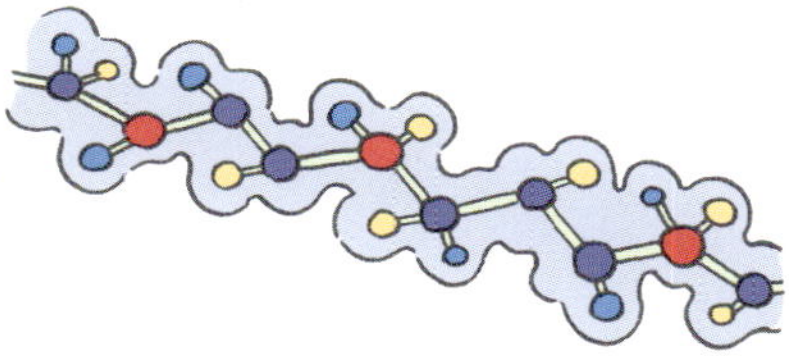

タンパク質を構成するアミノ酸が連なったひも。

さまざまな形状をした タンパク質

タンパク質は、丸まったものからひものようなもの、二股に分かれたものまで、さまざまな形があります。本書に登場するいくつかのタンパク質の形を紹介します。

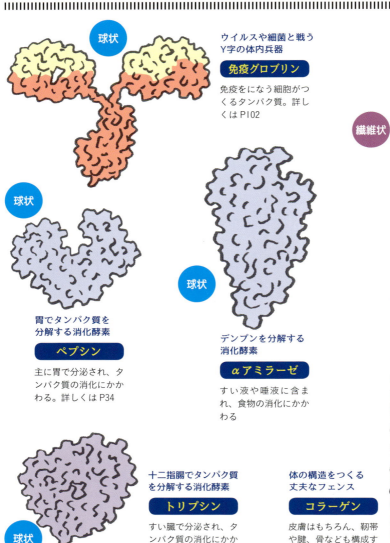

球状

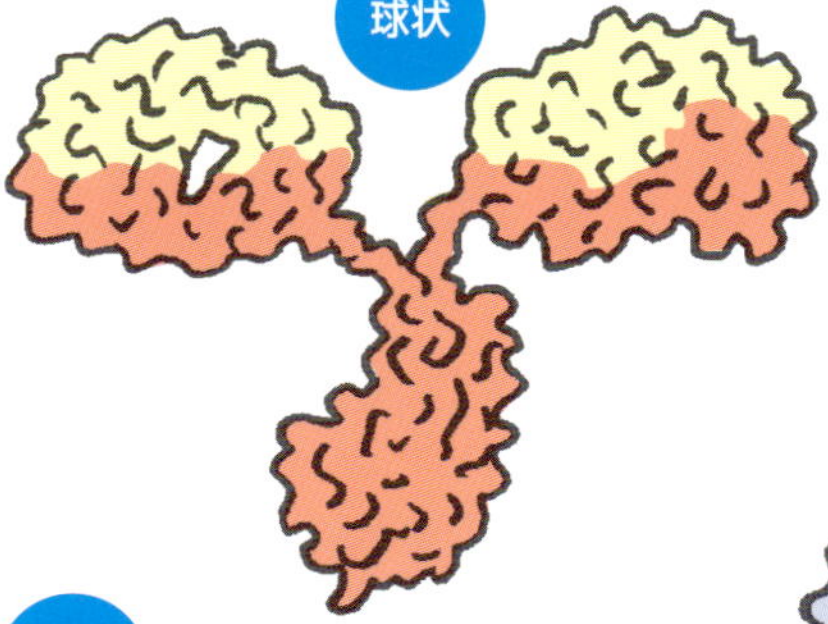

ウイルスや細菌と戦う
Y字の体内兵器

免疫グロブリン

免疫をになう細胞がつくるタンパク質。詳しくはP102

球状

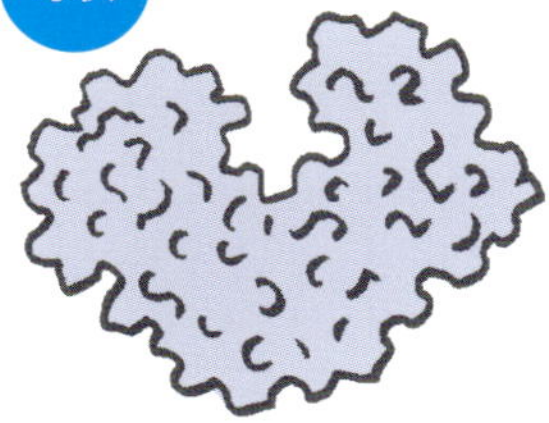

胃でタンパク質を
分解する消化酵素

ペプシン

主に胃で分泌され、タンパク質の消化にかかわる。詳しくはP34

球状

デンプンを分解する
消化酵素

αアミラーゼ

すい液や唾液に含まれ、食物の消化にかかわる

球状

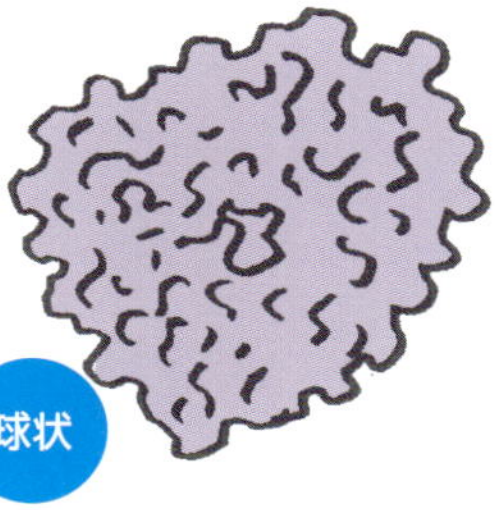

十二指腸でタンパク質
を分解する消化酵素

トリプシン

すい臓で分泌され、タンパク質の消化にかかわる。詳しくはP34

繊維状

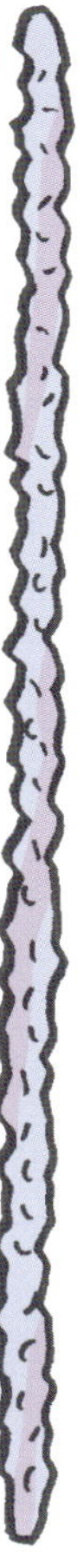

体の構造をつくる
丈夫なフェンス

コラーゲン

皮膚はもちろん、靭帯や腱、骨なども構成する。詳しくはP46

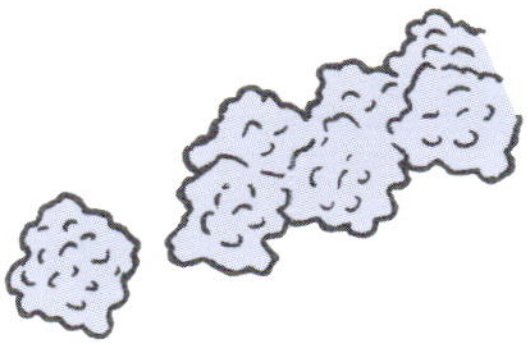

球状

筋肉を構成する筋線維の正体その1

アクチン

筋肉の線維を構成する代表的なタンパク質。詳しくはP99

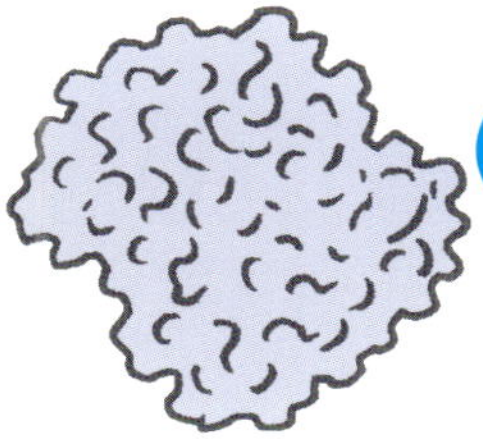

球状

酸素と結びつき、肺から全身へ運ぶ

ヘモグロビン

血液の主成分である赤血球に存在し、酸素を運ぶ

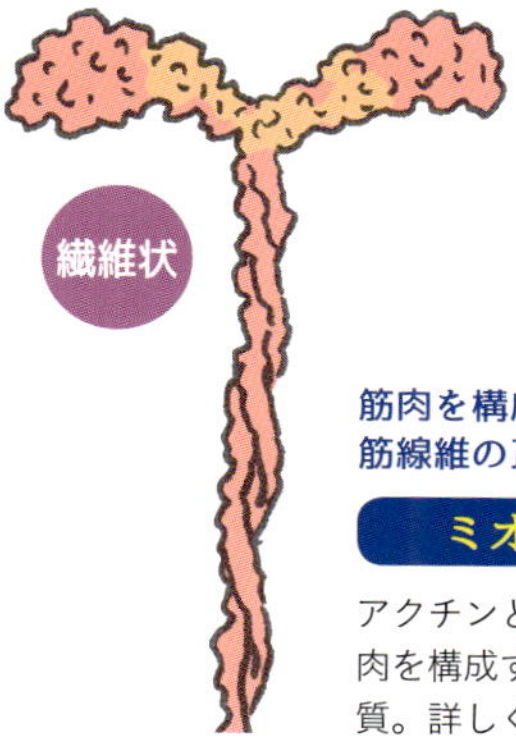

繊維状

筋肉を構成する筋線維の正体その2

ミオシン

アクチンとともに、筋肉を構成するタンパク質。詳しくはP99

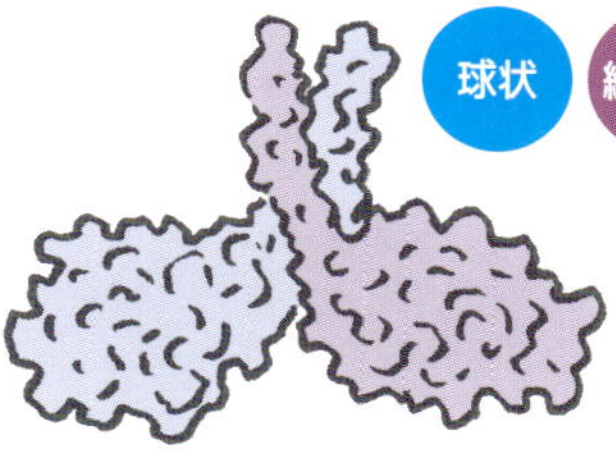

球状　繊維状

細胞のなかなどを自動的に動く

キネシン

細胞内を動くタンパク質。詳しくはP105

タンパク質はアミノ酸だけじゃない

アミノ酸以外の物質が結合したタンパク質も！

タンパク質には、アミノ酸だけでなく糖などの物質と結合しているものも！

分類	特徴	例
核タンパク質	DNAやRNAと結合している	核酸プロタミン 精子などに含まれるタンパク質
リンタンパク質	リン酸という物質と結合している	カゼイン 牛乳やチーズに含まれるタンパク質
色素タンパク質	鉄や銅、マグネシウムなどの有機色素と結合している	ヘモグロビン 結合した酸素を運搬する
糖タンパク質	糖類と結合している	オボムチン 卵白に含まれ、そのかたさに関係する

Chapter 3－2

ゆで卵にピータン……身近に利用されるタンパク質の性質

3－1で紹介したように、タンパク質は原料となるアミノ酸の種類や並び順、形状などによって性質が異なります。人体にあるすべてのタンパク質の種類は現在でもわかっておらず、5万とも10万ともいわれています。非常に多種多様な性質があり、すべてに共通するような単純な性質はあまりないようです。

ただし、**タンパク質は「熱」や「酸やアルカリ」、「圧力」などによって、構造がくずれ、性質が大きく変わる〝変性〟を起こすことがあります**。この変性は食物を食べやすく加工する手段として、身近な場面でもよく活用されています。

例えば、**タンパク質は、高温になると二次構造以降の構造が壊れやすいことがわかっています。**生卵に熱を加えると、ゆでたまごや目玉焼きに変わるのは卵のタンパク質が熱で変性しているため。また、**煮こごりやゼリーをつくるゼラチンは、コラーゲンを加熱し、P93で紹介しているらせん構造をほどいたもの**です。また、中華料理のピータンは、卵のタンパク質をアルカリで変性した料理。生卵の殻に石炭や木炭を混ぜた粘土を塗ることで、徐々に内部がアルカリ性となり、独特の香りとプルプルとした食感をもつ食品になります。料理には、タンパク質の変性が深くかかわっているのです。

いくつかのタンパク質の性質

名称	特徴	含まれるもの
アルブミン	水・食塩水・酸・アルカリに溶ける、熱で固まる。	血液
グロブリン	食塩水・酸・アルカリに溶ける、純水に溶けない、熱で固まる。	体液
グルテリン	水・食塩水に溶けない、酸・アルカリに溶ける、熱で固まる。	米、小麦
ヒストン	水・酸に溶ける、アルカリに溶けない、熱で固まらない。	さばの精嚢
プロタミン	水・酸・アルカリに溶ける、アンモニアに溶けない、熱で固まらない。	さけ、にしん

タンパク質の性質を変える3つの要因

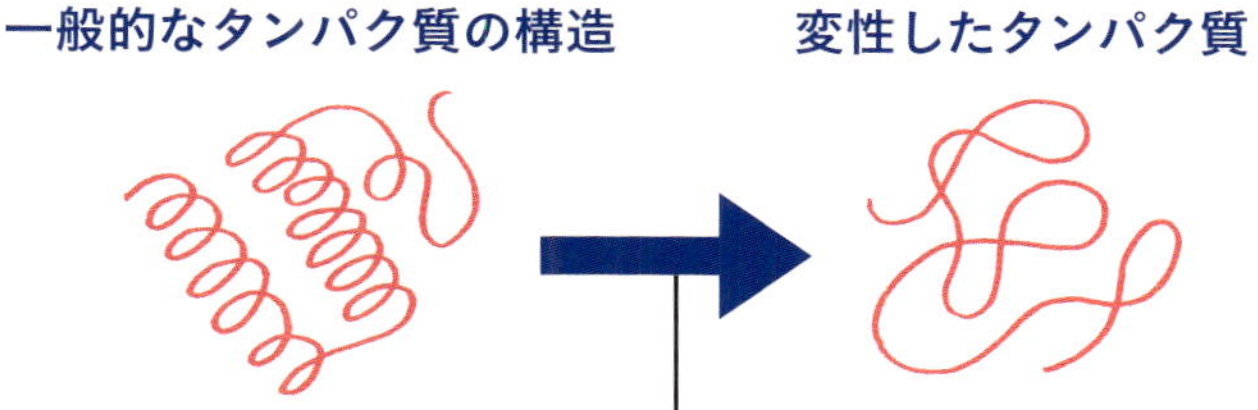

熱

料理の“加熱”は、ほぼこの性質を利用

タンパク質を加熱すると立体構造がくずれ、固まるなどの変性が起こる。

ph

タンパク質は酸&アルカリにも弱い

ピータンは、石灰などにより内部がアルカリ性となって、変性したもの。

圧力

強〜い圧力でも、タンパク質は変わる

殻つきのかきは、圧力をかけてタンパク質を変性させ、殻からはずすことができる。

例

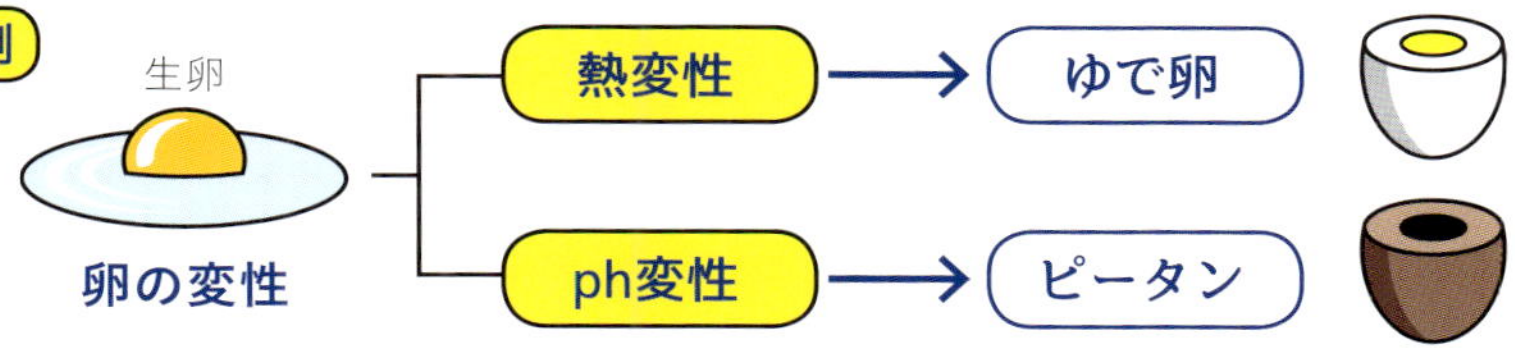

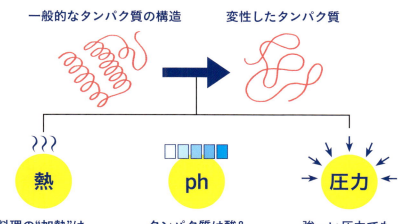

七色の活躍を見せる！タンパク質の代表的な機能

タンパク質の機能 1 収縮

筋肉で体を動かす力もち

筋肉の機能でわかりやすいのが、重いものをもったり、走ったりする運動のはたらき。実はこれ、筋肉の原料であるタンパク質によるものです。自分の体を観察するとわかりますが、運動は筋肉が伸びたり縮んだり、収縮をすることで生み出されています。収縮にかかわるタンパク質を見てみましょう。

腕や足など自分の意思で動かせる筋肉は、筋原線維という細長い糸のようなものが束になった構造をしています。この**筋原線維を構成しているのが、ミオシンとアクチンというタンパク質**です。アクチンは人体の全タンパク質のおよそ10％と大きな割合をしめ、ミオシンはほかのタンパク質と比べ、非常に大きな巨大タンパク質です。**筋原線維では、この2つがアクチン線維、ミオシン線維という線維を形成し、規則正しく並んで、筋肉の収縮をになっています**。

力を入れると、脳の神経から刺激が伝わり、ミオシン線維の「腕」のような部分がアクチン線維にくっつき、アクチン線維をたぐりよせ、収縮を生み出しているのです。

筋肉のタンパク質が収縮する仕組み

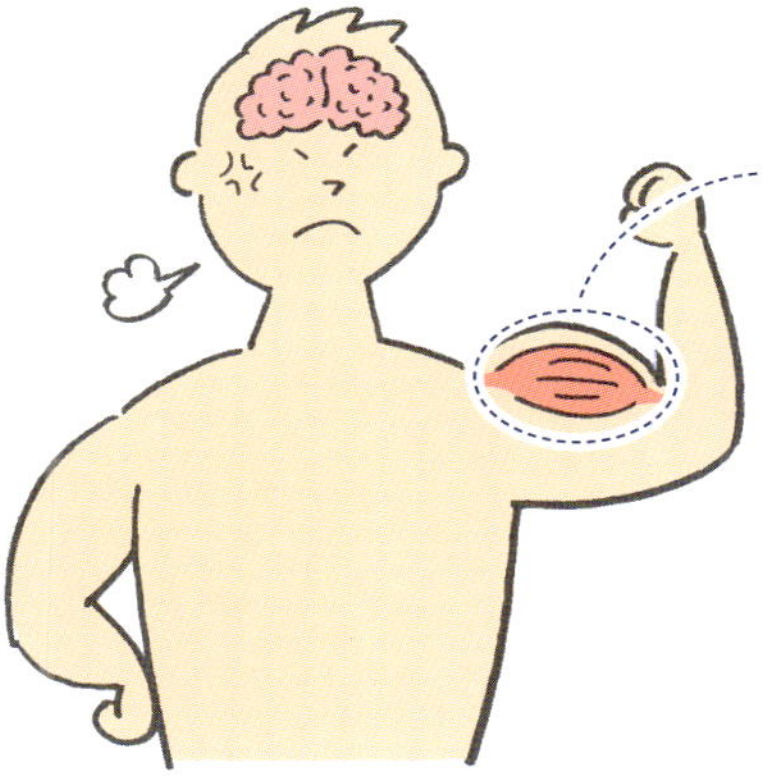

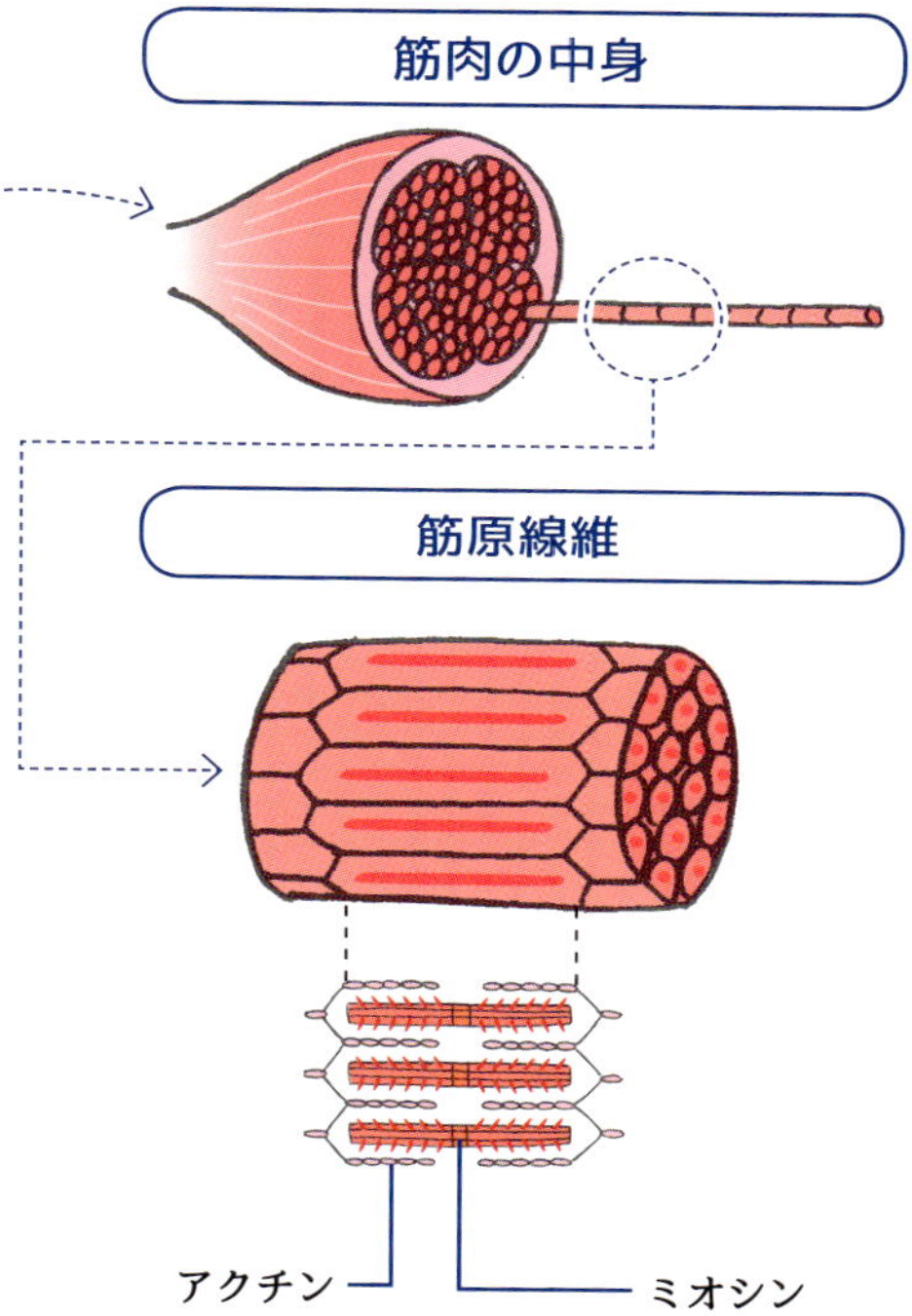

筋肉は、筋原線維という線維が束になった構造。筋原線維は主にミオシンとアクチンというタンパク質からできている。

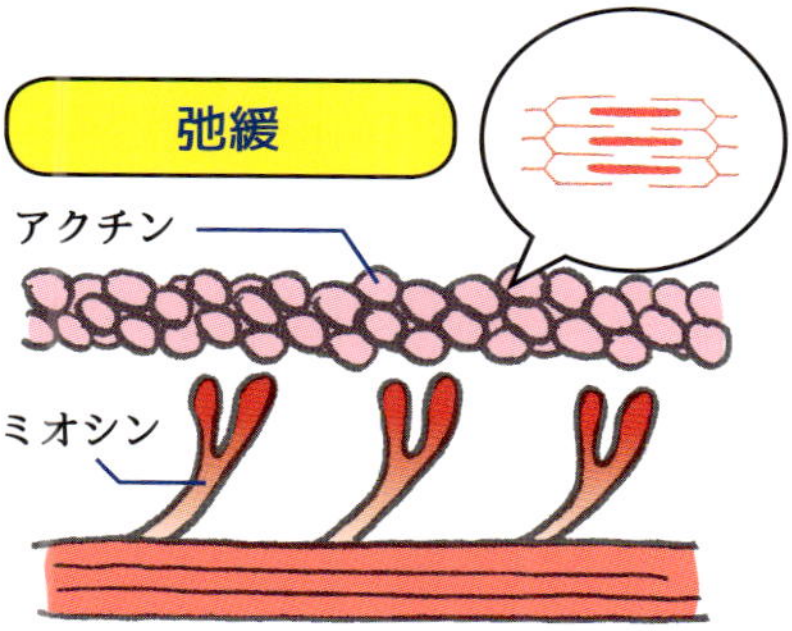

アクチンとミオシンが離れている

力を抜いているときには、アクチンとミオシンは離れている。

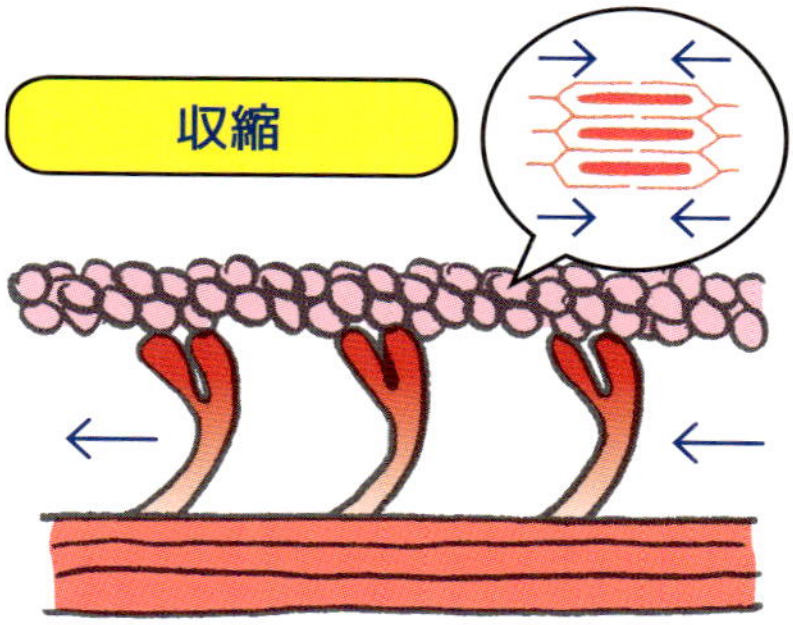

ミオシンがアクチンを引っ張る

アクチン線維にミオシン線維の腕のような部分がくっつき、一定の方向に引っ張り、アクチン線維に収縮が起こる。

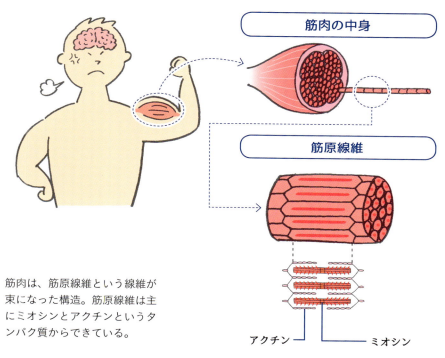

タンパク質の機能

2

酵素

体内でさまざまな物質をつくる化学者

多くの人が「酵素」という言葉は聞いたことがあるでしょう。**しかし、ほとんどの酵素がタンパク質であることはあまり知られていません。**ここではタンパク質の酵素としての機能を紹介します。

酵素の機能としては、例えば左ページで紹介している**「トロンビン」**という酵素は、ケガなどで出血をした際、血を固まらせる反応を起こし、出血を止めます。有名な**「アルコール分解酵素」**は、毒性の強いアルコールを無害な物質に変えるための最初の反応を起こします。P34に登場した**「ペプシン」**は、タンパク質を細かく切ってくれる酵素です。

つまり、**酵素とは、ある物質を切ったり、つなげたりする化学反応を素早く正確におこなってくれるタンパク質**なのです。

酵素には、「ある物質が別の物質に変化する反応にかかわるけれど酵素自体は変化しない」「決まった物質としか反応せず、1つの酵素は1つの化学反応しか起こさない」などの特徴があります。**体内には約5000種の酵素があるといわれ、全身で、消化や吸収、呼吸、排泄などあらゆる機能にかかわり、生命の維持をになっています。**

よく知られた酵素として、唾液やすい液に含まれる消化をになう**「アミラーゼ」**があります。アミラーゼにもいくつかの種類がありますが、基本的には、デンプンと反応し、マルトースやブドウ糖と呼ばれるデンプンを細かくした物質をつくり出します。この反応は酵素がなければほとんど起こりませんが、アミラーゼが1つあれば、1秒に1000回も起こせます。このように、**反応を非常に効率良く起こしてくれるのも酵素の大きな役割**です。

さまざまな物質を生む全身の酵素

酵素とは

- 酵素自体は反応で変化しない
- 1つの酵素が起こせるのは1つの反応
- 化学反応を素早く正確に、効率良く起こす

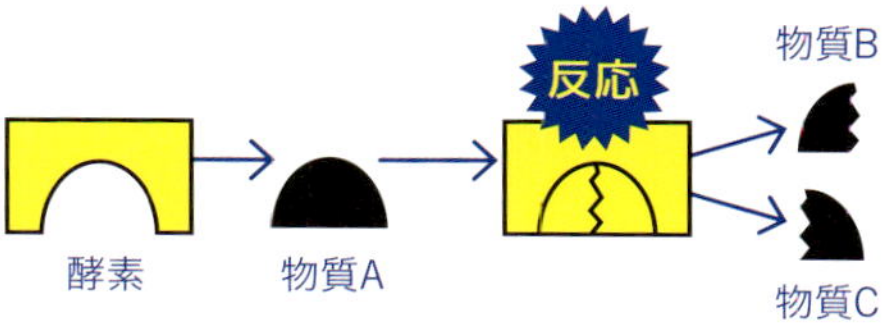

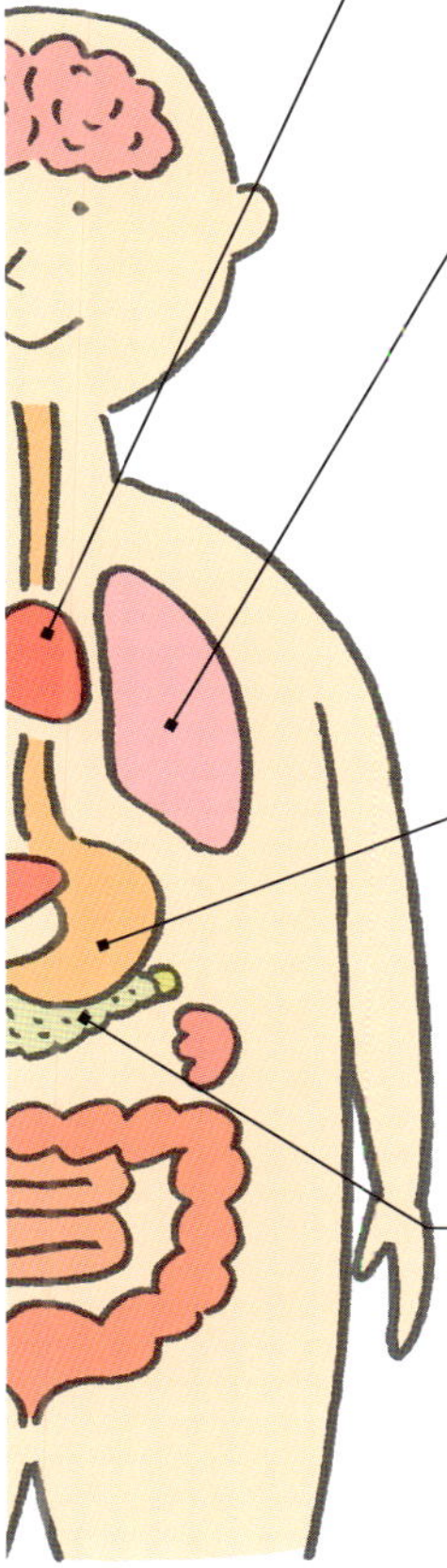

血液

トロンビン

反応物 フィブリン

血管が傷つき、出血をした際に、血液を凝固させて、血を止める

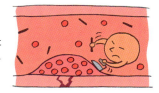

肺

炭酸脱水酵素

反応物 二酸化炭素
炭酸 など

水や二酸化炭素などと反応し、スムーズに呼吸ができるようにしてくれる

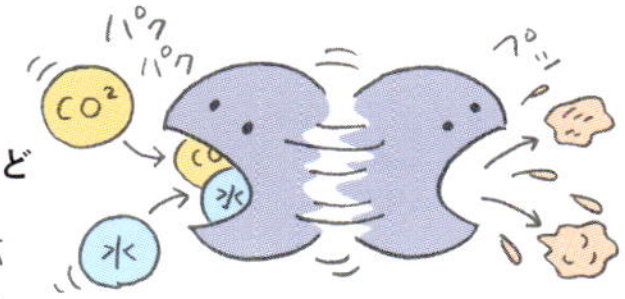

胃

ペプシン

反応物 プロオテース

胃でタンパク質を細かく分解する役割をになう

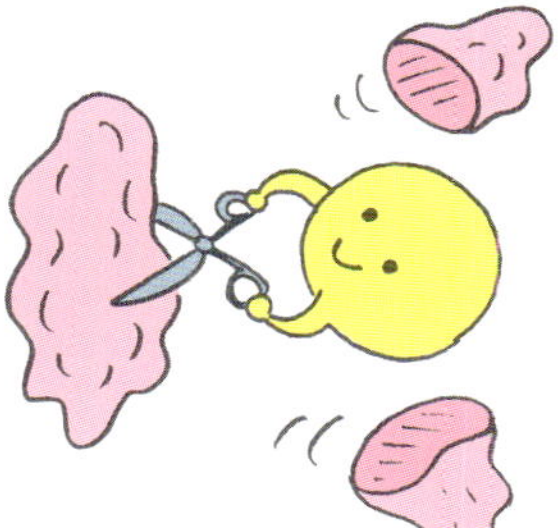

肝臓

アルコール分解酵素

反応物 アセトアルデヒド

アルコールを分解。肝臓や胃、腸、腎臓などにも存在

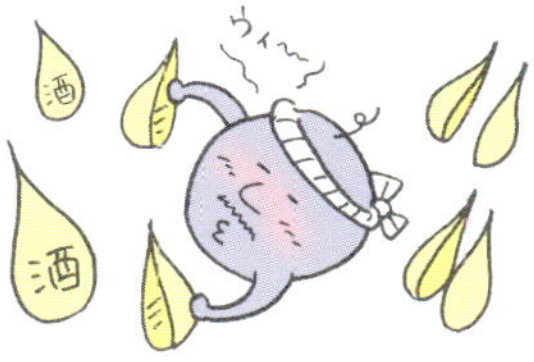

タンパク質の機能 3 防御

異物と戦う頼りになる用心棒

体外から侵入してきた細菌やウイルス、また、がん細胞など体内で増殖した異常な細胞に抵抗し、体を守る仕組みを免疫といいます。

人体の免疫には2段階の防御システムがあり、まず一つめが自然免疫（非特異的免疫）です。体に異物が侵入したことを察知すると、相手を選ばず、すぐに排除に向けて動きだすシステムです。血液中に存在し、異物の排除をする白血球という細胞も自然免疫をになっていますが、**「補体」や「インターフェロン」と呼ばれるタンパク質も、この自然免疫を担当します。**

「補体」は細菌などにくっついて直接破壊したり、異物と戦う細胞を助けたりする機能があります。「インターフェロン」は、ウイルスに侵入されてしまった細胞が分泌するもので、ウイルスの増殖を防ぐタンパク質です。

第2の防御システムが獲得免疫（特異的免疫）です。過去に感染したことのある特定の異物を記憶し、細胞が抵抗する専用の武器をつくって体を守る高度なシステムです。

武器をつくるのは、白血球の1種であるB細胞という細胞で、**完成した武器が、「免疫グロブリン（抗体）」というタンパク質です。**免疫グロブリンは特定の異物専用の武器であり、非常に強い力があります。ただし、自然免疫が数時間で反応するのに対し、反応までに数日かかるというデメリットもあります。

人間の体は、タンパク質が大きな役割をになっているこの2種類の防御システムによって守られているのです。

体を守るタンパク質の2段階防御システム

その1

オートで異物を排除する

自然免疫

異物を認識すると、指令などがなくても自動的に排除するシステム

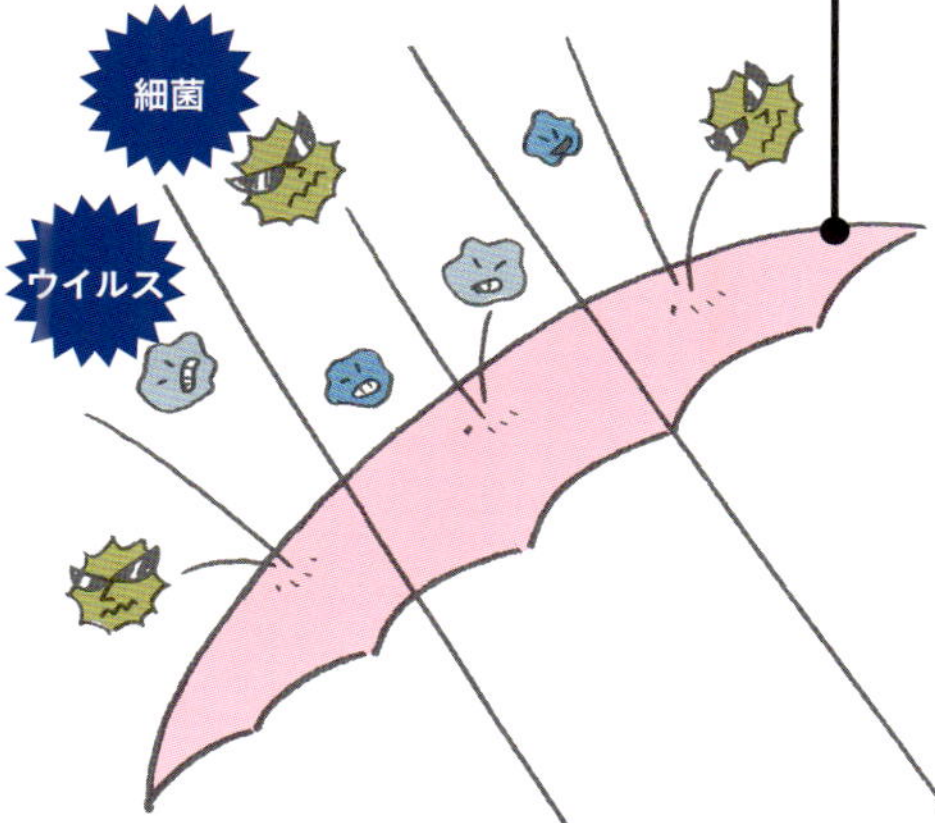

タンパク質による防御

異物に取り付いて破壊する
［補体］

血中タンパク質で、病原体の破壊、自然免疫をになう細胞のサポートをおこなう

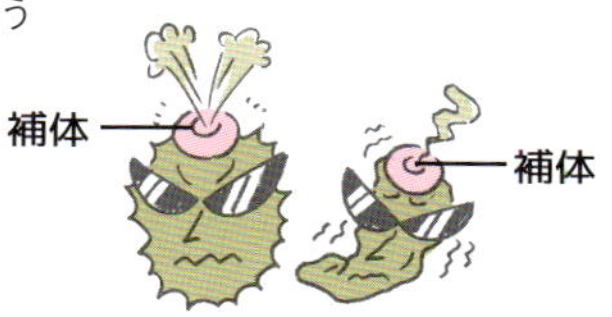

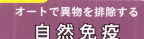

ウイルスに侵された細胞の抵抗
［インターフェロン］

細胞が分泌するタンパク質。ウイルスの増殖阻止や細胞増殖の抑制をおこなう

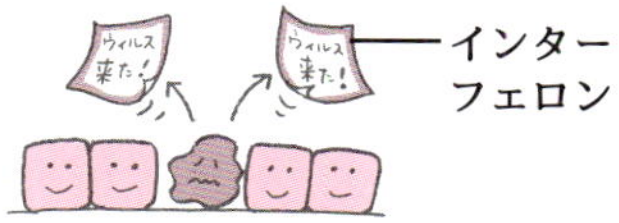

その2

経験でつくる武器で戦う

獲得免疫

過去にかかった病気などの経験から異物を認識し、排除するシステム

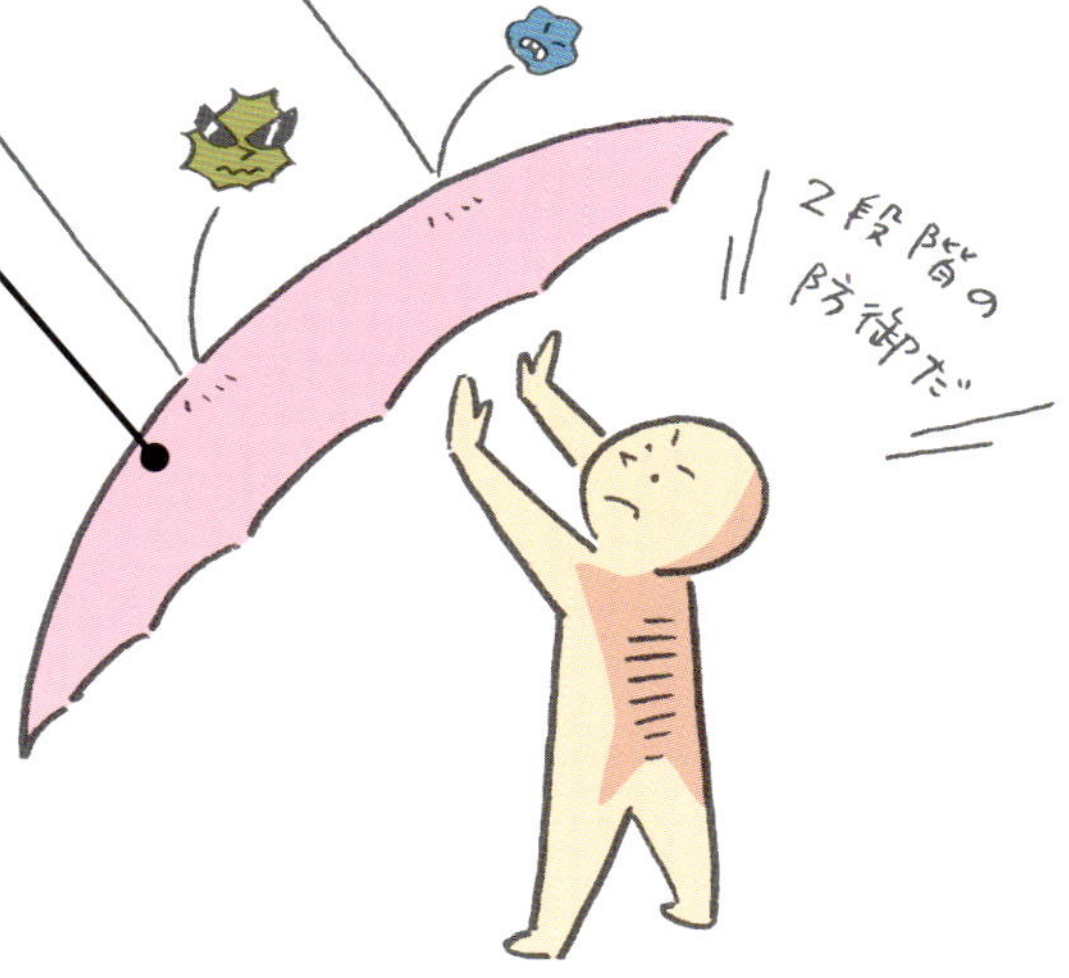

タンパク質による防御

異物と戦うファイナルウエポン
［免疫グロブリン（抗体）］

異物に合わせて体内でつくられるタンパク質。特定の異物にのみ効果がある

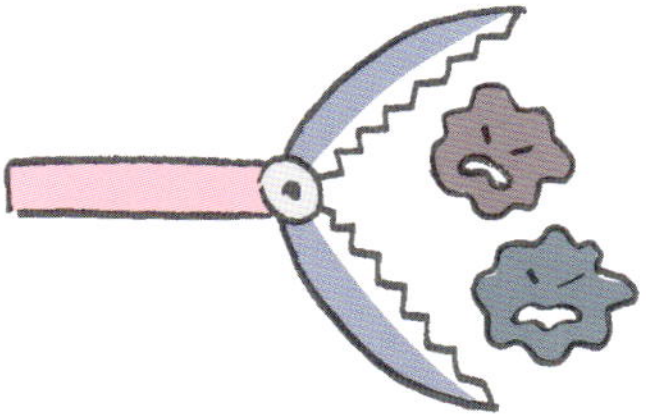

タンパク質の機能 4

感覚

味や光など情報をキャッチする

味や光などの刺激を受け取るのもタンパク質の機能の1つ。ここでは味を感じるタンパク質の機能を見てみましょう。

舌表面にある味を感じるための味細胞の表面にあるのが、味の物質を受け取る**「受容体タンパク質」**です。受容体タンパク質は、**特定の味の物質を受け取ると、細胞の内部へ情報を電気信号として伝える性質があります。**まるで機械のような機能をタンパク質が果たしているのです。

味を感じるタンパク質

舌の味蕾の構造

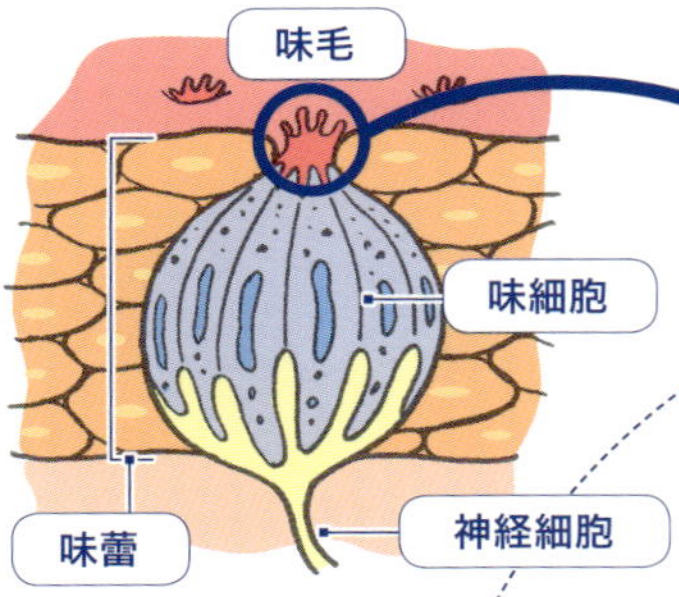

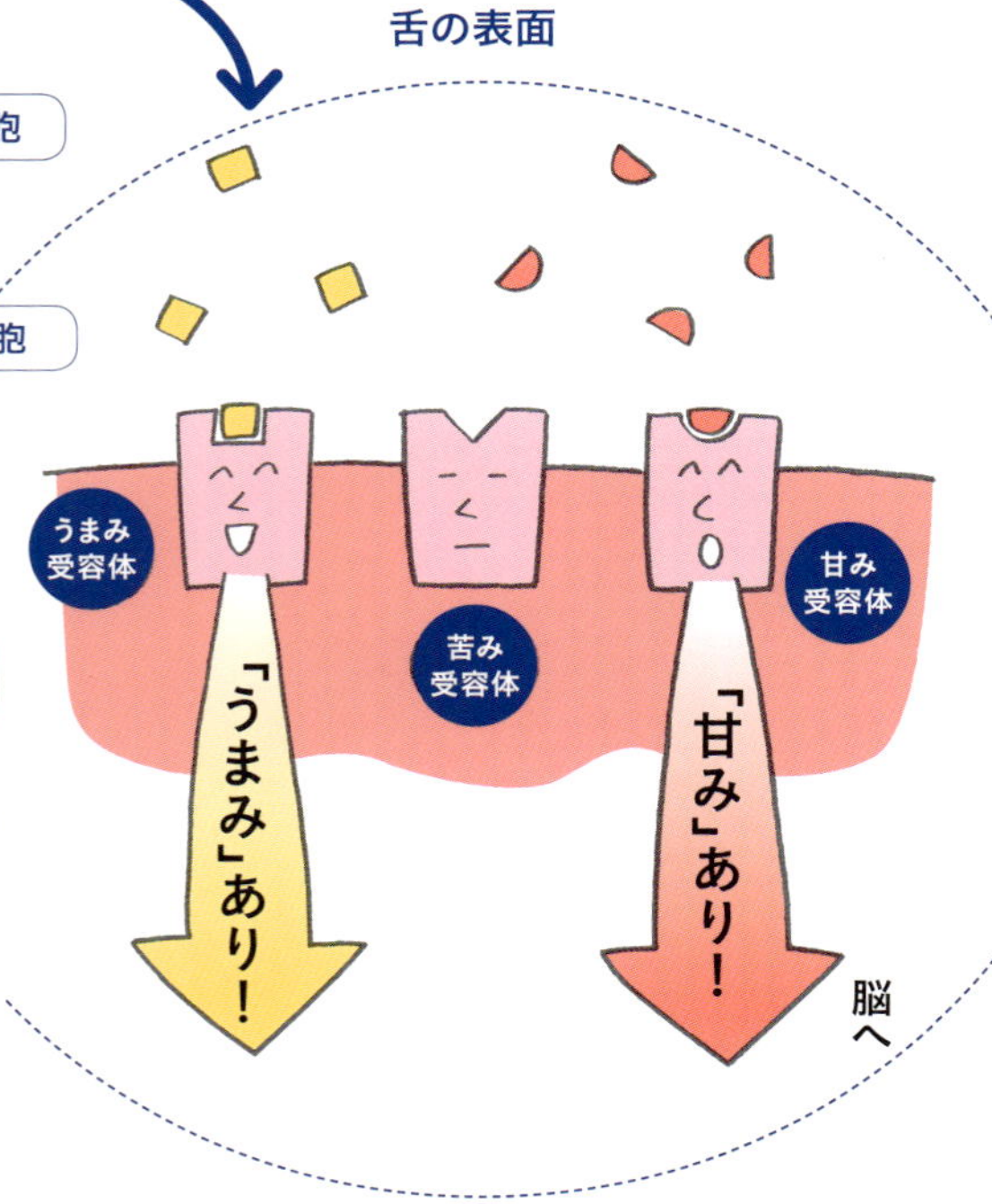

特定の味を感知する 受容体タンパク質

うまみ・苦み・甘みには、専用の受容体タンパク質があり、味のもととなる物質が受容体に届くと、シグナルを出して情報を脳へ伝える。ちなみに酸味と塩味は、少し異なる仕組みがある。

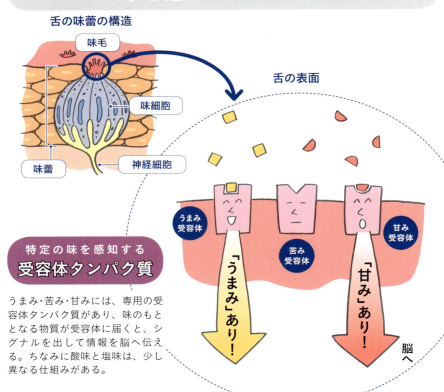

タンパク質の機能 5

輸送

物質を運搬する運び屋

いくつかの種類がある物質の輸送をになうタンパク質。代表的なのは、**特定の物質と結びつき、血液を通して輸送するもの**でしょう。有名なヘモグロビンのほか、**トランスフェリン**、**アルブミン**などがあります。また、細胞の表面にあり、特定の物質を細胞の内外へ輸送するのもタンパク質です。もう1つが、エネルギーを運動に変換できるタンパク質です。例えばキネシンは、細胞内の器官に沿って移動し、細胞内で物質の輸送をしています。

血液にのって物質を全身に運ぶ

鉄の運び屋

トランスフェリン

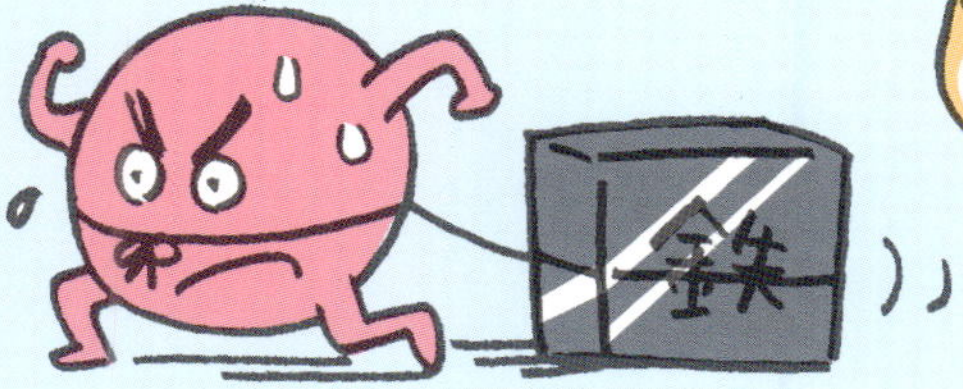

主に肝臓で合成される血しょう中のタンパク質で、鉄を運ぶ機能をもつ。鉄は骨髄へ運ばれて、ヘモグロビンの合成などに利用される。

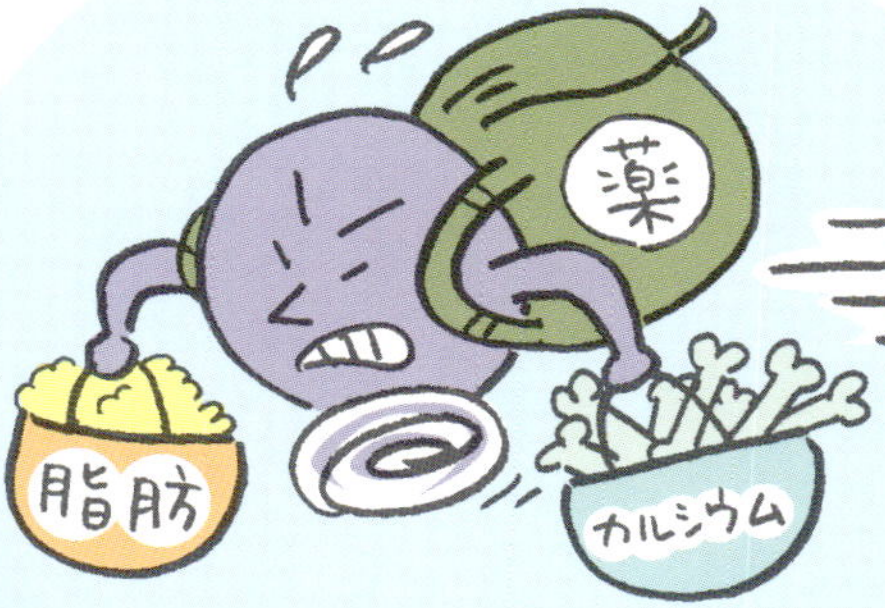

血しょう中に存在し、脂肪酸やホルモン、薬物などと結合し、必要な場所に運搬する。血管内に水を保持するはたらきも。体のむくみに関係している（詳しくはP59）。

脂肪やホルモンなどを運搬

アルブミン

タンパク質の機能 **6**

構造

人間の造形を形づくる

体を形づくり、**内臓などの器官を支えるのもタンパク質の重要な機能**です。代表的なものがコラーゲンで、皮膚などを構成するほか、骨はコラーゲンにカルシウムなどのミネラルが沈着したもの。また、眼球の角膜や骨をつなぐ靭帯、骨と筋肉をつなぐ腱など、**コラーゲンは全身の構造をささえています**。ほかにも、肺を支えるエラスチンや、毛髪や爪を構成するケラチンなどが構造をになうタンパク質です。

体中に存在するコラーゲン

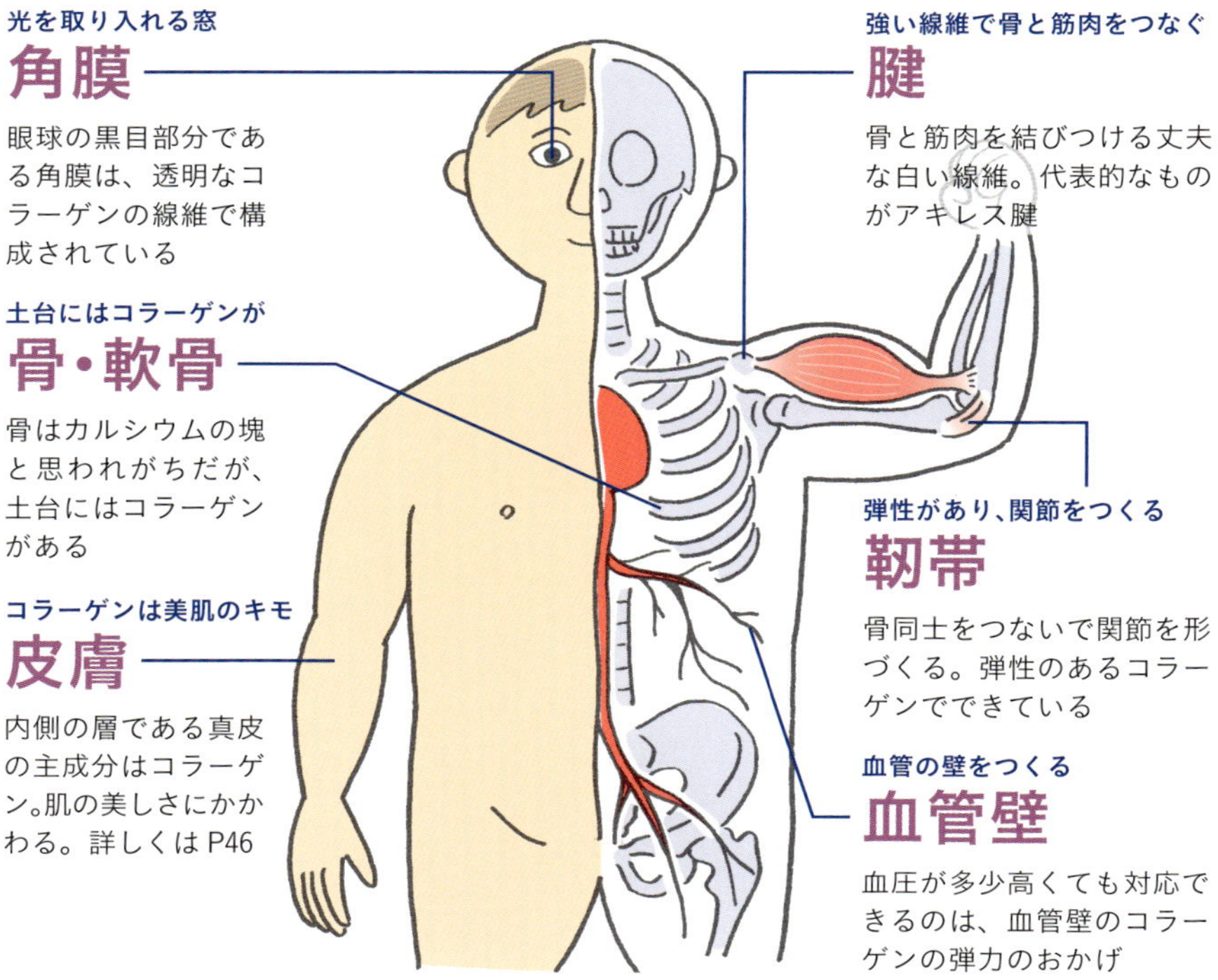
光を取り入れる窓
角膜
眼球の黒目部分である角膜は、透明なコラーゲンの線維で構成されている
土台にはコラーゲンが
骨・軟骨
骨はカルシウムの塊と思われがちだが、土台にはコラーゲンがある
コラーゲンは美肌のキモ
皮膚
内側の層である真皮の主成分はコラーゲン。肌の美しさにかかわる。詳しくはP46
強い線維で骨と筋肉をつなぐ
腱
骨と筋肉を結びつける丈夫な白い線維。代表的なものがアキレス腱
弾性があり、関節をつくる
靭帯
骨同士をつないで関節を形づくる。弾性のあるコラーゲンでできている
血管の壁をつくる
血管壁
血圧が多少高くても対応できるのは、血管壁のコラーゲンの弾力のおかげ

タンパク質の機能 7
調整
細胞の分裂や体調維持をになう

体調を維持したり、細胞の分裂・分化の調整をするのもタンパク質です。**主に体の調子を維持する役割の「ホルモン」**は、コレステロールからつくられるものもありますが、ほとんどはタンパク質が原料です。

「細胞の分裂・分化」をになうのが、成長因子と呼ばれるタンパク質。ホルモンとは異なり、各細胞から分泌され、細胞増殖を促します。増殖させる細胞の種類によって、「上皮成長因子」や、「肝細胞増殖因子」などがあります。

体調を調整するタンパク質

細胞分裂を調整する 成長因子

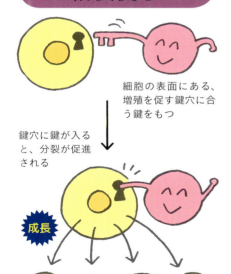

細胞の表面にある、増殖を促す鍵穴に合う鍵をもつ

↓

鍵穴に鍵が入ると、分裂が促進される

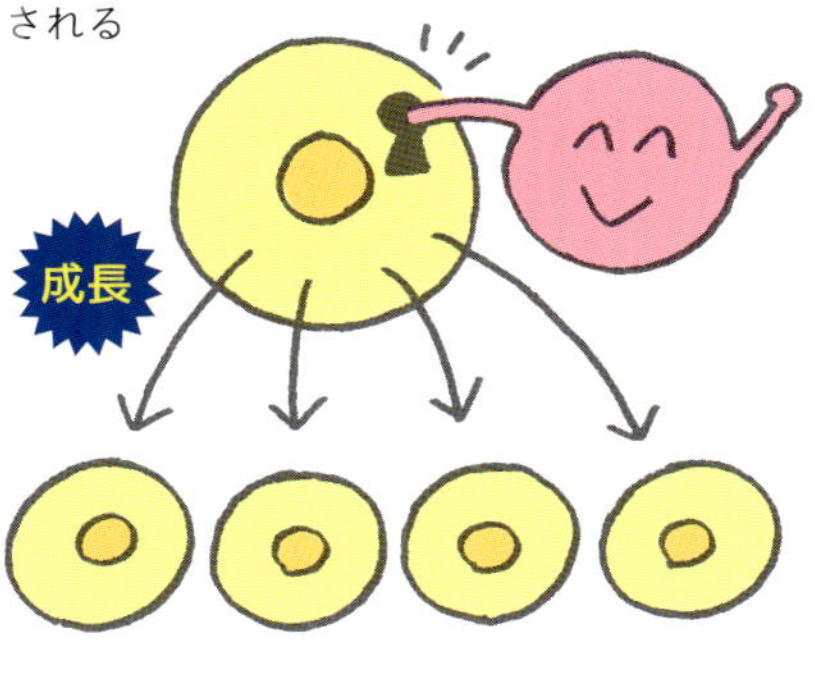

体の機能を調整する ホルモン

血糖をコントロール
インスリン

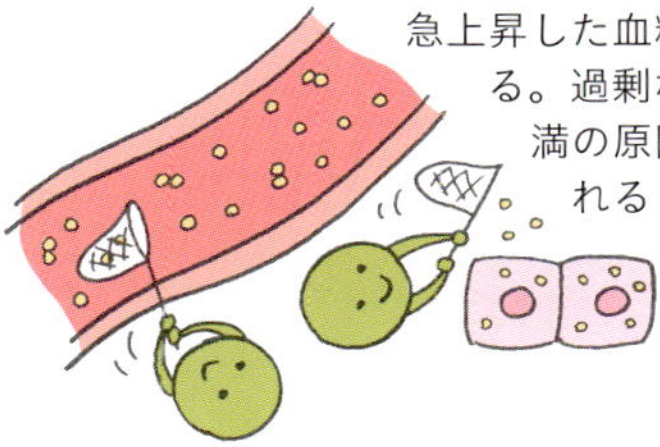

急上昇した血糖値を下げる。過剰な分泌は肥満の原因ともいわれる

興奮をコントロール
アドレナリン

興奮した状態をつくるタンパク質で、神経伝達物質の1つ

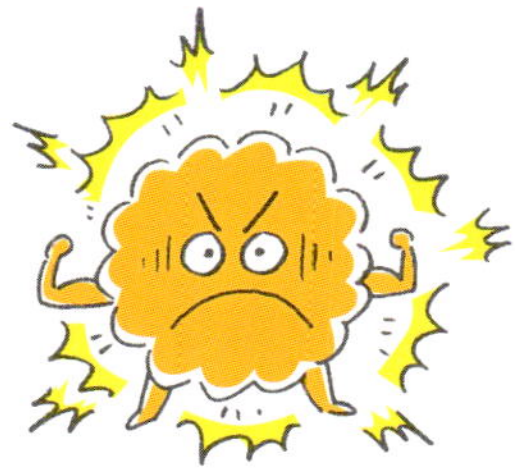

生命の神秘を操っている!? タンパク質は遺伝にもかかわる

ここまで、７つの代表的なタンパク質の機能を紹介しましたが、ほかにも重要な役割があります。例えば、**タンパク質には、ある栄養素を必要なタイミングまで「貯蔵」する機能もあります。鉄をためておくタンパク質がフェリチン**です。鉄を十分摂取しているのに、貧血になってしまう人はフェリチンが不足している可能性があります。また、**ミオグロビンは、筋肉のなかに酸素をためるタンパク質です。**クジラやイルカなど、水生哺乳類は、大量の酸素を体にためる必要があるため、筋肉にはミオグロビンが豊富に含まれています。

聞き慣れないかもしれませんが、タンパク質には「遺伝子発現の制御」という機能もあります。「遺伝子発現」とは、**遺伝情報にもとづき、タンパク質を合成すること。この機能をもつタンパク質が「転写因子」です。**具体的に説明すると、Ｐ37で紹介したように細胞のなかの核という器官には、体内で必要なすべてのタンパク質の設計図全集があり、使う際は設計図がコピーされます。この設計図全集がＤＮＡです。しかし、体の状況によって、必要なタンパク質は異なるため、全集のなかで、どの設計図を使うかをコントロールしなければなりません。そこで必要なタンパク質をつくるために、ＤＮＡのどこを使うのかを制御しているのが転写因子です。

さまざまなタンパク質の機能

栄養やミネラルの貯蔵

筋肉のなかで酸素をためる

ミオグロビン

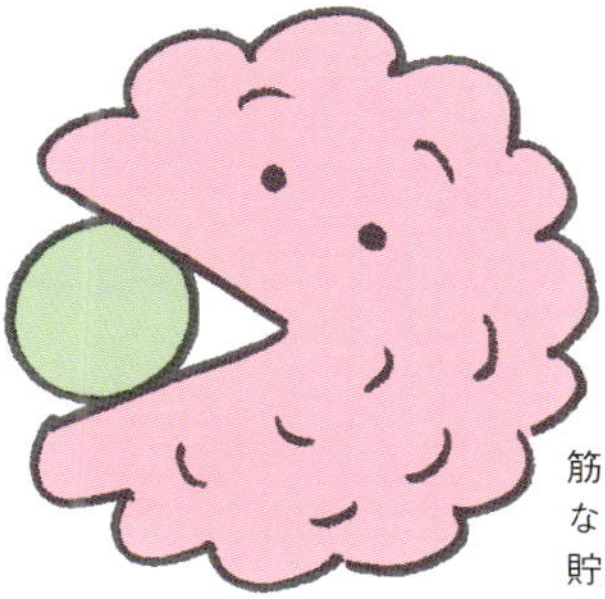

筋肉中にあり、必要なときまで酸素を貯蔵する。動物の筋肉が赤いのは、このタンパク質の影響

細胞内で鉄を貯蔵する

フェリチン

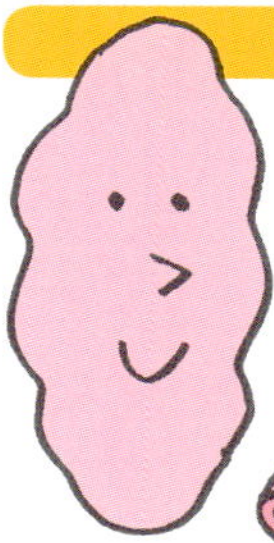

細胞内や血液中に存在する、鉄を貯蔵するタンパク質。鉄を内部に入れるカゴのような形をしている

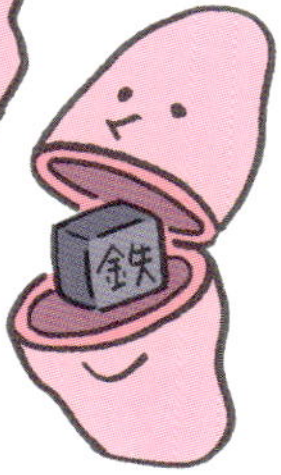

遺伝子発現の制御

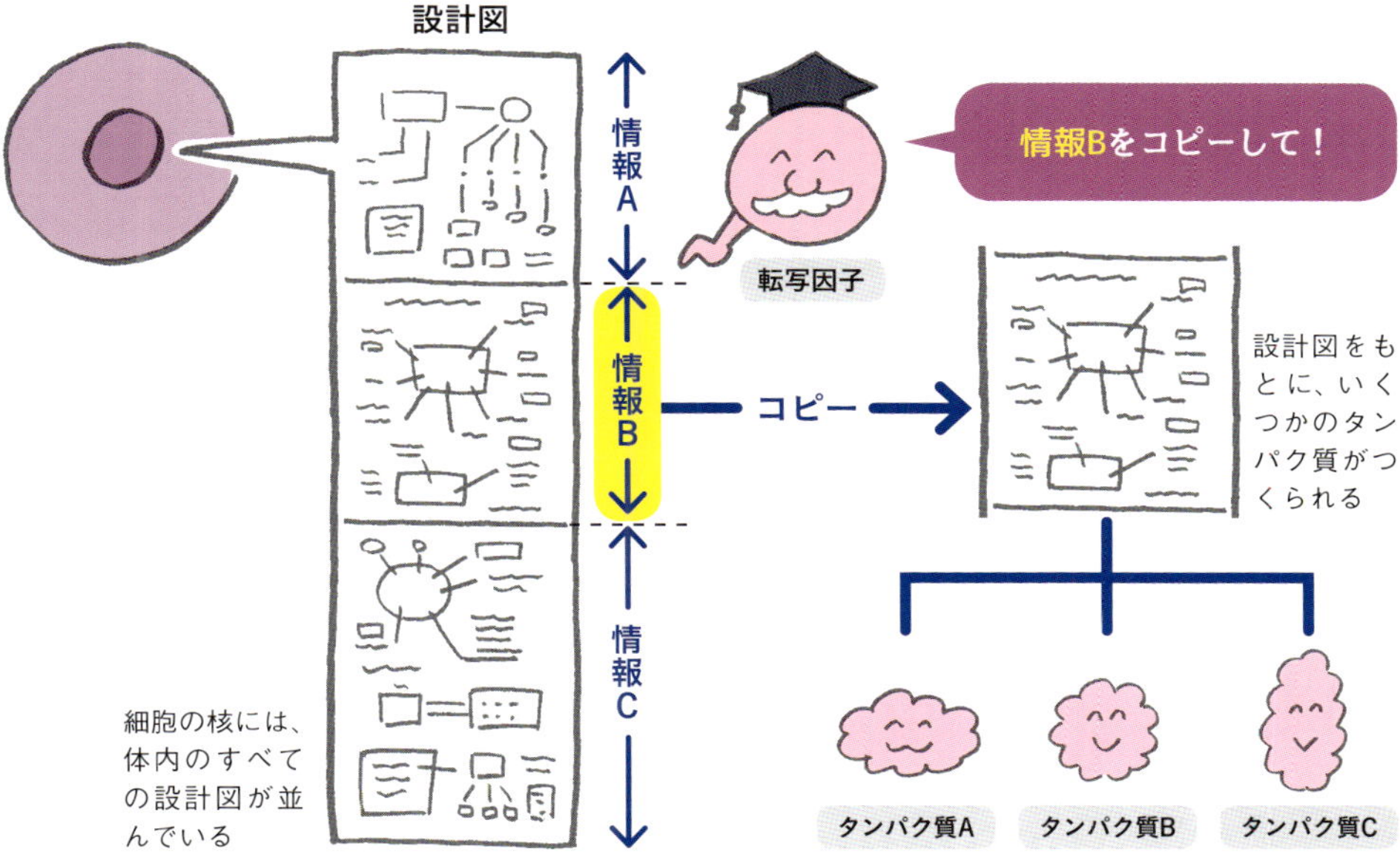

未来を変えるタンパク質解析「プロテオーム」とは

タンパク質に関して、現在研究が進んでいる領域が、「すべての（ｏｍｅ）タンパク質（ｐｒｏｔｅｉｎ）」という意味の造語である〝プロテオーム〟です。

プロテオームとは、ある条件下の、ある細胞において、**タンパク質の総量や種類、機能、合成速度、制御方法、タンパク質同士の関連性など、タンパク質に関するありとあらゆる情報**の解明を目指す研究です。プロテオームを解析することをプロテオミクスと呼ばれています。

プロテオームが解明されれば、タンパク質を通して生命のシステムを総合的にとらえることができるようになります。**具体的なメリットとしては、健康な人と病気の人の体のプロテオームを比較することで、病気の早期発見や完璧な治療が可能になるといわれています。**

ただし、プロテオームは、２００３年に完了したヒトゲノムの解析と比べて、非常に難しい研究です。というのも、ゲノムを構成するのはたった４種類の物質であったのに対し、タンパク質は20種類のアミノ酸から構成されるため、正確に測定することすら難しいのです。また、タンパク質は、細胞がほんの少し変化しただけで、状態が大きく変わってしまうため、非常に繊細な解析が必要なのです。

プロテオームとは

タンパク質の総量

タンパク質の種類

タンパク質の機能

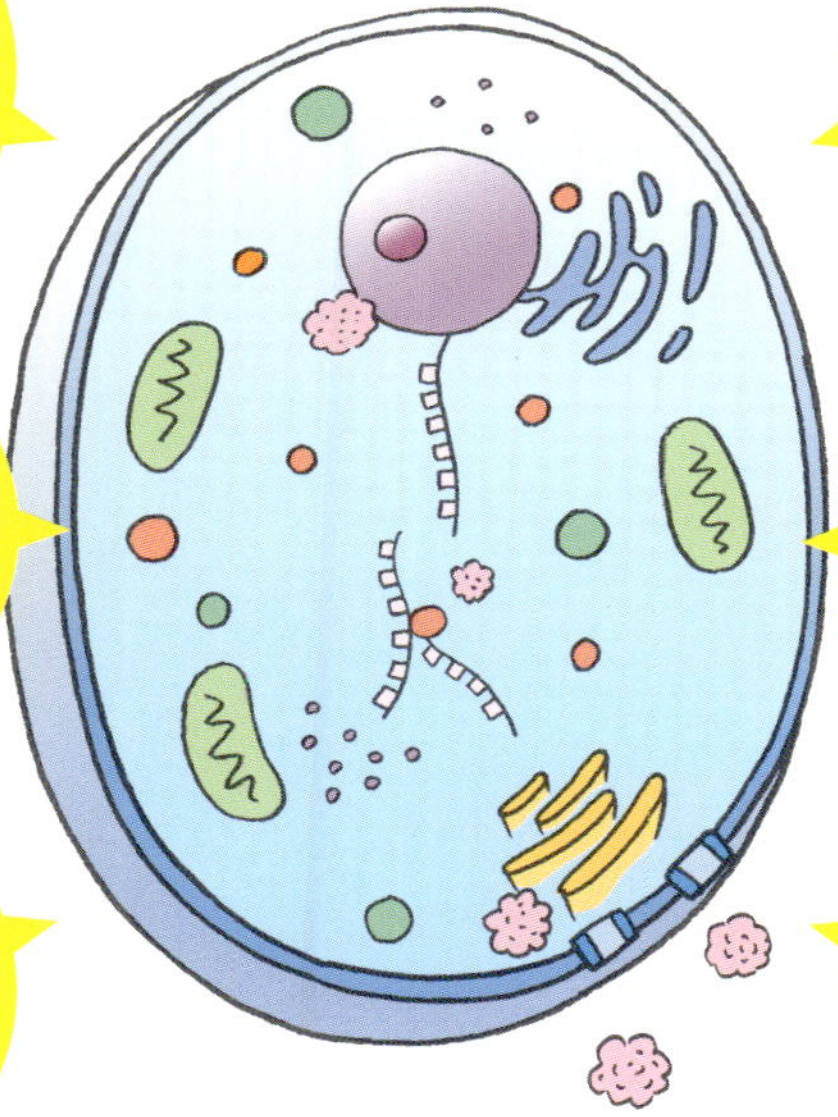

タンパク質の合成速度
タンパク質がつくられる速度

タンパク質の制御方法
タンパク質の合成や機能が、どのようにコントロールされているか

タンパク質同士の関連性
タンパク質がお互いにどのように影響をあたえているか

これらすべてを含むある細胞のある瞬間での
全タンパク質の情報のこと

プロテオミクスが発達した未来

未来❶

1滴の血液から、病気を予測できる

たった1滴の血液から、将来的にかかる可能性の高い病気を予測できるようになります。

未来❷

飲む前に薬の効果がわかる

薬の効果があった人とない人、自分のプロテオームを比較すれば、その薬が効くかがわかるようになります。

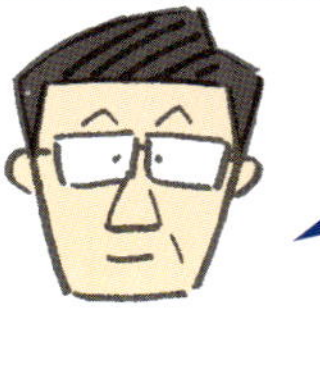

まだまだ実用は難しいのですが、研究が進んでいるんです

Column 5

日本のノーベル賞に
タンパク質の研究が多いのはなぜ？

2000年以降、日本のノーベル賞の化学賞や生理学・医学賞の分野ではタンパク質に関する研究での受賞が続いています。

ノーベル化学賞は、2002年、**田中耕一さんが、「生体高分子の同定および構造解析のための手法の開発」**という研究で受賞。この研究により、タンパク質の質量を計測する技術が確立され、プロテオミクス（プロテオームの解析、詳しくはP110）の進歩に大きな役割を果たしました。また、2008年には、**下村脩さんが、「緑色蛍光タンパク質の発見と開発」**で同賞を受賞。緑色に光る「緑色蛍光タンパク質」は、周りにほとんど影響をあたえることなく、体内のほかのタンパク質などにくっつけることができます。「緑色蛍光タンパク質」をくっつけた光るタンパク質を観察すれば、体内でのタンパク質の動きを把握できるのです。これは、現在、体内のタンパク質を解析するための必要不可欠な手法になっています。

生理学・医学賞の分野では、2016年に**大隅良典さんが、**細胞内のタンパク質を分解してエネルギーなどとして利用する**「オートファジーの仕組みの解明」で、ノーベル賞を受賞**しました。さらに、**本庶佑さんが、「がん細胞が人間の免疫機能をストップさせるために使うタンパク質」を発見。**免疫治療薬の開発につなげた功績により、2018年にノーベル賞を受賞。これにより、これまでの「手術療法」「放射線療法」「薬物療法」とは異なる、「免疫療法」が普及する可能性が高まっています。

タンパク質は生物の体を形づくり、生命を機能させているパーツですから、生物や人体に関係する物質や現象の研究を進めると、タンパク質にいきつくのは必然なのかもしれません。

Chapter4

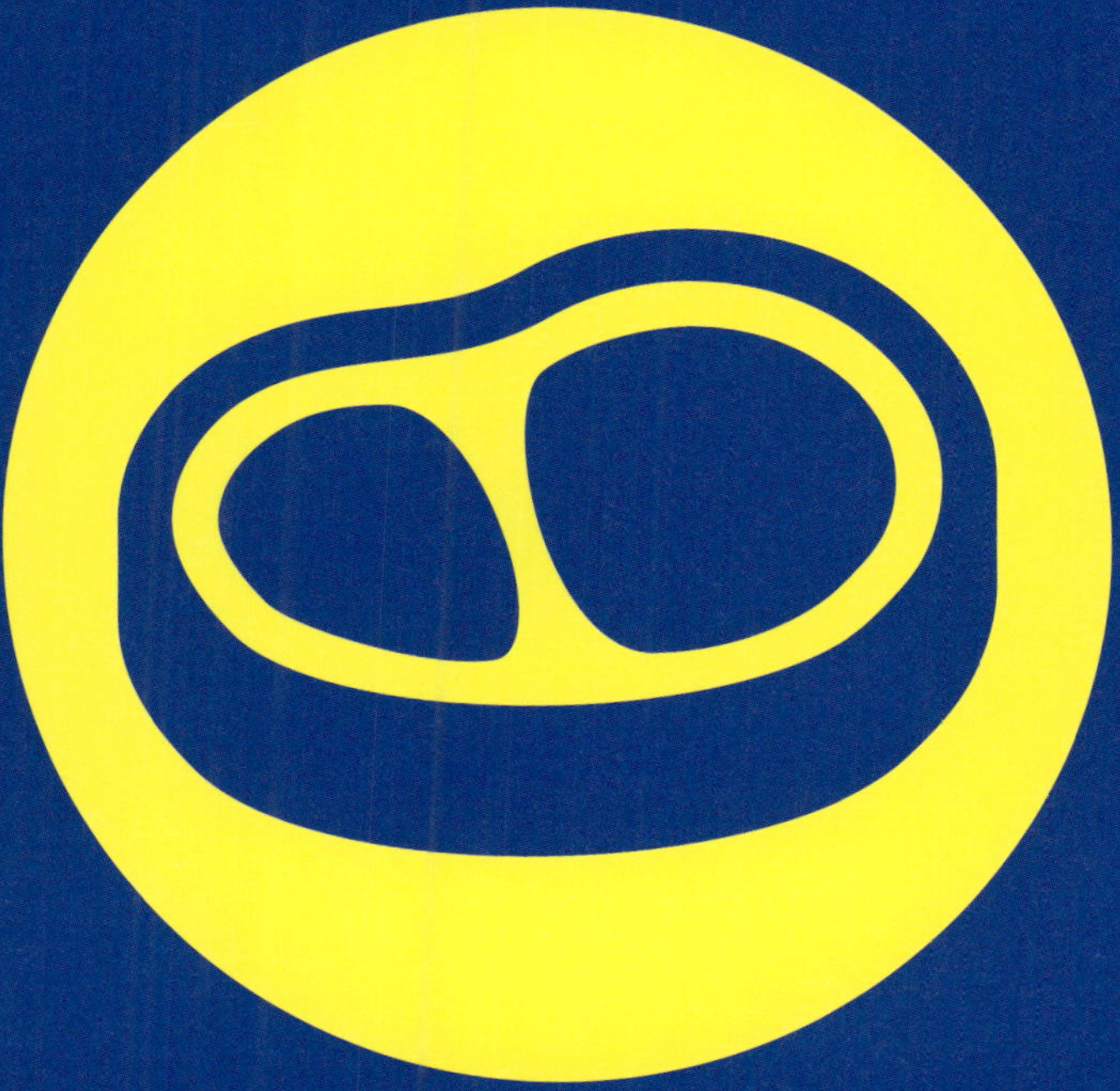

美肌や筋肥大、介護食にも！
目的別タンパク質
たっぷりメニュー

「肌を美しくしたい」「筋肉を大きくしたい」「健康的にやせたい」
「筋肉を維持したい」「肉や魚以外でタンパク質を摂りたい」など、
目標に応じたタンパク質たっぷりメニューを紹介します。

Chapter 4-1

タンパク質中心のレシピの基本的な考え方

ここまで読んだ人なら、自分や誰かのために料理をつくるときは、タンパク質をたっぷり摂れるようにしたいと思うでしょう。「タンパク質が豊富な料理」をつくるポイントは、P116にまとめましたので、目的に合わせて活用してください。

ここでは、その際に**「一緒に摂ると効率が高まる栄養素」**や**「不足しがちになる栄養素」**など、タンパク質を効果的に摂るための考え方を紹介します。

まず、一緒に摂りたいのは、B_1、B_2、B_6、B_{12}などのビタミンB群です。タンパク質のエネルギー代謝に欠かせない栄養素で、なかでもビタミンB_6は筋肉をつくるのにも必要です。実は、**ビタミンB群は、植物性タンパク質にはあまり含まれていません。**主に大豆などからタンパク質を摂っている場合は、不足しないように意識しましょう。また、**ビタミンD**はタンパク質を活性化するはたらきがあり、筋肉や骨を強くするのに必要です。

亜鉛や**鉄**など、ミネラルの摂取もタンパク質の合成には重要です。亜鉛は、酵素の原料になったり、タンパク質の合成にもかかわります。**タンパク質を体内で無駄なく使うためにも、タンパク質は亜鉛とセットで摂るのがおすすめ**です。鉄は、アミノ酸から脳内の神経伝達物質（詳しくはP70）をつくる際に欠かせません。

タンパク質と一緒に摂りたい栄養素

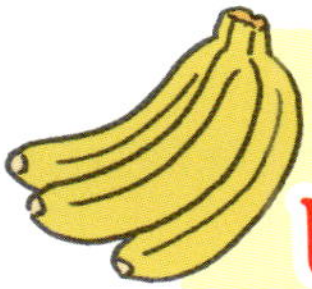

タンパク質の代謝をサポート

ビタミンB群

タンパク質以外でも、糖質や脂質のエネルギー代謝にかかわる栄養素。疲労回復には欠かせません。

含まれる食材

- かつお
- まぐろ
- さけ
- 豚肉
- バナナ

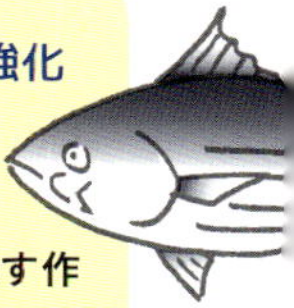

タンパク質と一緒に筋肉や骨を強化

ビタミンD

カルシウムの吸収や筋肉の合成を促す作用があります。ほかにも免疫機能を高めるはたらきも。

含まれる食材

- さんま
- さけ
- いわし
- まいたけ
- ちりめんじゃこ

毎食欠かさず食べるのが理想

タンパク質

肉類を食べるときに気をつけたいのは脂質。肉を食べると脂質もついてくるので、赤身肉がおすすめです。

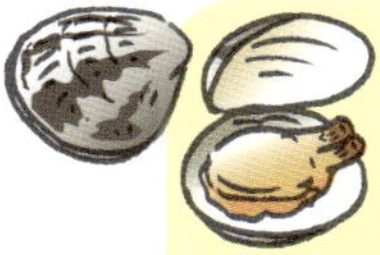

貧血やメンタルの不調を防ぐ

鉄

食品中の鉄は、肉類や魚などタンパク質と結合しているヘム鉄と、植物性の非ヘム鉄に分けられます。

含まれる食材

- レバー
- あさり
- 小松菜
- かき
- 木綿豆腐

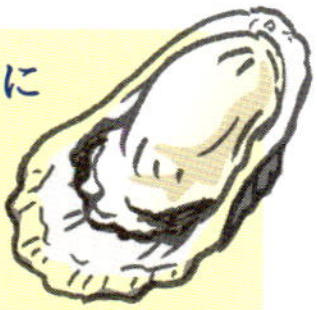

タンパク質と一緒に酵素の原料に

亜鉛

アミノ酸からのタンパク質の合成や、免疫や抗酸化、体の成長など、さまざまな機能にかかわります。

含まれる食材

- かき
- 豚肉
- 牛肉
- チーズ
- 抹茶

目的別

タンパク質たっぷりメニューのポイント

「朝・昼・夜」基本メニュー （→ P118）

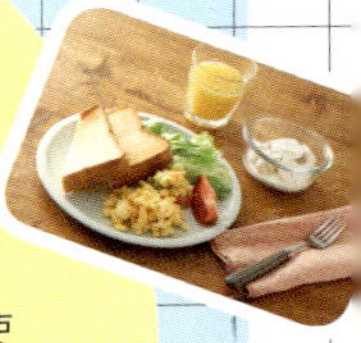

タンパク質をしっかり摂れるメニュー

タンパク質を中心とした日常的に使える基本的なメニュー

こんな人向け！

- タンパク質をたっぷり摂りたい
- 栄養のバランスに気をつけたい

Point

- タンパク質は体重60kgの男性の推奨量より少し多め
- PFCバランス（P54）を意識

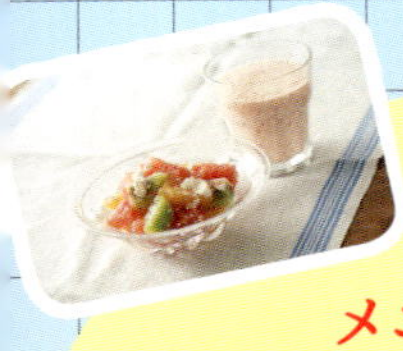

美肌メニュー （→ P122）

肌のハリや弾力を向上させるならこの料理

コラーゲンなど真皮にあるタンパク質の合成を促すメニュー

こんな人向け！

- 現在肌にトラブルを抱えている
- しわ、たるみで肌の衰えを感じる

Point

- タンパク質に加え、コラーゲンの合成にかかわるビタミンCをたっぷり
- 脂質をなるべく抑える

筋肉をつけたい人のメニュー （→ P126）

タンパク質の量はもちろん、内容にもこだわる

筋肥大にかかわるタンパク質を多く摂れ、脂質は抑えられる料理

こんな人向け！

- 筋肉を効率的につけたい人
- スポーツで、良い結果を出したい

Point

- BCAAが豊富な鶏肉やまぐろなど、筋肥大を促すタンパク質を
- ビタミンB群やビタミンDも活用

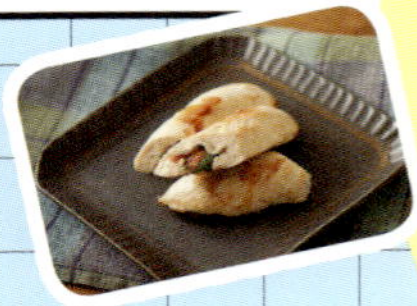

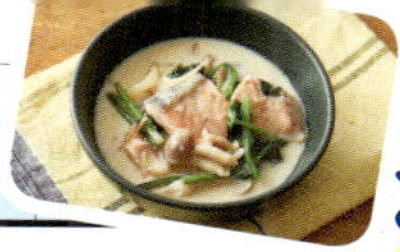

お腹いっぱいでも
やせるメニュー （→ P130）

**豆腐を主役に活用！
太りにくいのにお腹いっぱい**

カロリーは抑えながらも、タンパク質が豊富でボリューム満点

こんな人向け！

- ダイエット中の人
- 太りたくないけれど、お腹いっぱい食べたい

Point

- 意外とお腹にたまる高野豆腐や木綿豆腐はタンパク質が豊富
- スイーツも豆腐なら低カロリーに

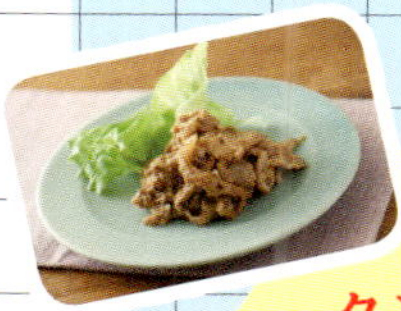

消化に良い
タンパク質メニュー （→ P134）

**高齢者を意識した
食べやすくてやさしい料理**

タンパク質の十分な量と、「食べやすさ」を両立したメニューです

こんな人向け！

- 消化能力の落ちた高齢者の介護食に
- 現在、あまり体調が良くない人
- 肉や魚が苦手な人

Point

- やわらかくて食べやすい豆腐や卵は超おすすめ食材
- 肉や魚は食べやすくする工夫を

メンタル元気
メニュー （→ P138）

**鉄やビタミンB群などが
ココロに効く**

脳内でココロをつくる「神経伝達物質」にかかわるタンパク質やビタミンB群、鉄などをたっぷり摂れる料理

こんな人向け！

- モヤモヤして気持ちが落ち込む
- 感情の起伏が激しい

Point

- タンパク質に加え、ココロをつくるほかの栄養も摂れる鶏肉やさけがおすすめ
- 脳の栄養になるという魚の脂も大切

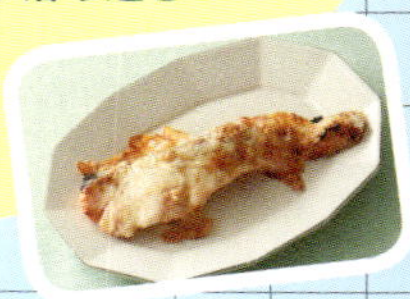

「鶏・豚・牛」
変化球レシピ （→ P142）

**いつもと違う部位、味付け、
調理なら、料理も飽きない！**

日常的につくる鶏肉、豚肉、牛肉の料理に、少し変化をつけたメニュー

こんな人向け！

- つくる肉料理がいつも同じ
- 少し手の込んだ料理もつくりたい

Point

- 手羽先にはコラーゲンがたっぷり
- 豚はいつもと違う味付けで
- オーブンを使った牛肉料理で、肉をやわらかく、ジューシーに

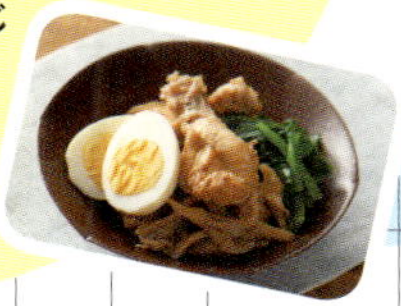

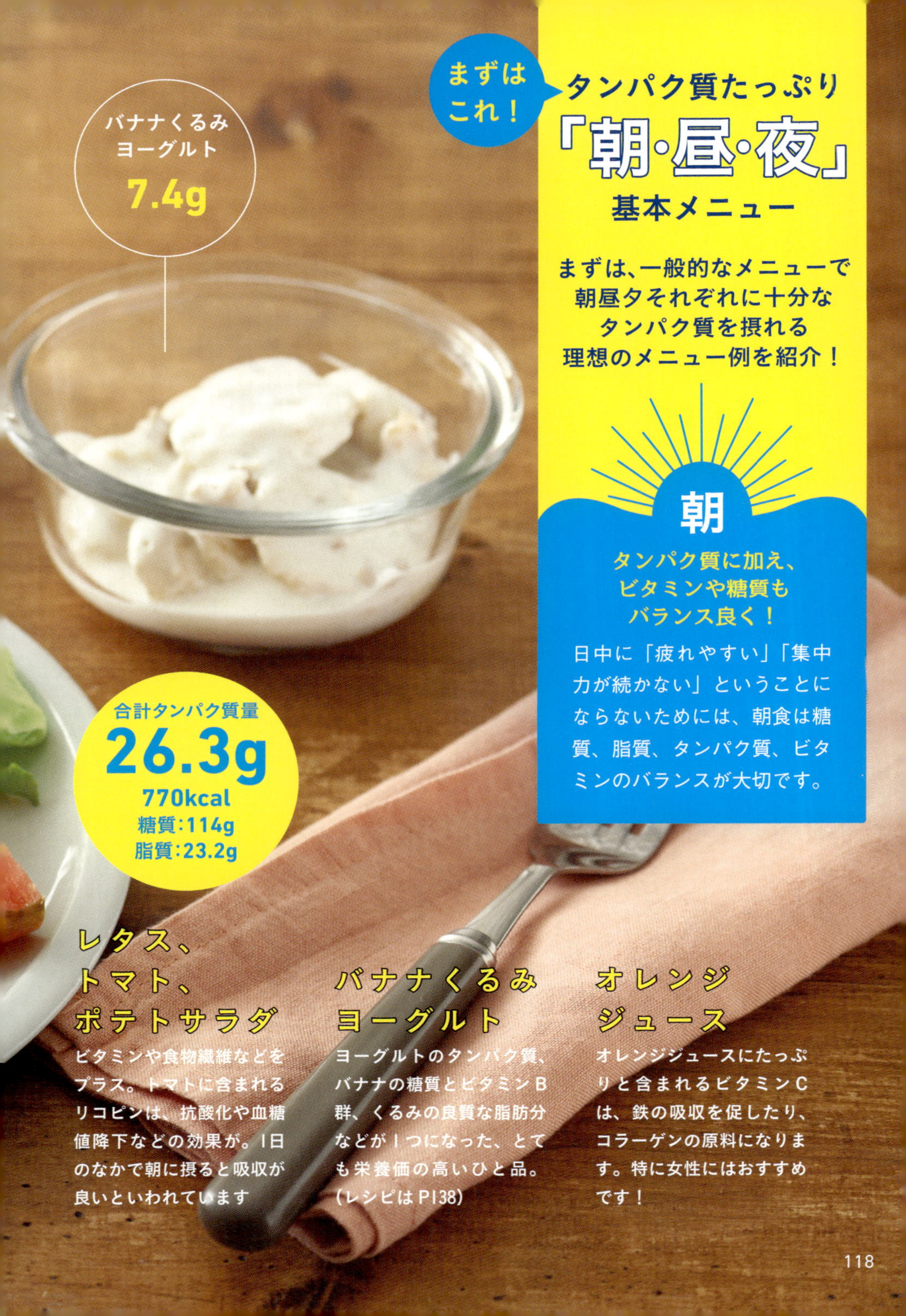

まずは
これ！

タンパク質たっぷり
「朝・昼・夜」
基本メニュー

まずは、一般的なメニューで
朝昼夕それぞれに十分な
タンパク質を摂れる
理想のメニュー例を紹介！

朝

**タンパク質に加え、
ビタミンや糖質も
バランス良く！**

日中に「疲れやすい」「集中力が続かない」ということにならないためには、朝食は糖質、脂質、タンパク質、ビタミンのバランスが大切です。

バナナくるみ
ヨーグルト
7.4g

合計タンパク質量
26.3g
770kcal
糖質：114g
脂質：23.2g

レタス、トマト、ポテトサラダ

ビタミンや食物繊維などをプラス。トマトに含まれるリコピンは、抗酸化や血糖値降下などの効果が。1日のなかで朝に摂ると吸収が良いといわれています

バナナくるみヨーグルト

ヨーグルトのタンパク質、バナナの糖質とビタミンB群、くるみの良質な脂肪分などが1つになった、とても栄養価の高いひと品。（レシピはP138）

オレンジジュース

オレンジジュースにたっぷりと含まれるビタミンCは、鉄の吸収を促したり、コラーゲンの原料になります。特に女性にはおすすめです！

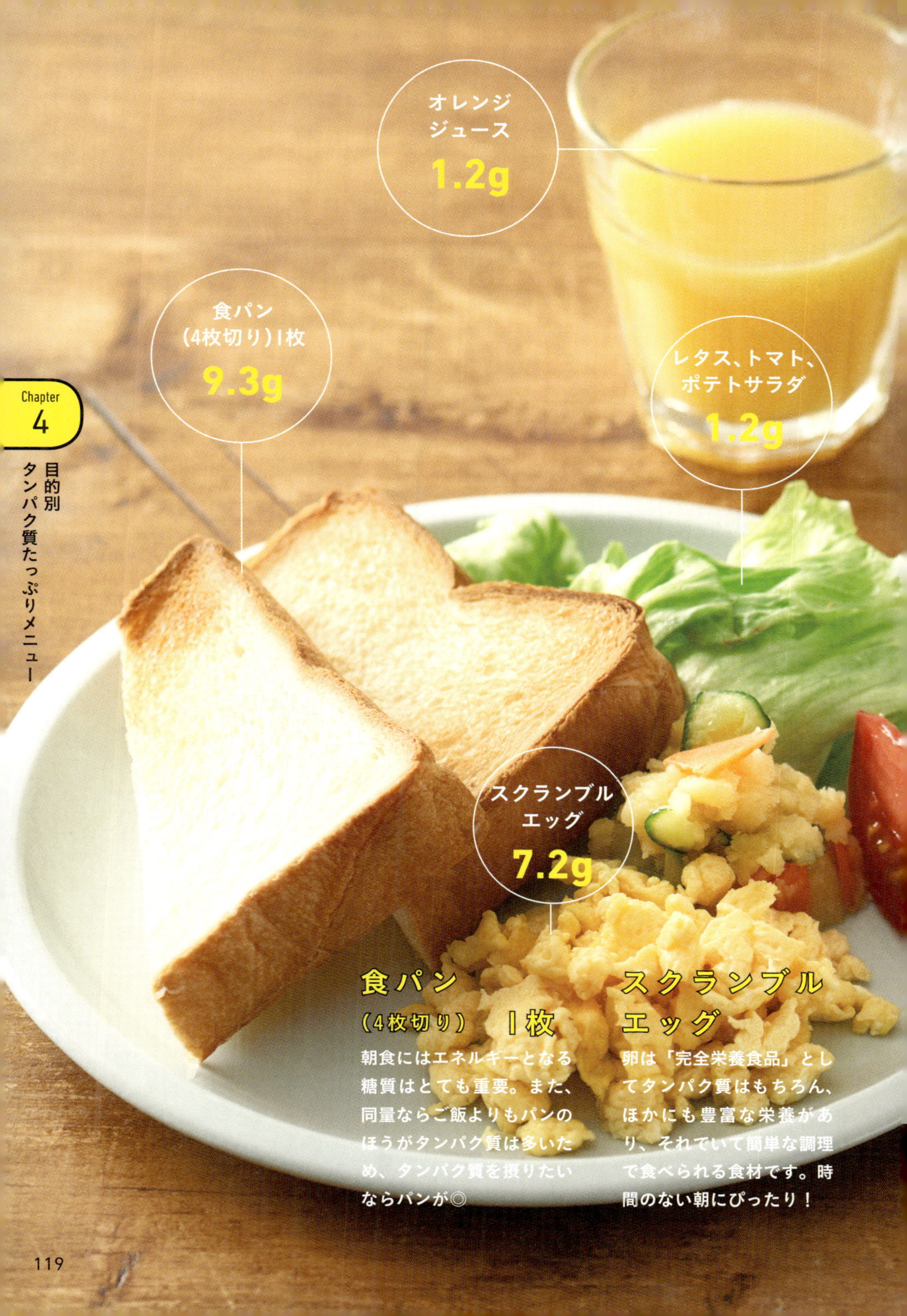
オレンジジュース
1.2g
食パン（4枚切り）1枚
9.3g
レタス、トマト、ポテトサラダ
1.2g
スクランブルエッグ
7.2g

食パン（4枚切り） 1枚

朝食にはエネルギーとなる糖質はとても重要。また、同量ならご飯よりもパンのほうがタンパク質は多いため、タンパク質を摂りたいならパンが◎

スクランブルエッグ

卵は「完全栄養食品」としてタンパク質はもちろん、ほかにも豊富な栄養があり、それでいて簡単な調理で食べられる食材です。時間のない朝にぴったり！

昼

仕事中の食事は、糖質多めでエネルギーを補給

昼食はタンパク質に加え、エネルギー補給として糖質もしっかり！

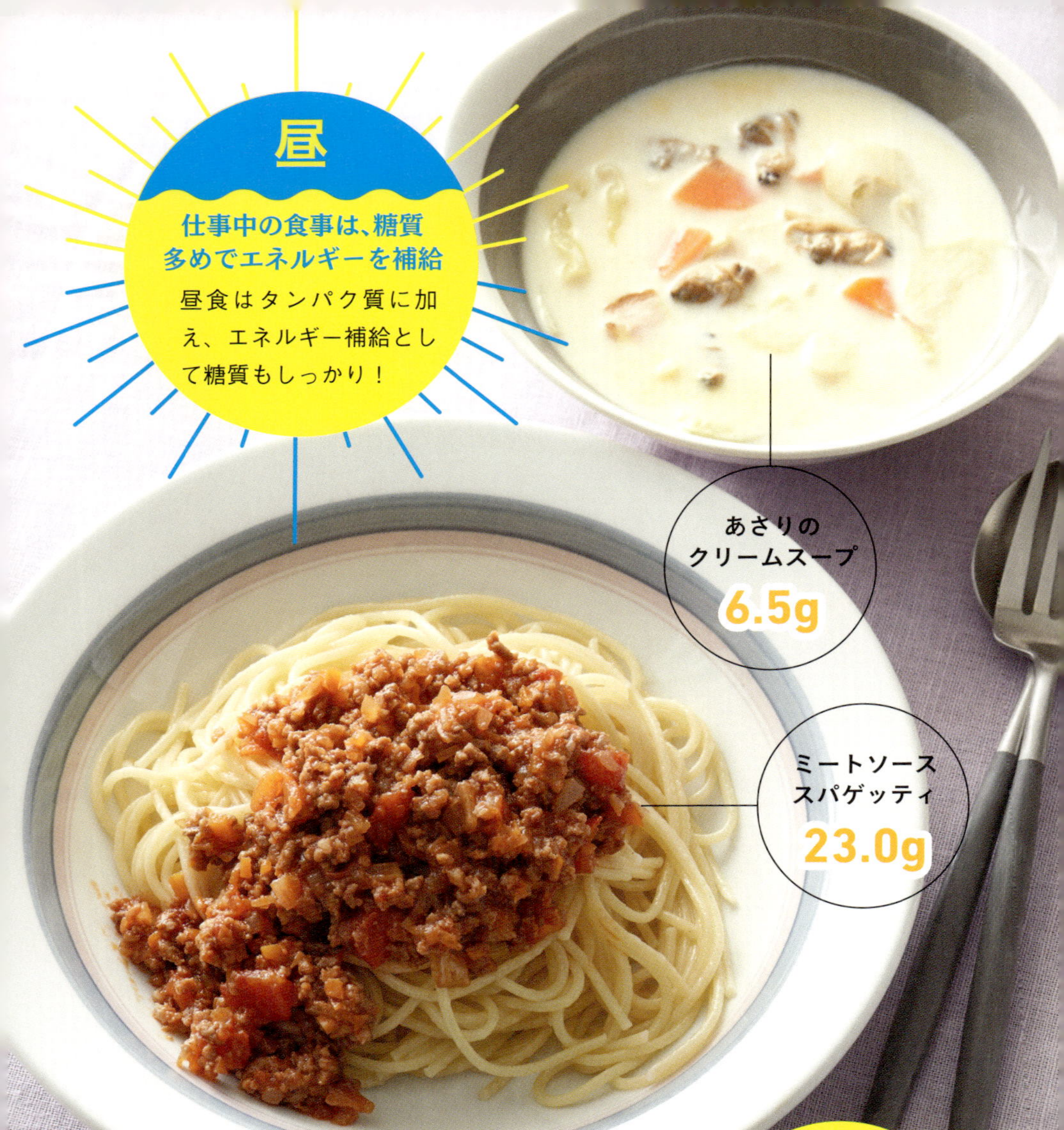
あさりの
クリームスープ
6.5g
ミートソース
スパゲッティ
23.0g

ミートソーススパゲッティ

パスタの小麦粉と肉にタンパク質が含まれ、意外にもタンパク質がたっぷりなメニューであるミートソーススパゲッティ。同時に小麦粉の糖質でエネルギーも補給

あさりのクリームスープ

あさりは、タンパク質に加え、カルシウムやカリウム、亜鉛、鉄など普段の食生活では不足しがちなミネラルが豊富なとても優秀な食材です

合計タンパク質量
29.5g
707kcal
糖質:101g
脂質:20.6g

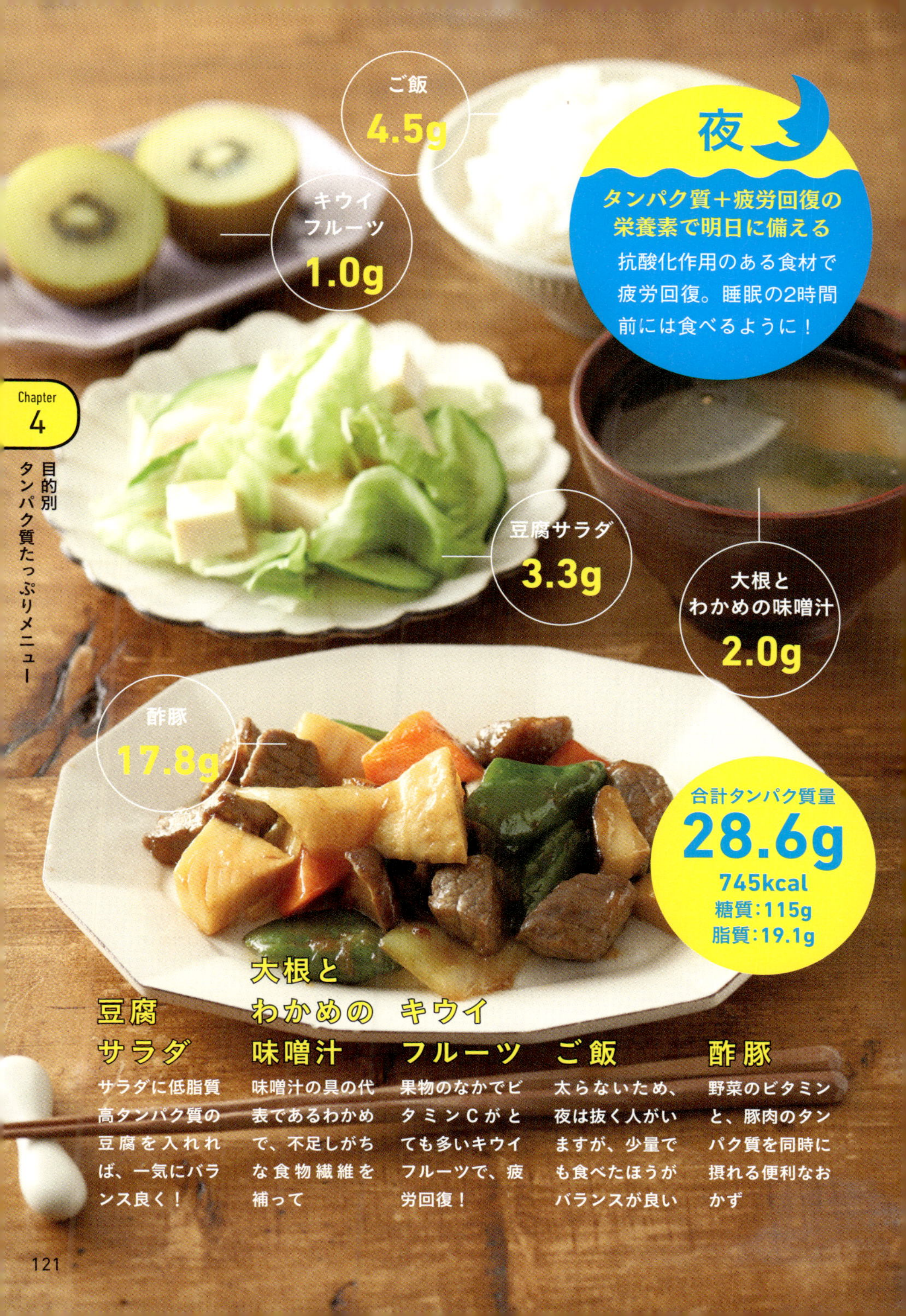

ご飯 4.5g

キウイフルーツ 1.0g

豆腐サラダ 3.3g

大根とわかめの味噌汁 2.0g

酢豚 17.8g

夜

タンパク質＋疲労回復の栄養素で明日に備える

抗酸化作用のある食材で疲労回復。睡眠の2時間前には食べるように！

合計タンパク質量 28.6g

745kcal
糖質：115g
脂質：19.1g

豆腐サラダ

サラダに低脂質高タンパク質の豆腐を入れれば、一気にバランス良く！

大根とわかめの味噌汁

味噌汁の具の代表であるわかめで、不足しがちな食物繊維を補って

キウイフルーツ

果物のなかでビタミンCがとても多いキウイフルーツで、疲労回復！

ご飯

太らないため、夜は抜く人がいますが、少量でも食べたほうがバランスが良い

酢豚

野菜のビタミンと、豚肉のタンパク質を同時に摂れる便利なおかず

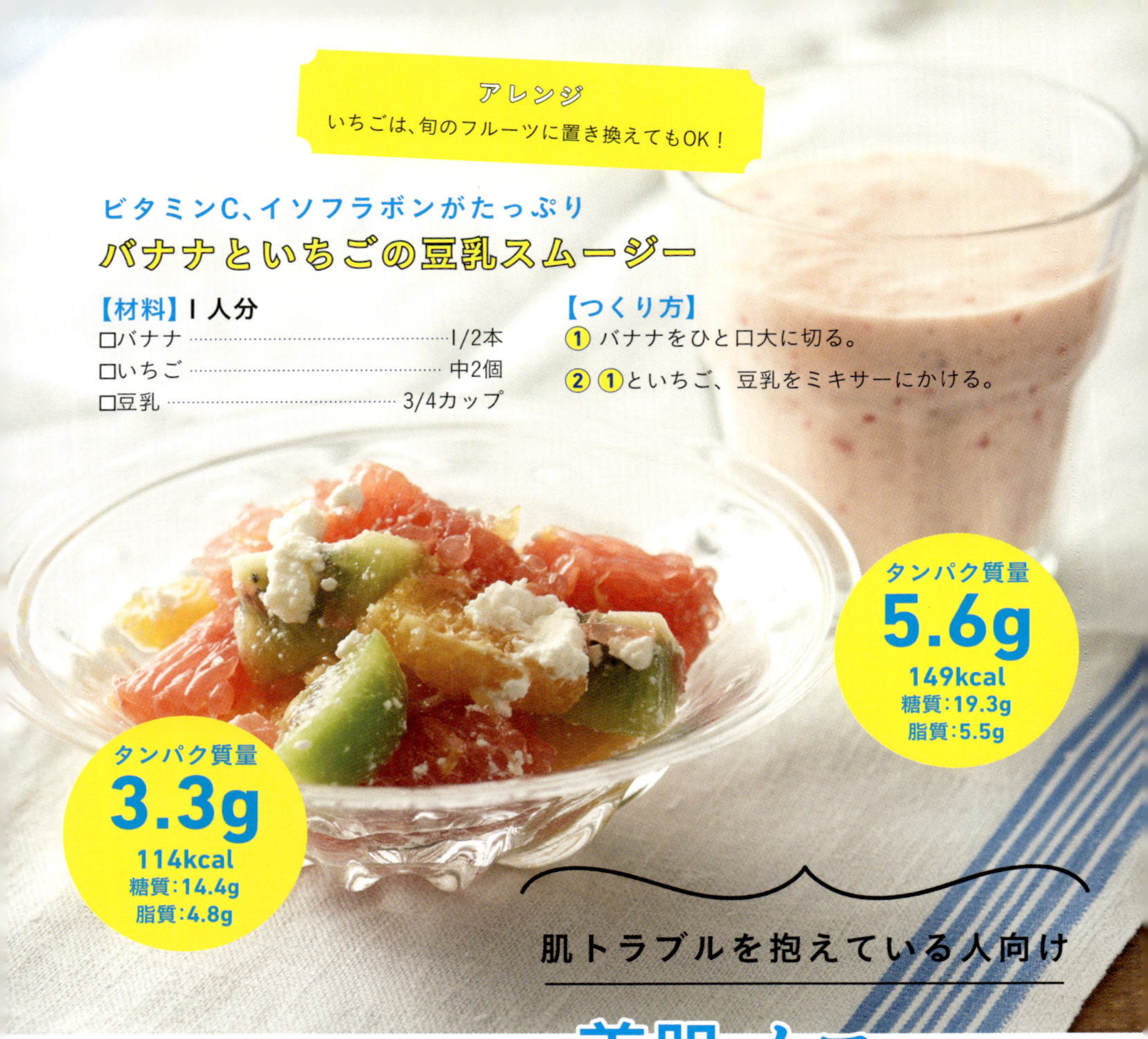

アレンジ

いちごは、旬のフルーツに置き換えてもOK！

ビタミンC、イソフラボンがたっぷり

バナナといちごの豆乳スムージー

【材料】1人分

- □バナナ……1/2本
- □いちご……中2個
- □豆乳……3/4カップ

【つくり方】

1. バナナをひと口大に切る。
2. ①といちご、豆乳をミキサーにかける。

タンパク質量
5.6g
149kcal
糖質:19.3g
脂質:5.5g

タンパク質量
3.3g
114kcal
糖質:14.4g
脂質:4.8g

肌トラブルを抱えている人向け

美肌メニュー

フルーツとチーズで、
いつもと違うサラダに

フルーツサラダ

【材料】1人分

- □グレープフルーツ……1/4個
- □オレンジ……1/4個
- □キウイフルーツ……1/2個
- □カッテージチーズ……15g
- A オリーブオイル……小さじ1
- A レモン汁……小さじ1/2
- A 塩……少々

【つくり方】

1. グレープフルーツ、オレンジ、キウイフルーツは皮をむき、ひと口大に切る。
2. ボウルに①を入れ、塩をふってしばらくおく。
3. ②にカッテージチーズ、Ⓐを加えてあえる。

アレンジ

カッテージチーズのかわりに、
キューブのプロセスチーズでも！
その場合は塩はなくても良し

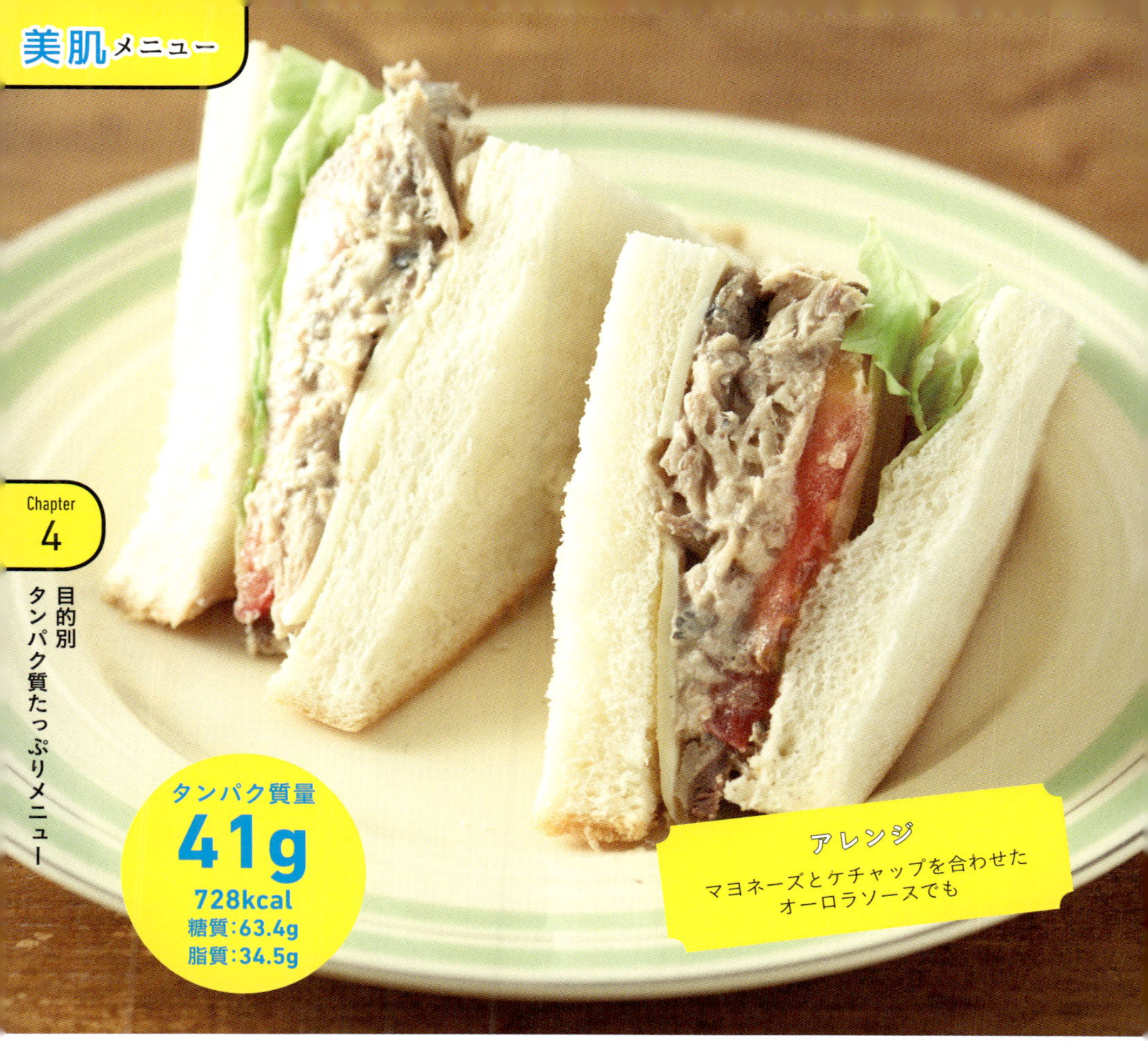

タンパク質量
41g
728kcal
糖質:63.4g
脂質:34.5g

アレンジ
マヨネーズとケチャップを合わせた
オーロラソースでも

良質な脂質を含むさば缶で潤いのあるお肌に

さばとチーズサンド

【材料】1人分

- □食パン …… 2枚
- □さばの水煮缶 …… 2/3缶(100g)
- Ⓐ
  - マヨネーズ …… 大さじ1
  - レモン汁 …… 小さじ1
  - 塩 …… 少々
  - 粗挽きこしょう …… 少々
- □レタス …… 2枚
- □トマト …… 中1/4個
- □スライスチーズ …… 2枚

【つくり方】

1. ボウルに缶汁を軽くきったさば、Ⓐを入れ、よく混ぜる。
2. パンにちぎったチーズをのせ、その上に①をのせる。
3. ②の上にスライスしたトマト、ちぎったレタスをのせ、もう1枚のパンではさむ。お好みで食べやすい大きさに切る。

わずか10分でできる簡単スープ

鶏とキャベツのミルクスープ

【材料】1人分

- □鶏もも肉 …… 30g
- □キャベツ …… 2枚
- □牛乳 …… 120ml
- □水 …… 50ml
- □有塩バター …… 小さじ1/2
- □顆粒コンソメスープの素 …… 小さじ1/3
- □塩、こしょう …… 少々

【つくり方】

1. 鶏肉、キャベツをひと口大に切る。
2. 鍋にバターを入れて弱火で溶かし、鶏肉の表面を焼く。
3. 水、キャベツ、コンソメを入れ、鶏肉に火が通るまで煮る。
4. 牛乳を加え、塩、こしょうで味をととのえる。

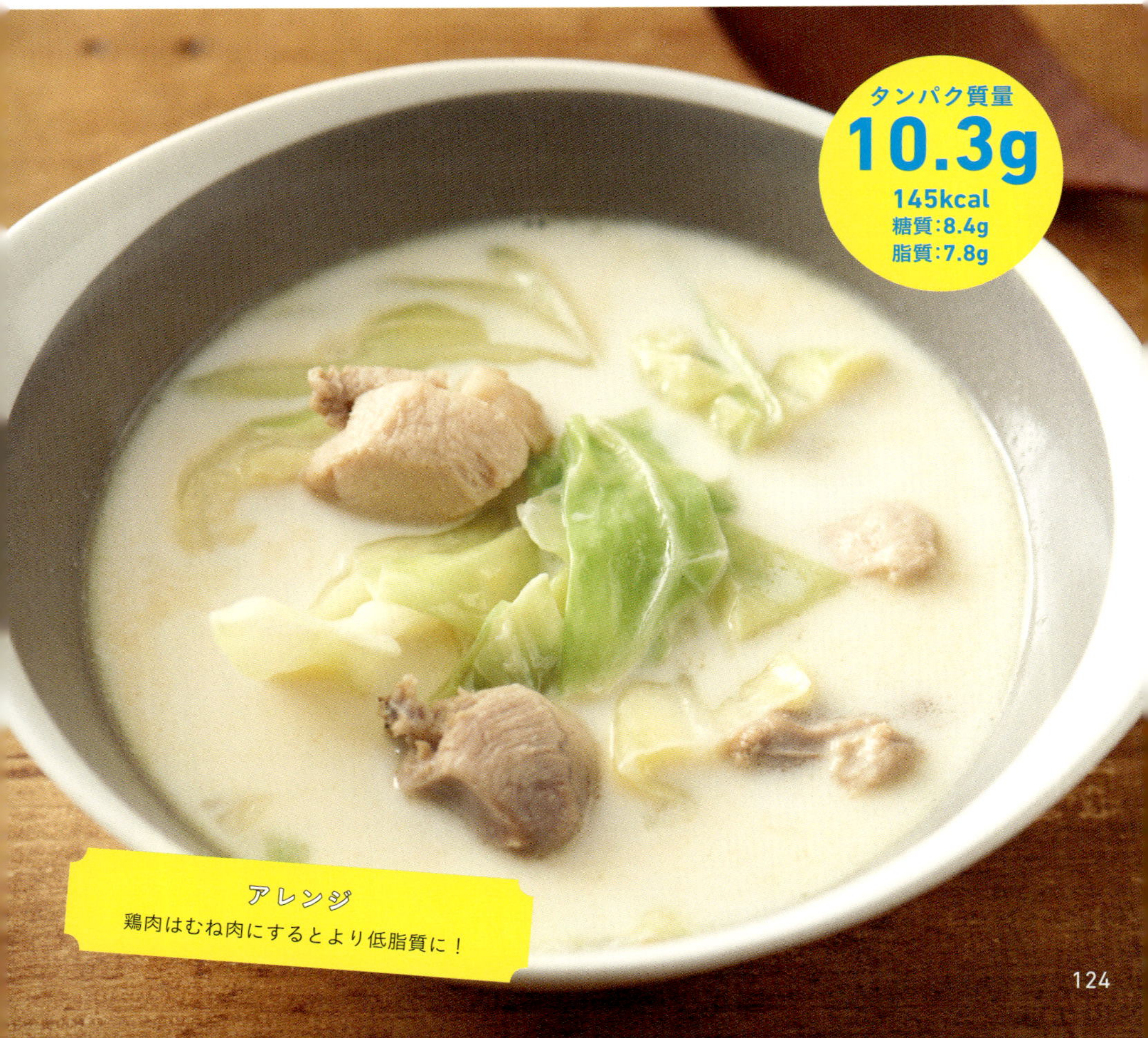

タンパク質量
10.3g
145kcal
糖質:8.4g
脂質:7.8g

アレンジ
鶏肉はむね肉にするとより低脂質に！

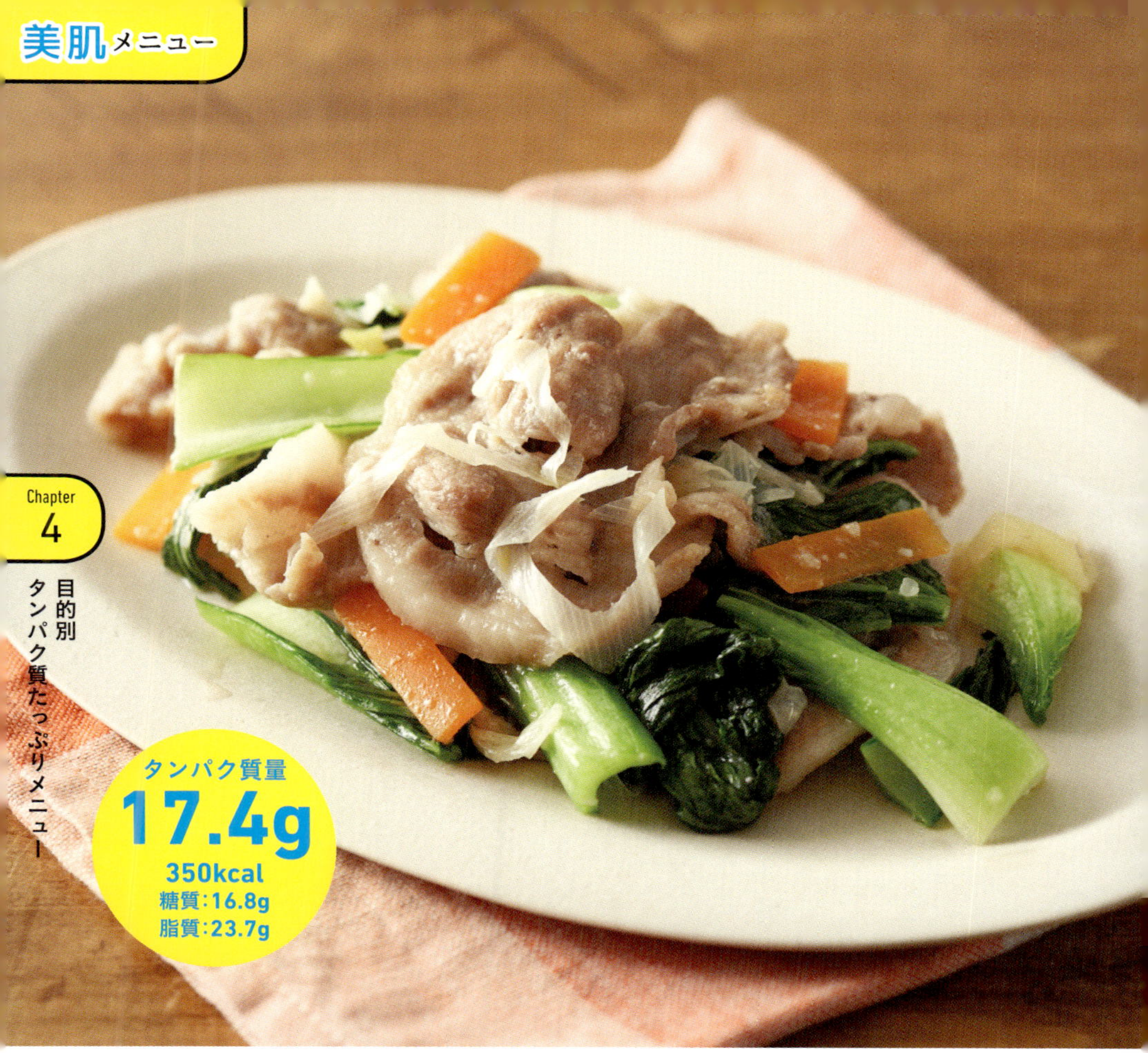

タンパク質量
17.4g
350kcal
糖質:16.8g
脂質:23.7g

麹の力で、腸内環境をととのえる

豚肉のまろやか炒め

【材料】1人分

□豚肉	80g
□塩麹	12g
□チンゲン菜	小1株
□にんじん	小1/2本
□ねぎ	1/2本
□塩、こしょう	少々
□油	小さじ2

【つくり方】

1. 豚肉に塩麹の半量をからめる。
2. チンゲン菜は4cm長さに切り、にんじんは短冊切りにする。ねぎは斜め薄切りにする。
3. フライパンに油を入れ中火で熱し、にんじんを入れて炒める。火が通ったらチンゲン菜とねぎを加えて炒める。
4. ①を加え、中火で焼く。
5. 豚肉に火が通ったら、塩麹の残りの半量を加えて軽く炒め、塩、こしょうで味をととのえる。

低脂肪かつ高タンパク！

筋肉をつけたい人のメニュー

疲れても食べやすいやさしい味わい

ささみの梅チーズ焼き

【材料】2人分

- □鶏ささみ……3本
- □スライスチーズ……1枚
- □梅干し……2個
- □青じそ……6枚
- □油……大さじ1

【つくり方】

1. ささみはすじをとり、中央から左右に開く。
2. 梅干しは種を取り除き、叩いてつぶす。
3. ①の内側に②をぬり、開いたささみ1枚につき青じそを2枚と、1/3枚のチーズをのせ、きつめに巻く。
4. フライパンに油を熱し、③をときどき転がしながら火が通るまで焼く。

時短テクニック
梅干しは梅肉チューブでもOK！

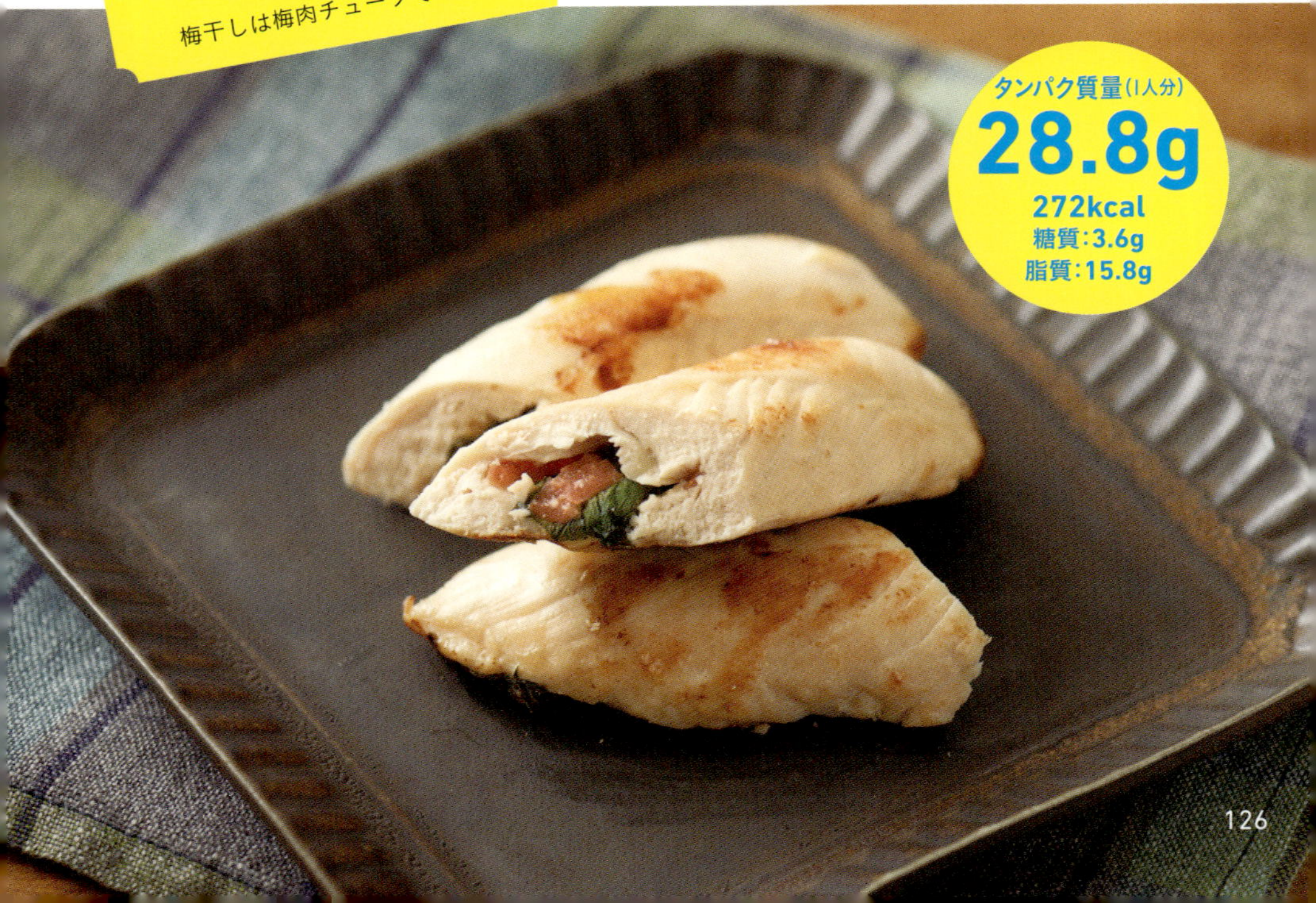

タンパク質量(1人分)
28.8g
272kcal
糖質:3.6g
脂質:15.8g

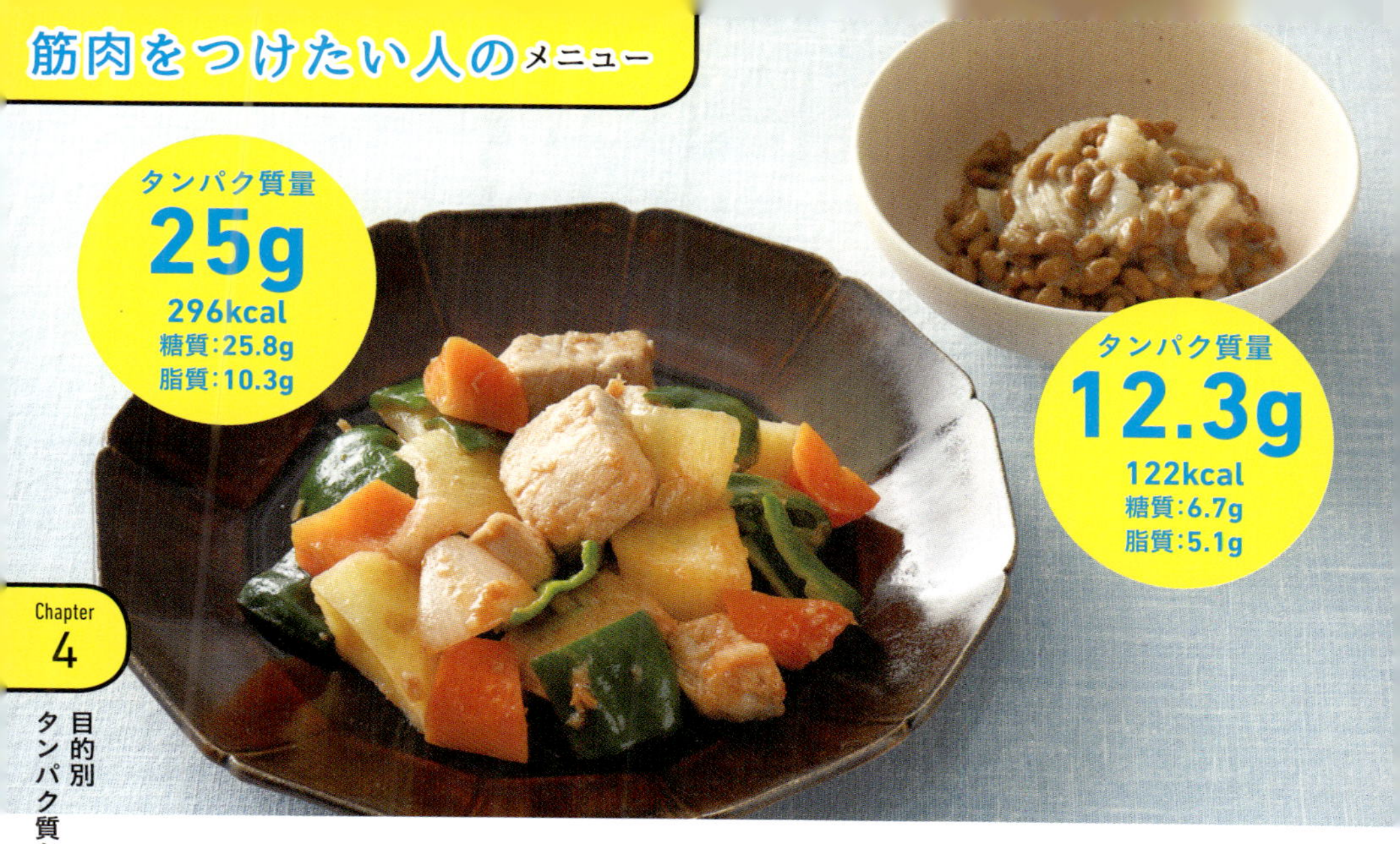
タンパク質量
25g
296kcal
糖質:25.8g
脂質:10.3g
タンパク質量
12.3g
122kcal
糖質:6.7g
脂質:5.1g

甘酢炒めでご飯が進む！

まぐろの甘酢炒め

【材料】1人分

- □まぐろ ………… 100g
  - 酒 ………… 小さじ1
  - 片栗粉 ………… 3g
- □にんじん ………… 小1/2本
- □ピーマン ………… 1/2個
- □じゃがいも ………… 小1個
- □たまねぎ ………… 小1/4個
- Ⓐ
  - しょうゆ ………… 大さじ1/2
  - 砂糖 ………… 小さじ1
  - 酢 ………… 大さじ1/2
  - トマトケチャップ ………… 大さじ1/2
- □片栗粉 ………… 少々
- □水（片栗粉用） ………… 少々
- □油 ………… 大さじ1/2

【つくり方】

1. まぐろは4cm角くらいに切り、酒をふる。にんじん・ピーマンはひと口大の乱切り、じゃがいも・たまねぎは4cm角に切る。
2. にんじん（600W、3分）、じゃがいも（600W、5分）は電子レンジで温め、まぐろは水気をとり、片栗粉をまぶす。
3. フライパンに油を熱し、まぐろを入れ、薄く焼き色がついたら、たまねぎを入れ炒める。
4. たまねぎが透明になったら、ピーマン、にんじん、じゃがいもを入れて炒め、Ⓐを加える。全体に味がなじんだら、水溶き片栗粉でとろみを調整しながら炒め合わせる。

動物性、植物性タンパク質を同時に！

いか納豆

【材料】1人分

- □納豆 ………… 1パック
- □付属のたれ
- □いかそうめん ………… 適量

【つくり方】

1. 納豆、いかそうめん、付属のたれを混ぜる。

筋肥大に必須のビタミンDをまいたけで

さけとまいたけのクリームグラタン

アレンジ
さけは、鶏肉にかえてもOK

【材料】1人分

- □さけ……1切れ
- □たまねぎ……小1/8個
- □まいたけ……1/2パック
- □牛乳……80ml
- □ホワイトソース……70g
- □顆粒コンソメスープの素……小さじ1/3
- □塩、こしょう……少々
- □オリーブ油……大さじ1/2
- □ピザ用チーズ……適量

【つくり方】

1. さけは4等分に切り、下味の塩（分量外）をふる。たまねぎは薄切りにし、まいたけは食べやすい大きさに割く。
2. フライパンにオリーブ油を熱し、たまねぎを入れて透き通るまで炒め、まいたけ、さけを加えて、さけに焼き目をつけるように表面を焼く。
3. ②にホワイトソースを加える。ソースがゆるくなりすぎないよう調節しながら少しずつ牛乳を加え混ぜる。
4. 吹きこぼれないよう弱火で加熱しながらコンソメを入れる。全体に火が通り、塩とこしょうで味をととのえたら、グラタン皿に盛り付ける。
5. チーズをのせ、250℃のオーブンまたはオーブントースターでチーズに焼き目がつくまで焼く。

タンパク質量
21.4g
382kcal
糖質：14.3g
脂質：26.6g

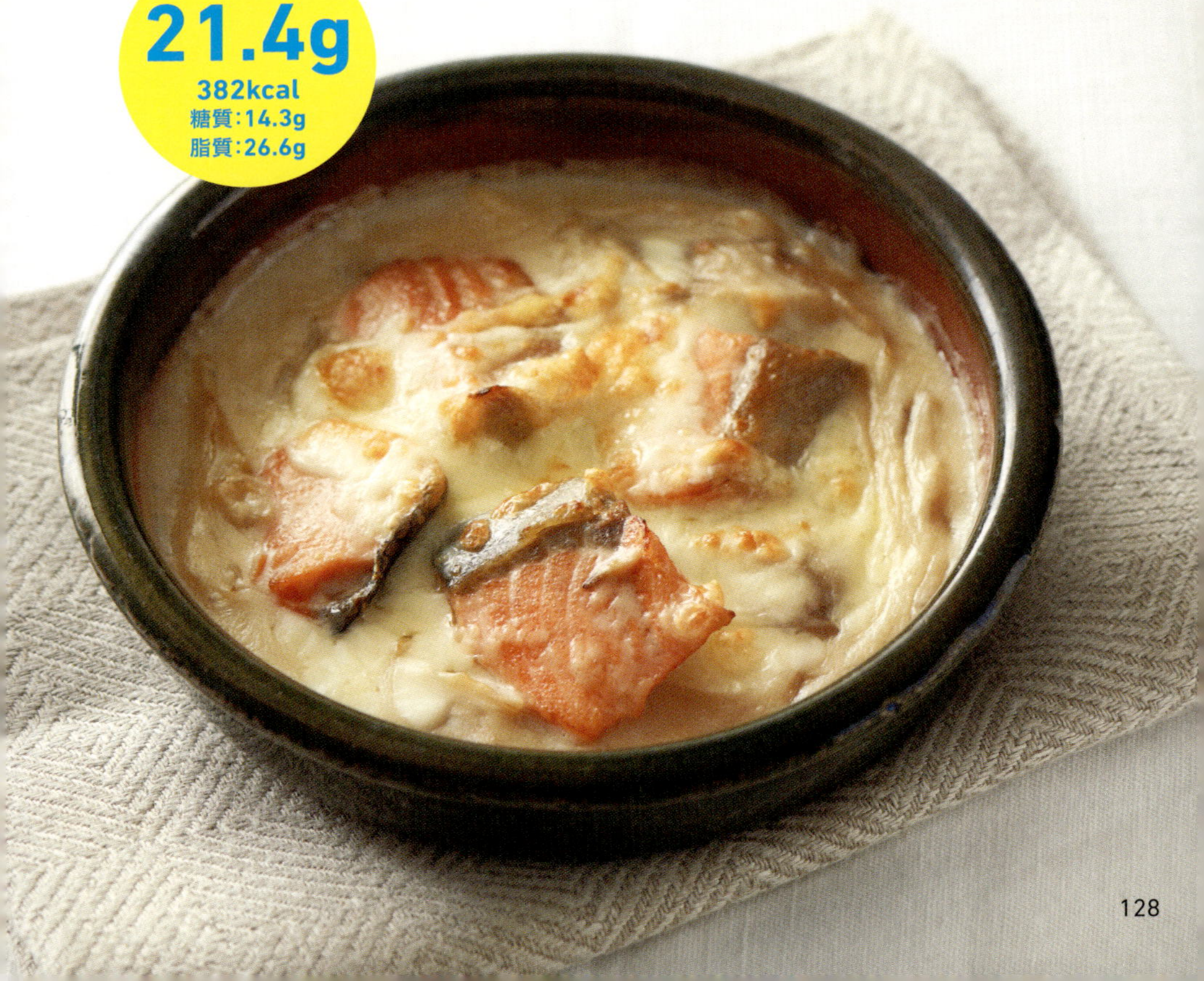

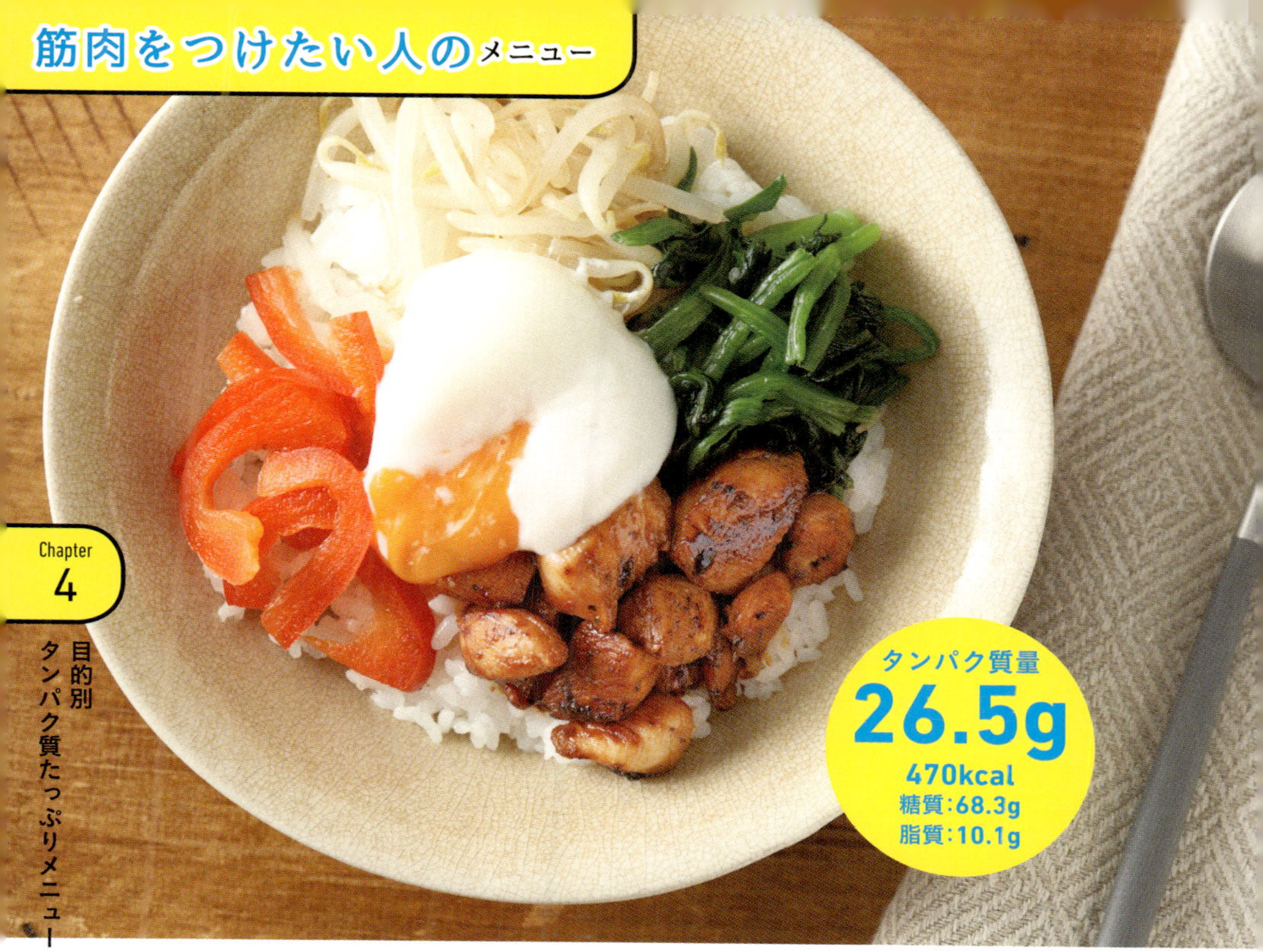

タンパク質量
26.5g
470kcal
糖質:68.3g
脂質:10.1g

鶏むね肉はBCAAの1つ、ロイシンがたっぷり

鶏ビビンパ

【材料】1人分

- □ご飯 …… 150g
- □鶏むね肉(皮なし) …… 60g
  - A しょうゆ …… 小さじ1
  - A みりん …… 小さじ1
  - A チューブにんにく …… 1g
- □ごま油 …… 小さじ1/2
- □小松菜 …… 60g
  - B 塩 …… 少々
  - B ごま油 …… 適量
- □赤パプリカ …… 1/4個
- □もやし …… 50g
  - C 塩 …… 少々
  - C ごま油 …… 適量
- □温泉卵 …… 1個
- □コチュジャン …… 適量

【つくり方】

1. 鶏肉は1.5cm角に切り、Aで下味をつける。
2. 小松菜は束がくずれない程度に根元を切り、4cm長さに切り、耐熱皿に入れてラップをし、600Wで30秒加熱する。水気を切り、Bであえる。
3. パプリカは種を取り除き、薄切りにして、耐熱皿に入れてラップをし、600Wで30秒加熱する。もやしは耐熱皿に入れてラップをし、600Wで30秒加熱する。水気を切り、Cであえる。
4. フライパンにごま油を熱し、1を焼く。
5. 器にご飯を盛り、2〜4の具材と温泉卵をのせる。お好みでコチュジャンを加え混ぜていただく。

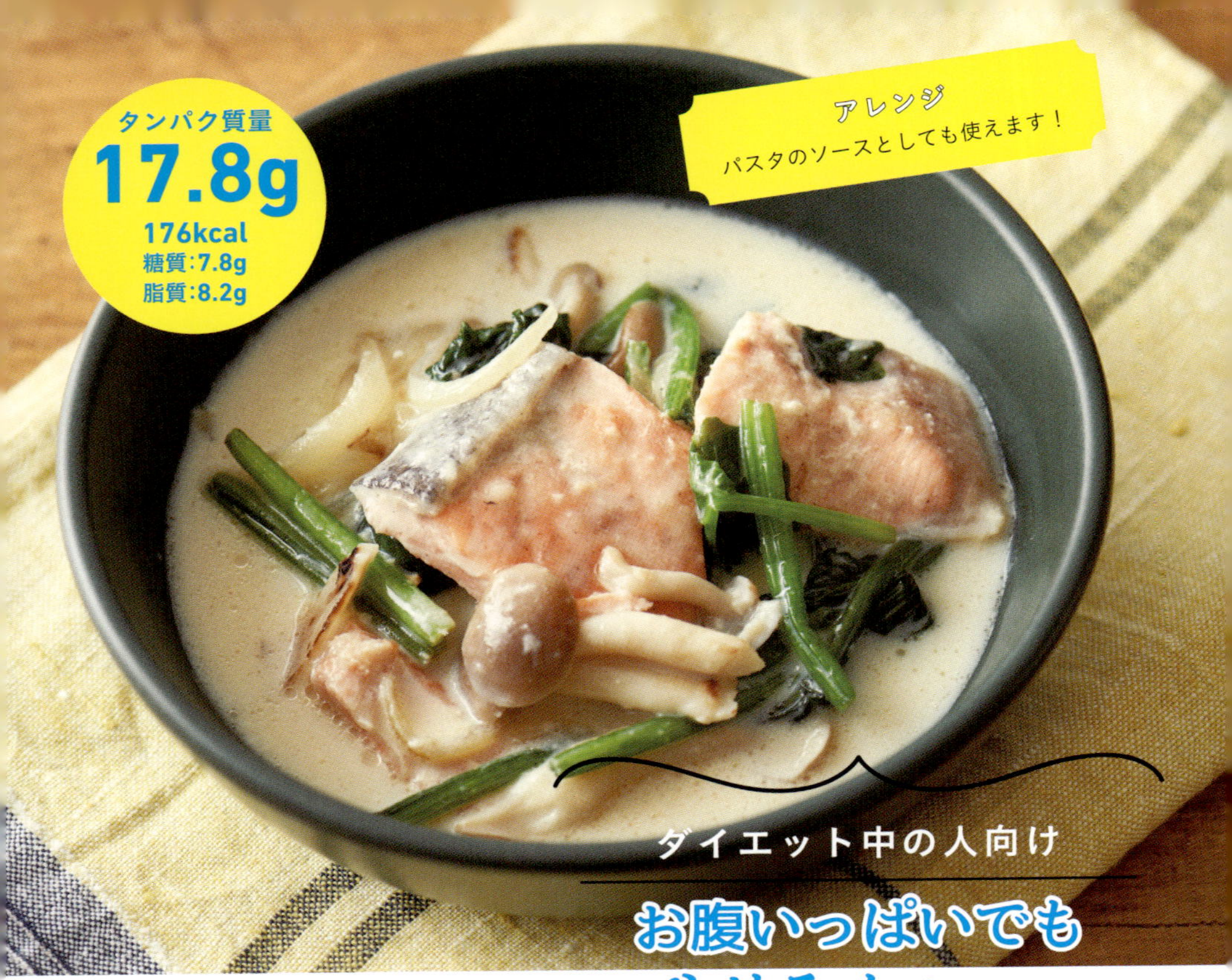

タンパク質量
17.8g
176kcal
糖質:7.8g
脂質:8.2g

アレンジ
パスタのソースとしても使えます!

ダイエット中の人向け

お腹いっぱいでも やせるメニュー

豆乳ときのこで、腸内環境をととのえる

さけの味噌豆乳クリーム煮

【材料】1人分

- □さけ ……… 1切れ
  - 塩、こしょう ……… 少々
  - 薄力粉 ……… 小さじ1/2
- □湯 ……… 70ml
- □顆粒だし ……… 少々
- □ほうれん草 ……… 1株
- □たまねぎ ……… 小1/4個
- □しめじ ……… 1/4パック
- □豆乳 ……… 60ml
- □味噌 ……… 小さじ2/3
- □油 ……… 小さじ1

【つくり方】

1. ほうれん草は4cm長さに切り、たまねぎは薄切りにする。しめじは石づきを切り落とし手でほぐす。
2. さけは4等分に切り、塩、こしょうをふって少しおく。キッチンペーパーで水気をとり、薄力粉をまぶす。
3. フライパンに油を中火で熱し、たまねぎを透き通るまで炒める。しめじとほうれん草を入れてほうれん草がしんなりするまで炒め、さけを入れ形がくずれないように軽く炒める。
4. ③にだしを溶かした湯を入れて弱火で熱し、煮立ったら、味噌を加える。
5. 豆乳を入れて弱火で熱し、ひと煮立ちさせる。

豆腐と大豆を活用して肉なしでも大満足！

大豆たっぷりドライカレー

【材料】1人分

- □ご飯 ………… 150g
- □木綿豆腐 ………… 1/4丁
- □大豆水煮 ………… 30g
- □たまねぎ ………… 中1/4個
- □にんじん ………… 中1/2本
- □油 ………… 小さじ1
- Ⓐ カレー粉 ………… 小さじ1/2
  - 水 ………… 大さじ1
  - ケチャップ ………… 大さじ1
  - ウスターソース ………… 大さじ1/2
  - 顆粒コンソメスープの素 ………… 小さじ1/3
  - 塩、こしょう ………… 少々

【つくり方】

1. 豆腐は電子レンジで600W、90秒加熱して水切りし、たまねぎとにんじんはみじん切りにする。
2. フライパンに油を熱し、たまねぎを入れて透き通るまで炒め、にんじんを加えて炒める。
3. ①の豆腐を加えてつぶしながら炒め、大豆を加えて炒める。Ⓐを加えて混ぜる。
4. 器にご飯を盛り、③をのせる。

タンパク質量
16.4g
488kcal
糖質:78.8g
脂質:11.9g

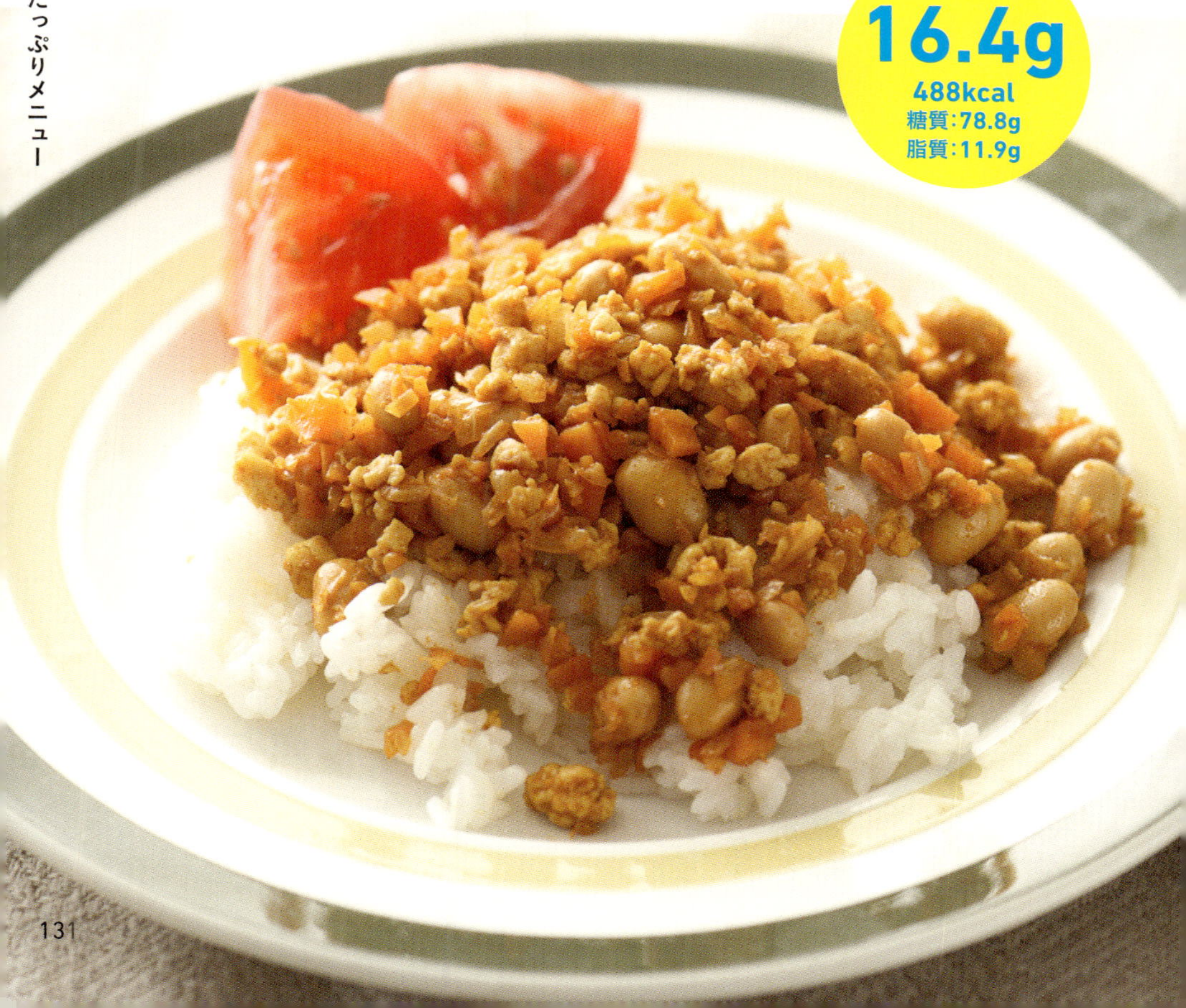

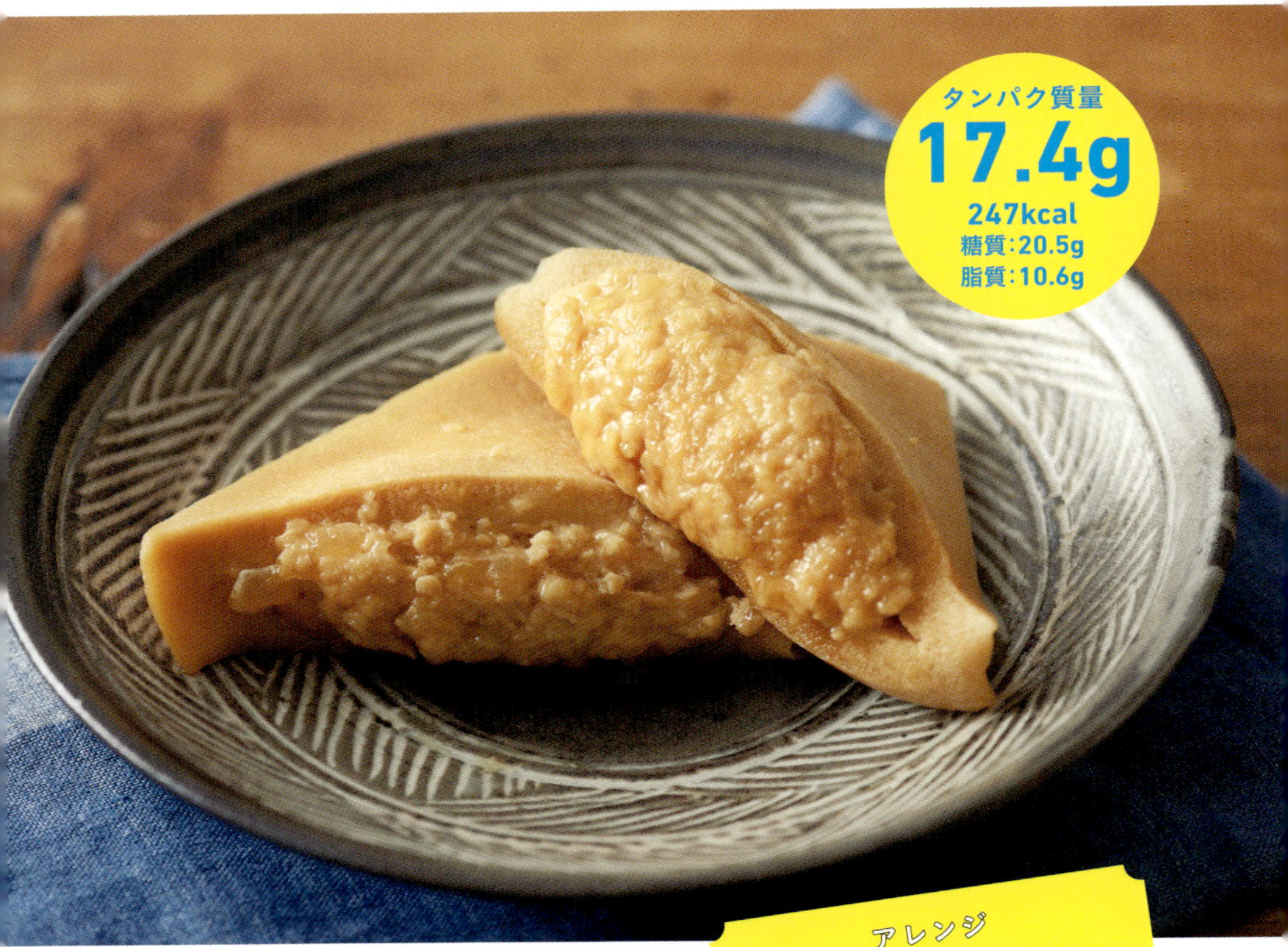
タンパク質量
17.4g
247kcal
糖質：20.5g
脂質：10.6g

アレンジ

高野豆腐が苦手な人は、
なかに入れる鶏ひき肉を団子にして、
木綿豆腐と煮てもOK！

低カロリーなのにボリュームあり！

高野豆腐の鶏ひき肉詰め

【材料】1人分

- □高野豆腐……1枚
- □鶏ひき肉……40g
- □たまねぎ……小1/8個
- □塩……少々
- A
  - こしょう……少々
  - しょうゆ……小さじ1/2
  - 酒……小さじ1/2
- □片栗粉……小さじ1

〈煮汁〉

- B
  - 水……80ml
  - めんつゆ……小さじ1/3
  - しょうゆ……大さじ1
  - みりん……大さじ1
  - 塩……少々
  - 砂糖……小さじ1/2

【つくり方】

1. 高野豆腐はぬるま湯につけて戻しておく。三角形が2つできるように切り、断面に切り込みを入れる。
2. ボウルにひき肉と塩を入れてよく混ぜ、ひき肉にねばりが出たら、みじん切りにしたたまねぎとAを入れよく混ぜる。
3. 2を1の高野豆腐のなかに詰め、具が見えている断面の部分に片栗粉をつける。
4. Bを鍋に入れて温め、60〜70℃（鍋のへりが少し沸々してくる程度）になったら3の高野豆腐を入れる。
5. 高野豆腐のなかの具に火が通るまで、アクを取りながら弱火でゆっくり煮る。火が通ったら、食べるまでつけておく。

どうしても
甘いものを食べたくなったら

お豆腐スイートポテト

【材料】アルミカップ４個分

- □さつまいも …… 大1/2個
- □木綿豆腐 …… 1/4丁
- □卵黄 …… 1個分
- □砂糖 …… 大さじ2

【つくり方】

1. さつまいもは皮をむき、1.5cm幅程度の輪切りにする。ポリ袋に入れ、電子レンジ500Wで10分加熱する。
2. さつまいもがやわらかくなったら、ポリ袋の上から押しつぶす。
3. ②に水きりした木綿豆腐と砂糖を加え、ボウルで混ぜる。
4. なめらかになったらスプーンで形を整えながらアルミカップに分ける。
5. 溶いた卵黄を表面に塗り、オーブントースターで８分焼く。

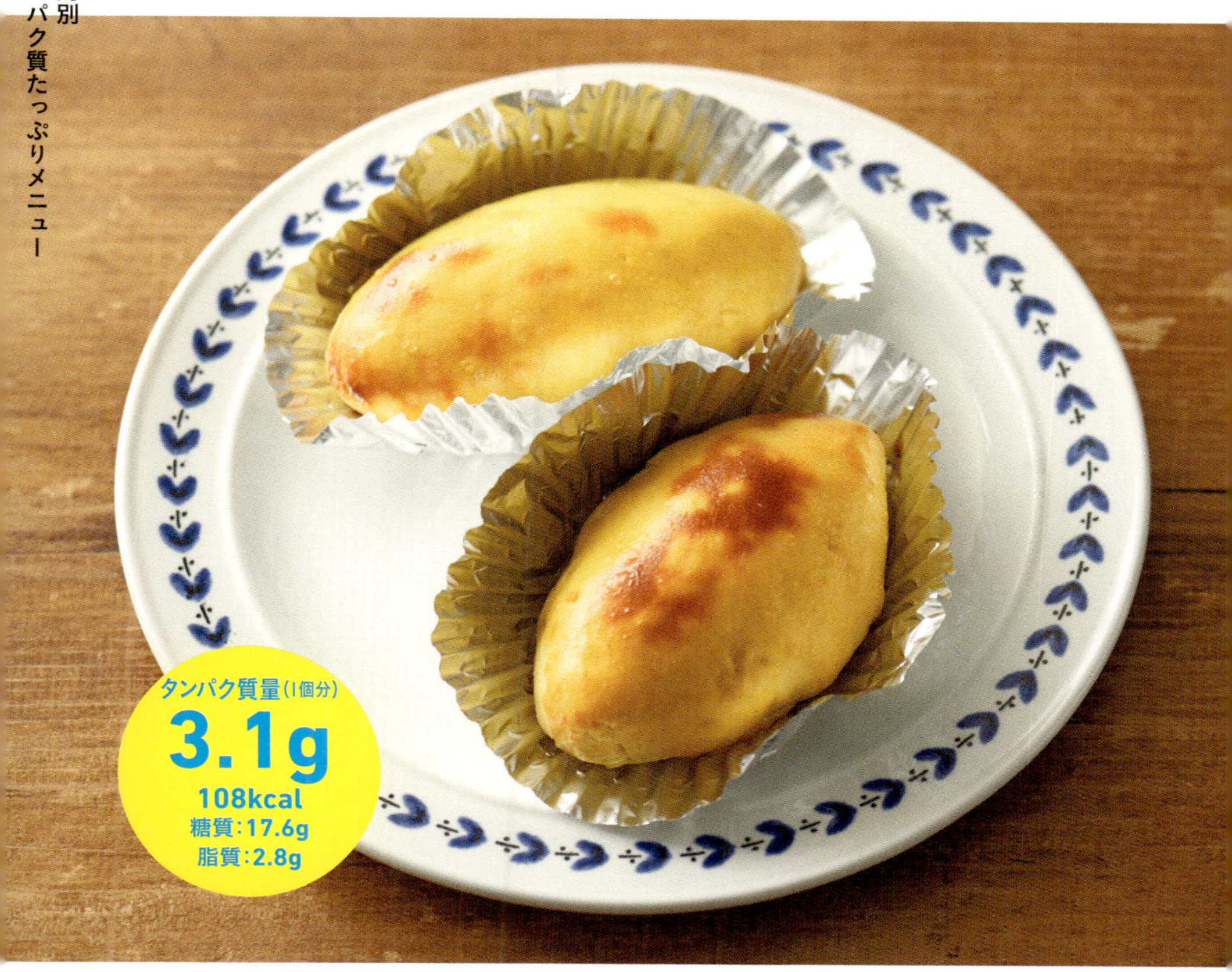

タンパク質量(1個分)
3.1g
108kcal
糖質:17.6g
脂質:2.8g

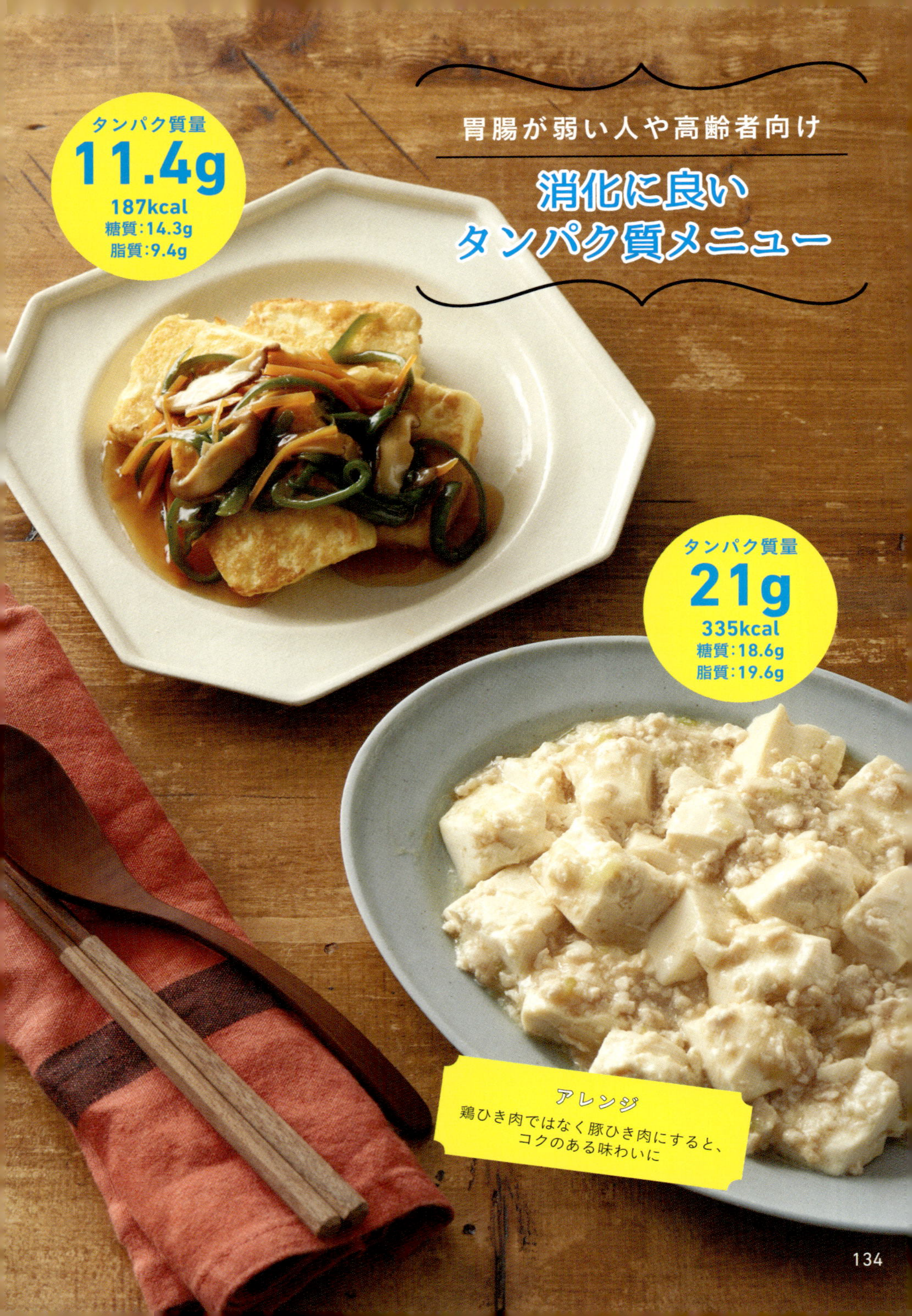

胃腸が弱い人や高齢者向け

消化に良い タンパク質メニュー

タンパク質量
11.4g
187kcal
糖質:14.3g
脂質:9.4g

タンパク質量
21g
335kcal
糖質:18.6g
脂質:19.6g

アレンジ
鶏ひき肉ではなく豚ひき肉にすると、
コクのある味わいに

とろみのある野菜あんかけで食べやすく

豆腐ピカタあんかけ

【材料】1人分

- □木綿豆腐……1/3丁
  - 小麦粉（薄力粉）……小さじ2/3
  - 卵……1/3個
  - 粉チーズ……小さじ1/3
- □にんじん……小1/4本
- □ピーマン……1/2個
- □しいたけ……1/2個
- □油……小さじ1弱
- □湯……80ml
- □顆粒鶏がらだし……小さじ1/3
- Ⓐ
  - 酢……小さじ1/2
  - しょうゆ……小さじ2
  - 砂糖……小さじ2/3
- □片栗粉……小さじ1
- □水（片栗粉用）……適量

【つくり方】

① 湯に鶏がらだしを入れ、溶けたらⒶを加えて合わせ調味料をつくる。

② 豆腐はキッチンペーパーに包み、電子レンジ600Wで90秒加熱する。ひと口大に切り、薄力粉を全体にまぶす。

③ ボウルに卵、粉チーズを入れて混ぜ合わせ、豆腐をくぐらせる。

④ フライパンに油を熱し、③の両面を弱中火で焼き、器に盛り付ける。

⑤ そのままのフライパンに千切りにしたにんじんとピーマンを入れてしんなりするまで炒め、薄切りにしたしいたけを入れさっと混ぜる。

⑥ ①を入れ、1分煮立たせる。水溶き片栗粉を加え混ぜ、④にかける。

豆腐と鶏ひき肉で消化にやさしい

塩麻婆豆腐

【材料】1人分

- □木綿豆腐……1/3丁
- □鶏ひき肉……60g
- □ねぎ……1/4本
- □チューブしょうが……小さじ1/2
- □チューブにんにく……小さじ1/2
- □ごま油……大さじ1/2
- □塩……少々
- □こしょう……少々
- Ⓐ
  - 水……70ml
  - 酒……大さじ1/2
  - みりん……大さじ1/2
  - 塩……少々
  - 顆粒鶏がらだし……小さじ1/4
  - 片栗粉……小さじ2

【つくり方】

① ねぎはみじん切りにする。

② Ⓐを混ぜ、合わせ調味料をつくる。

③ フライパンにごま油を入れて熱し、ねぎ、しょうが、にんにくを炒める。

④ ③にひき肉をほぐし入れ、塩、こしょうで味をととのえる。

⑤ ひき肉に完全に火が通る前に、豆腐を入れ炒める。

⑥ ひき肉と豆腐に火が通ったら、②を入れて炒め合わせる。

キウイフルーツで肉がやわらかく！

豚肉の味噌漬け焼き

【材料】1人分

- □豚肉 ……… 80g
- □味噌 ……… 小さじ2
- □キウイフルーツ ……… 1/4個
- □油 ……… 小さじ1

【つくり方】

① キウイフルーツはすりつぶし、味噌と混ぜ合わせる。

② 豚肉に①をからめる。

③ フライパンに油を熱し、②を焼く。

噛むのがつらい人に！ やわらかめニュー

たっぷりささみの豆乳茶碗蒸し

時短テクニック
蒸す代わりに、電子レンジ500Wで3～4分の加熱でもOK

【材料】1人分

- □豆乳 ……… 1/2カップ
- □卵 ……… 1個
- □顆粒だし ……… 少々
- □しょうゆ ……… 3g
- □鶏ささみ ……… 15g
- 　塩 ……… 少々
- □にんじん ……… 1/6本
- □まいたけ ……… 適量
- □三つ葉 ……… 適量

【つくり方】

① ささみはひと口大に切り、塩をふる。にんじんは短冊切りにし、まいたけは割く。

② ボウルに溶き卵、顆粒だしを混ぜ合わせ、こしながら豆乳に加える。しょうゆを加え混ぜる。

③ 耐熱カップに①と②を入れ、アルミホイルで蓋をし、5カ所ほど穴をあける。

④ 鍋に水を入れて③を並べ、強火にかける。沸騰したら弱火にし、15分加熱する。三つ葉をのせる。

大根おろしの酵素で消化吸収を助ける

さばとなすのしょうがみぞれあん

【材料】1人分

- □さば ……… 80g
- Ⓐ しょうがおろし ……… 3g
- Ⓐ しょうゆ ……… 小さじ2/3
- □なす ……… 小1本
- □油 ……… 小さじ1
- □片栗粉 ……… 小さじ1
- □大根 ……… 3cm
- □こねぎ ……… 1本
- Ⓑ しょうが汁 ……… 3g
- Ⓑ 水 ……… 50ml
- Ⓑ 顆粒だし ……… 少々
- Ⓑ 塩 ……… 少々
- Ⓑ みりん ……… 大さじ1/2
- Ⓑ しょうゆ ……… 小さじ2/1
- □片栗粉 ……… 小さじ2/3
- □水（片栗粉用） ……… 少々

【つくり方】

① さばは小骨を取り2cm幅に切りⒶにつける。なすは3cm角程度の乱切り、こねぎは小口切りにする。大根はおろして、水気をきる。

② フライパンに油を熱し、水気をきり片栗粉をまぶしたさばを入れる。

③ なすを加えてやわらかくなるまで炒める。さばとなすを取り出し器に盛る。

④ 鍋にⒷを加えて煮立たせ、大根おろしを加える。水溶き片栗粉でとろみをつける。

⑤ ③に④をかけ、こねぎをのせる。

消化に良いタンパク質メニュー

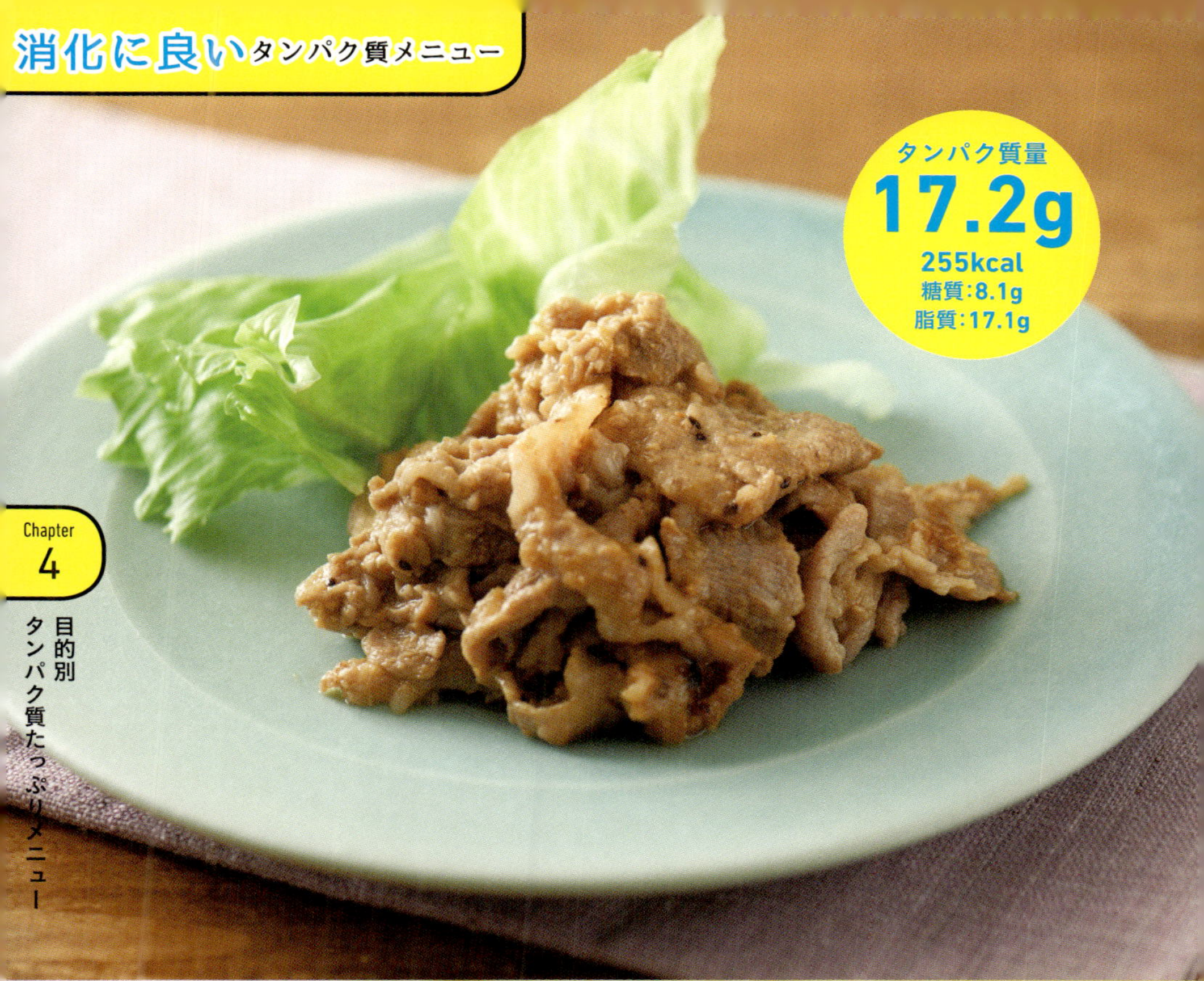
タンパク質量
17.2g
255kcal
糖質:8.1g
脂質:17.1g

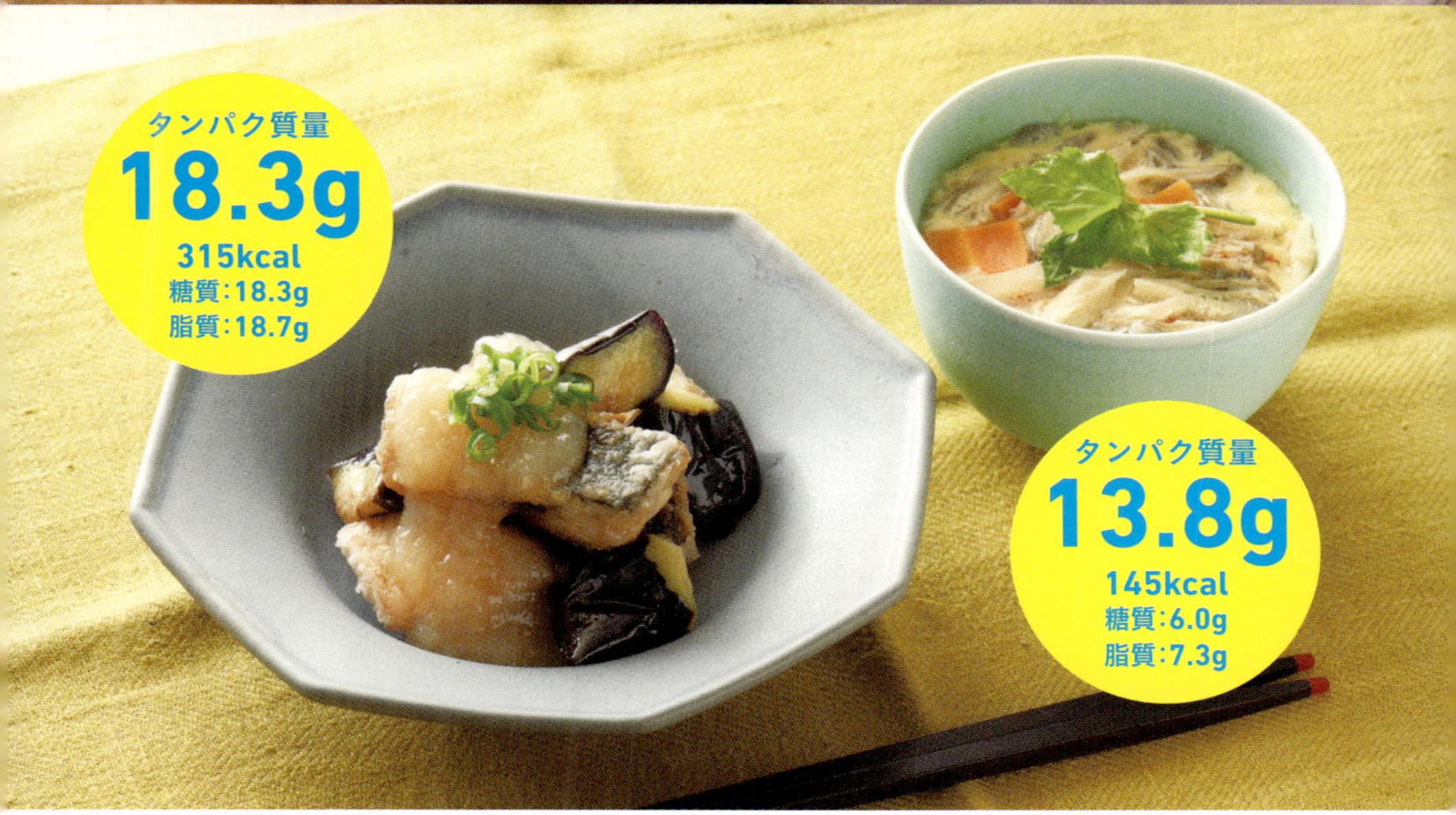
タンパク質量
18.3g
315kcal
糖質:18.3g
脂質:18.7g
タンパク質量
13.8g
145kcal
糖質:6.0g
脂質:7.3g

気持ちも満たされる

メンタル元気メニュー

バナナにはココロの原料"トリプトファン"が！

バナナくるみヨーグルト

【材料】1人分

- □ヨーグルト……2/3カップ
- □バナナ……1本
- □くるみ……適量
- □はちみつ……適量

【つくり方】

① バナナはひと口大に切り、くるみは食べやすい大きさに少し砕く。

② ヨーグルトと①を器に入れて混ぜ、はちみつをかける。

カシューナッツにも、トリプトファンがたっぷり！

鶏肉とカシューナッツの炒め物

【材料】1人分

- □鶏むね肉……80g
- A
  - 塩……少々
  - しょうが汁……少々
  - 酒……少々
  - 片栗粉……少々
- □カシューナッツ……30g
- □たけのこ水煮……10g
- □干ししいたけ……2個
- □ねぎ……1/4本
- □しょうが……2g
- □にんにく……2g
- □赤唐辛子……少々
- □油……小さじ1
- B
  - しょうゆ……小さじ1
  - 酒……小さじ1
  - 砂糖……少々
- □片栗粉……少々
- □水(片栗粉用)……少々

【つくり方】

① 鶏むね肉は1.5cm程度の角切りにし、Aで下味をつける。

② たけのこ、水で戻した干ししいたけはさいのめ切り、ねぎ、しょうが、にんにくはみじん切り、赤唐辛子は小口切りにする。

③ フライパンに油を熱し、しょうが、にんにく、ねぎ、赤唐辛子を入れ、香りが立つまで炒める。

④ 鶏むね肉を加えて炒め、火が通ったらたけのこ、しいたけを加え加熱する。

⑤ カシューナッツを加え、Bを加えて味をととのえ、水溶き片栗粉でとろみをつける。

※トリプトファンについてはP40を参照

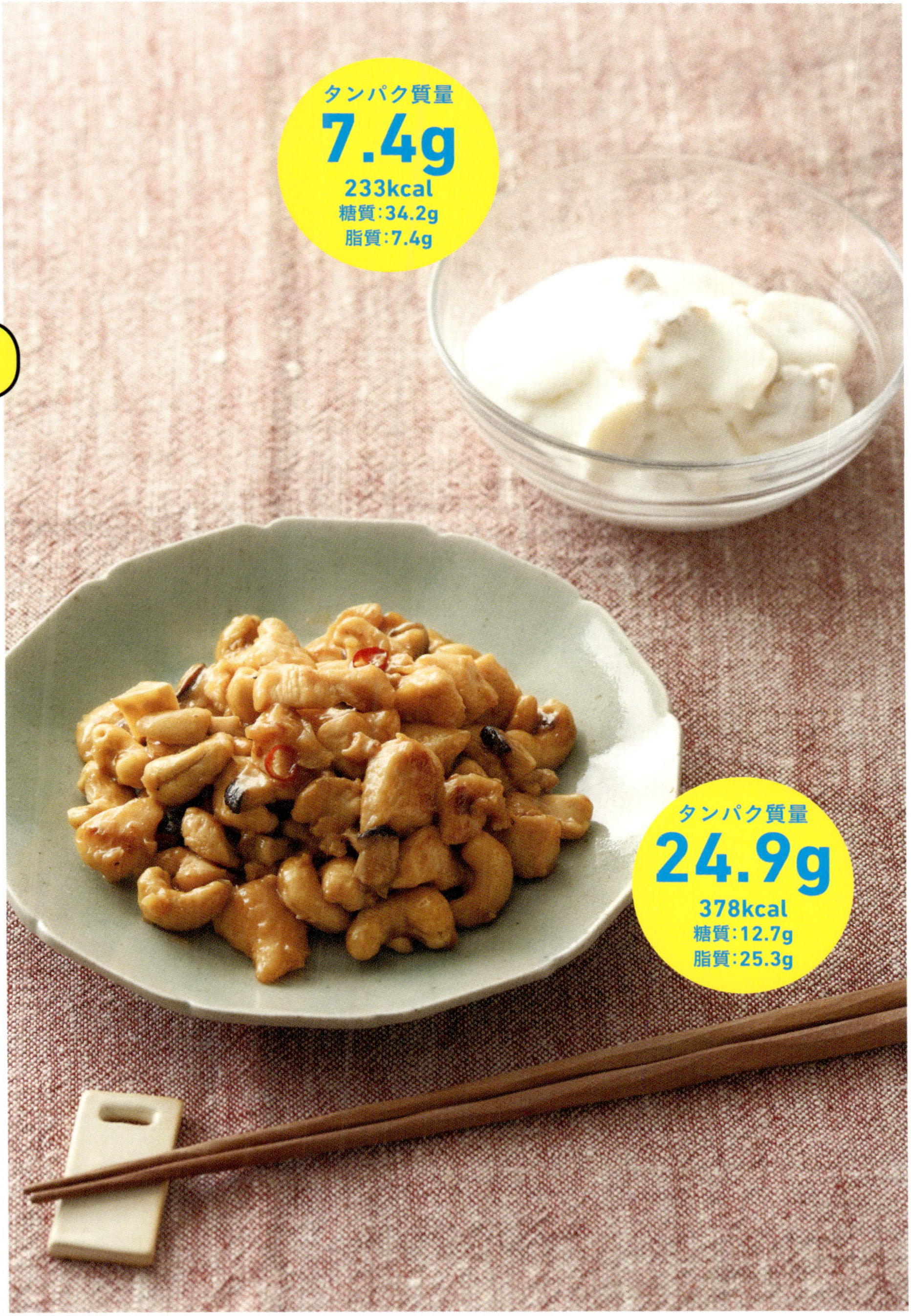
タンパク質量
7.4g
233kcal
糖質:34.2g
脂質:7.4g
タンパク質量
24.9g
378kcal
糖質:12.7g
脂質:25.3g

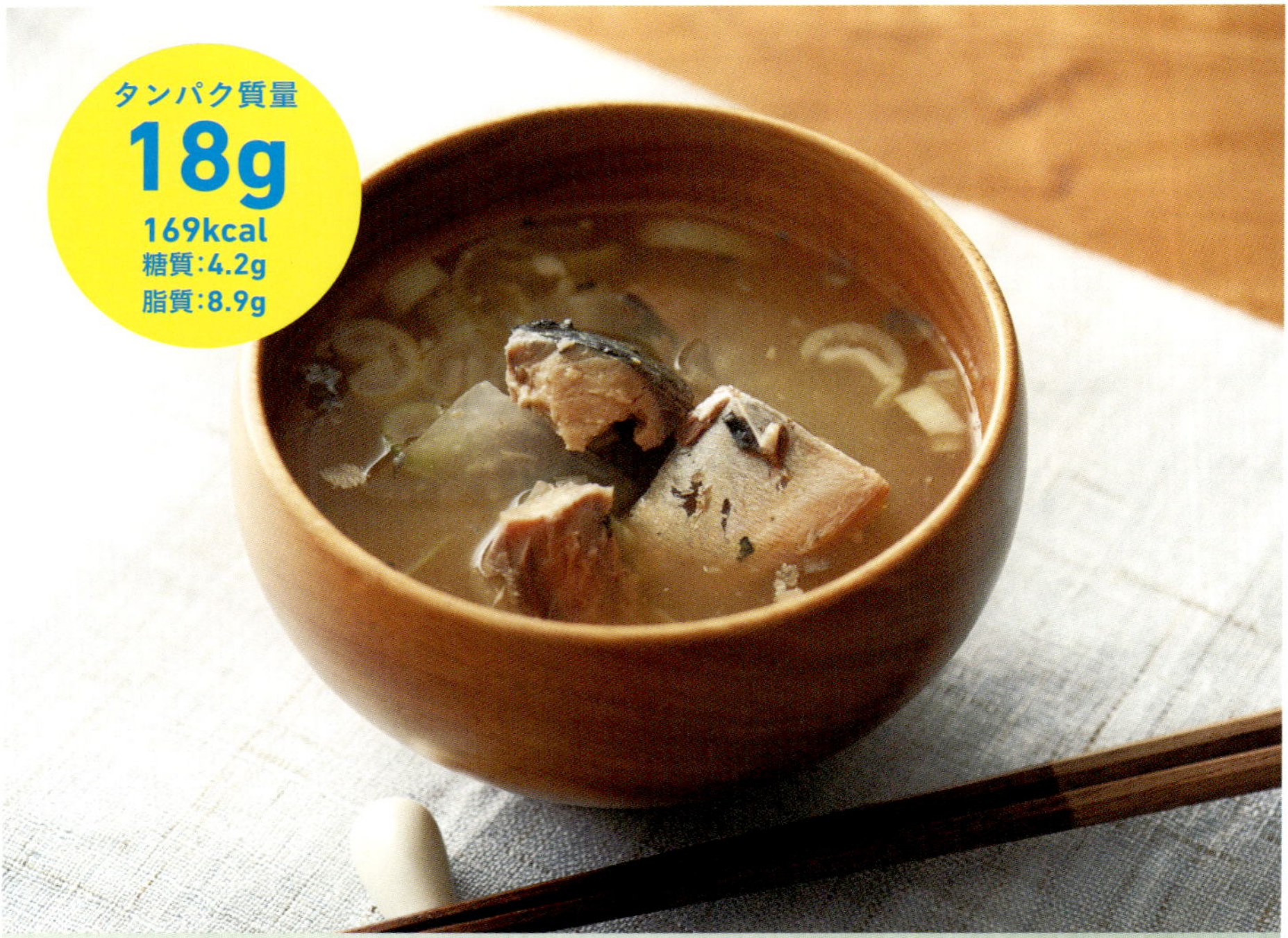
タンパク質量
18g
169kcal
糖質:4.2g
脂質:8.9g

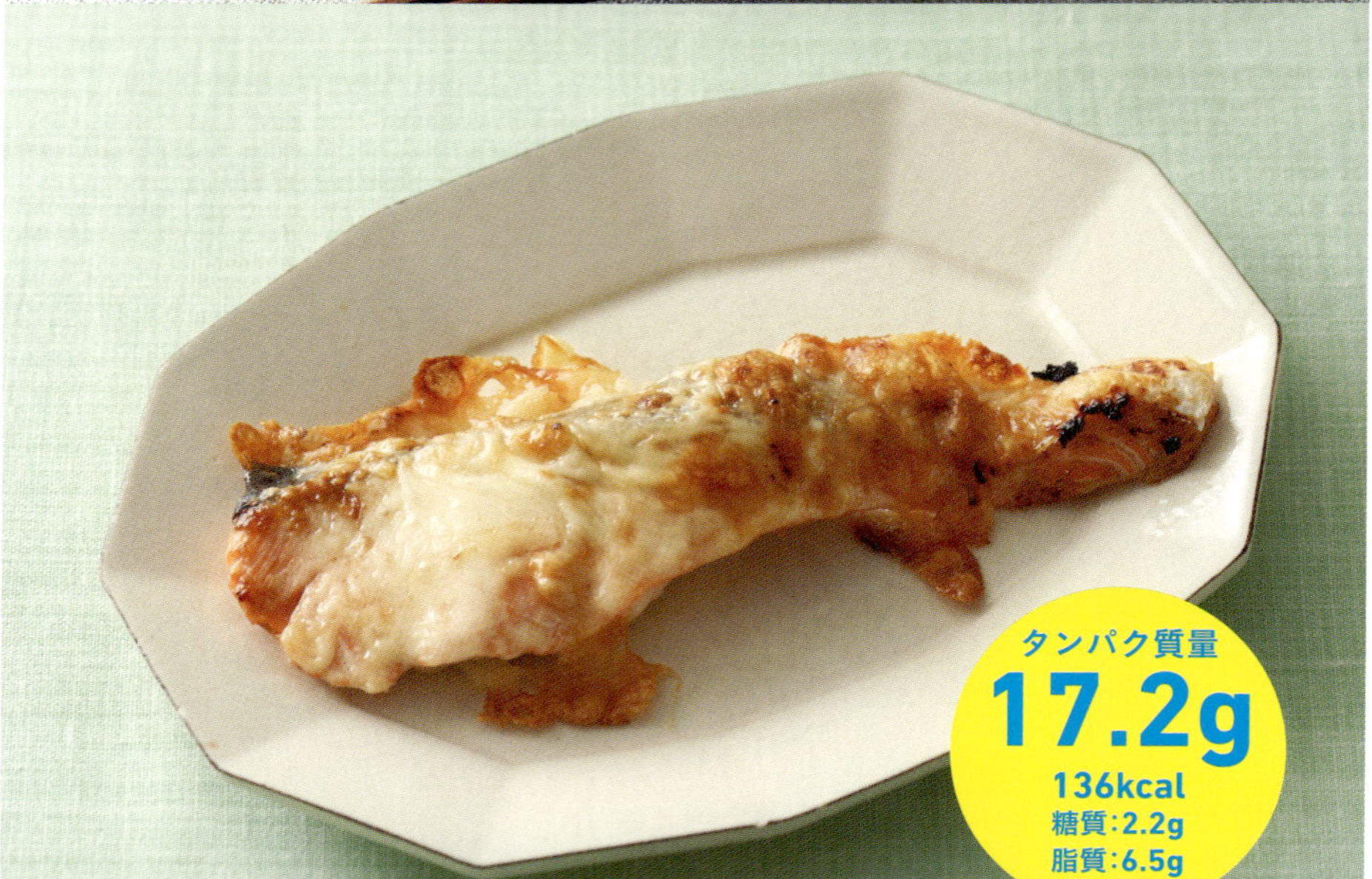
タンパク質量
17.2g
136kcal
糖質:2.2g
脂質:6.5g

さばにはココロをつくる、タンパク質と「EPA」「DHA」が！

さばの味噌汁

【材料】1人分

- □さばの水煮缶 …… 1/2缶
- □大根 …… 適量
- □ねぎ …… 3g
- □水 …… 150ml
- □顆粒だし …… 小さじ1/3
- □味噌 …… 小さじ1

【つくり方】

1. 大根はいちょう切り、ねぎは小口切りにする。
2. 水にだしを入れて温め、大根を入れて火が通るまで煮る。
3. さば、ねぎを入れて少し加熱したら火を止め、味噌を溶き入れる。

脳が健康になる脂質とタンパク質を補給

さけの味噌チーズ焼き

【材料】1人分

- □さけ …… 1切れ
- 酒 …… 少々
- 塩 …… 少々
- □味噌 …… 小さじ1/2
- □ピザ用チーズ …… 適量

【つくり方】

1. さけは酒と塩をふって20分ほどおき、キッチンペーパーで水気をふきとる。
2. ①に味噌をぬり、上からチーズをのせ、200℃のオーブンで約15分焼く。

さばやさけの脂は、うつに有効といわれる「EPA」「DHA」が！

さばなどの青魚やさけ、まぐろのトロなどに豊富に含まれる「EPA」や「DHA」という脂質の1種には、血中の脂肪を減らし、血圧を下げる効果があります。さらに、最近では、うつにも効果があるという報告が！ 神経伝達物質の調整作用があり、それがうつに有効なのではないかといわれています。抑うつ感がある人はさばやさけを積極的に食事に取り入れましょう！

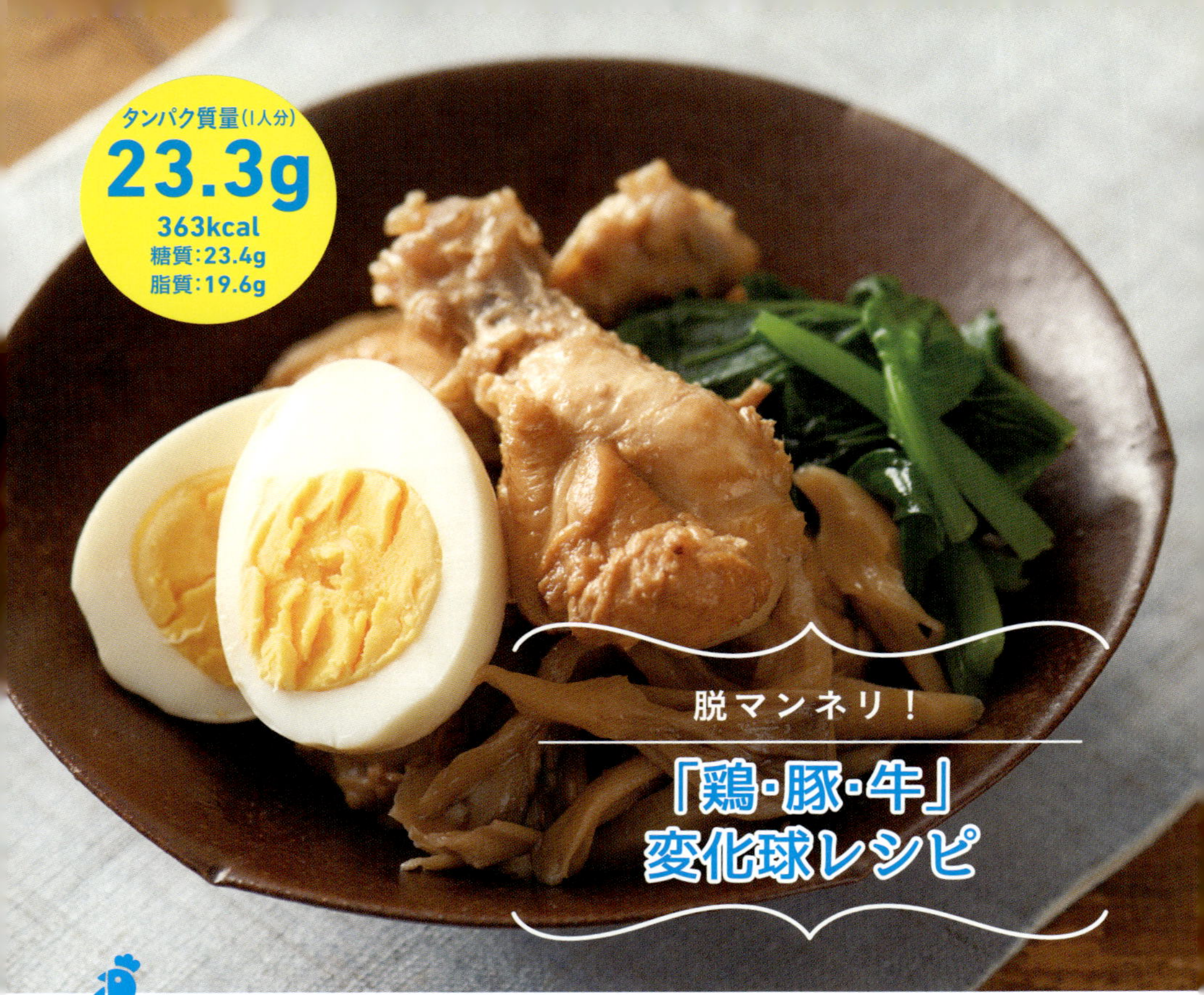
タンパク質量(1人分)
23.3g
363kcal
糖質:23.4g
脂質:19.6g

脱マンネリ！

「鶏・豚・牛」変化球レシピ

鶏

コラーゲンたっぷりの骨つき肉を活用！

手羽元のさっぱり煮

【材料】2人分

□手羽元 …… 4本
□卵 …… 2個
□小松菜 …… 1株
□まいたけ …… 1/2パック
Ⓐ チューブにんにく …… 小さじ1/2
　 チューブしょうが …… 小さじ1/2
□油 …… 小さじ1

〈煮汁〉

Ⓑ 水 …… 150ml
　 しょうゆ …… 大さじ2
　 酢 …… 大さじ2
　 酒 …… 大さじ1
　 みりん …… 大さじ1
　 砂糖 …… 小さじ2

【つくり方】

1. 手羽元は洗って水気をふき、皮に切り込みを入れる。まいたけは食べやすい大きさに割く。小松菜は根元を切ってゆで、冷水にとり、軽く絞ったあと4cm長さに切る。
2. 小鍋に水（分量外）を入れ、卵を入れて中火にかける。8分ほど沸騰させたら、卵を冷水にとり殻をむく。
3. 鍋に油を入れて熱し、Ⓐを入れ、香りが出たら手羽元を皮面から焼く。
4. 手羽元の表面が焼けたらⒷを入れ、まいたけを加えて20分ほど弱火で煮る。
5. 火を止めて一度冷まし、食べる直前に加熱する。器に小松菜、卵とともに盛る。

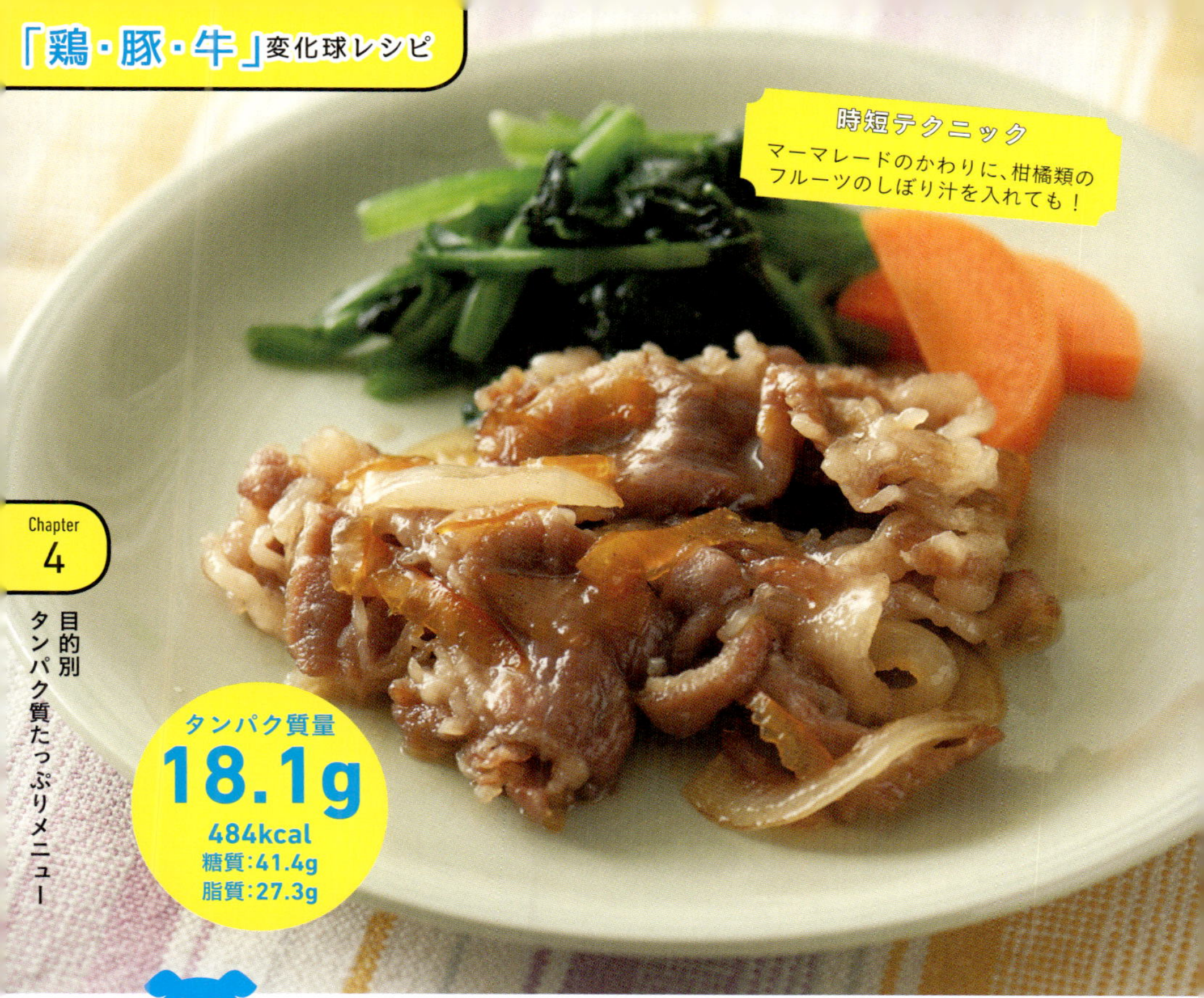

時短テクニック
マーマレードのかわりに、柑橘類のフルーツのしぼり汁を入れても！

タンパク質量
18.1g
484kcal
糖質:41.4g
脂質:27.3g

豚

ジャムでいつもと違う味わいに
豚肉のマーマレードソース焼き

【材料】1人分

- □豚肉 …… 100g
- □たまねぎ …… 小1/4個
- A
  - オレンジマーマレード …… 1/4カップ
  - しょうゆ …… 大さじ1/2
  - 酒 …… 大さじ1
- □油 …… 小さじ2
- □こしょう …… 少々

【つくり方】

1. ボウルにAを入れて混ぜ合わせる。
2. 1に豚肉をつけこむ。
3. たまねぎは薄切りにする。
4. フライパンに油を熱し、たまねぎが透き通るまで炒める。
5. 2の豚肉を調味液ごと4に入れ、こしょうをふって炒める。

牛

鉄たっぷりのレバーで、貧血の人にぴったり

牛ひき肉とレバーとなすのオーブン焼き

【材料】1人分

- □牛ひき肉 …… 40g
- □牛レバー …… 35g
- □なす …… 1本
  - 塩 …… 少々
- □たまねぎ …… 1/8個
- □ピーマン …… 1/2個
- □チューブにんにく …… 小さじ1/2
- □トマト缶(カット) …… 40g
- □赤ワイン …… 10g
- Ⓐ
  - トマトケチャップ …… 小さじ2
  - しょうゆ …… 小さじ1
- □塩、こしょう …… 少々
- □オリーブ油 …… 小さじ1
- □ピザ用チーズ …… 適量

【つくり方】

① レバーはすりつぶすか、細かく刻んで赤ワインにつけこむ。

② なすは斜め薄切りにして塩をふり、電子レンジで600W、1分加熱する。たまねぎ、ピーマンは1cm角の角切りにする。

③ フライパンにオリーブ油とにんにくを入れて熱し、香りが出たらたまねぎを入れ、透き通るまで炒める。

④ ピーマンを入れてさらに炒め、火が通ったらひき肉と①のレバーを入れて炒める。

⑤ ④にトマト缶を入れて火を通し、Ⓐを加え、塩とこしょうで味をととのえる。

⑥ グラタン皿に②のなすを敷き、その上に⑤のミートソースをかけ、最後にチーズをのせる。250℃のオーブンでチーズに焼き目がつくまで焼く。

抗酸化力の高い牛肉とトマトで疲労回復！

牛肉とトマトのチーズグラタン

【材料】1人分

- □牛もも肉 …… 70g
- □たまねぎ …… 中1/4個
- □アスパラガス …… 4本
- □バター …… 小さじ1
- □トマト …… 1/4個
- □トマトケチャップ …… 小さじ1
- □白ワイン …… 小さじ2
- □塩、こしょう …… 少々
- □ピザ用チーズ …… 適量
- Ⓐ
  - ホワイトソース …… 50g
  - 牛乳 …… 60ml

【つくり方】

① 牛もも肉はひと口大に切り、アスパラガスは斜め薄切りにする。トマトは1.5cmほどの角切りにし、たまねぎは薄切りにする。

② フライパンにバターを入れて熱し、たまねぎ、アスパラガスを加え炒める。たまねぎ、アスパラガスがしんなりしたら、牛肉を加える。

③ 白ワインを加えてさらに炒め、ケチャップを入れ、塩とこしょうで味をととのえる。

④ Ⓐを加えて混ぜ、グラタン皿に入れる。

⑤ 角切りにしたトマト、チーズをのせて、250℃のオーブンで10分加熱する。

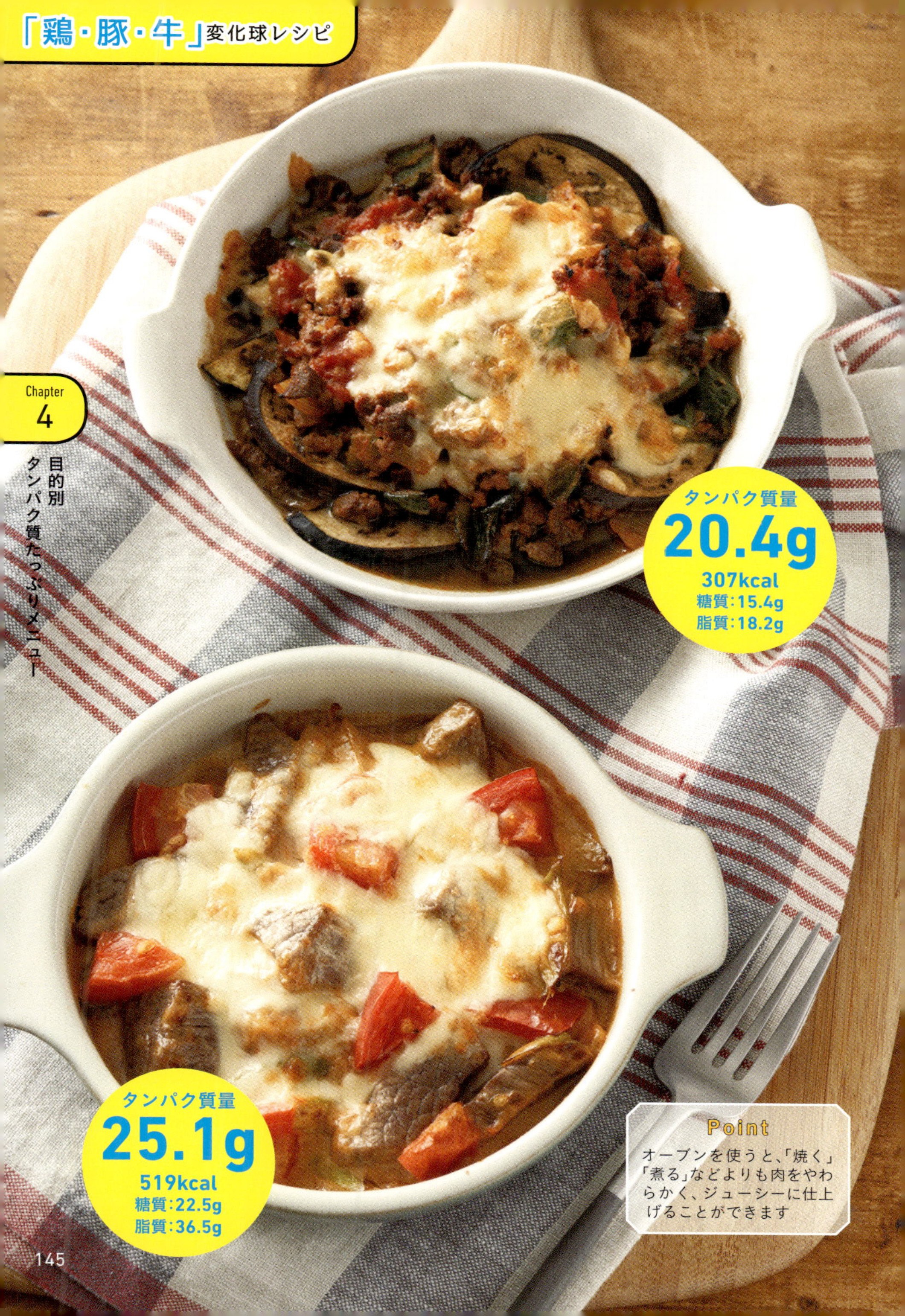

タンパク質量
20.4g
307kcal
糖質:15.4g
脂質:18.2g

タンパク質量
25.1g
519kcal
糖質:22.5g
脂質:36.5g

Point

オーブンを使うと、「焼く」「煮る」などよりも肉をやわらかく、ジューシーに仕上げることができます

Column 6

実は、いくつかの種類がある
プロテインの特徴と活用方法

プロテインは、食事で摂れないくらい大量のタンパク質が必要なマッチョのためのもの、というイメージがあるかもしれません。しかし、例えば、体調が悪くて食欲がなく、食事から十分なタンパク質が摂れない人や、好き嫌いが激しい子どもにも、タンパク質を手軽に摂れるプロテインはとても有効です。プロテインには、大きく3つの種類があり、それぞれ異なった特徴があるので、目的に応じて使い分けましょう。

まず1つめは、牛乳から抽出される「ホエイプロテイン」です。低カロリーでBCAA（詳しくはP50）が豊富なため、筋肥大を目指す人に最適です。体に素早く吸収されるので、筋力トレーニング直後のタンパク質補充として活用しましょう。ただし、乳製品が苦手な人はお腹がゆるくなるかもしれませんので注意が必要です。

2つめの「カゼインプロテイン」は、牛乳からホエイと乳脂肪分を除いたもの。水に溶けにくくて粘性があり、ゆっくりと吸収されます。腹持ちが良く、間食予防になるため、ダイエット中の人にもおすすめ。とはいえ、「吸収が遅い」＝「長時間、消化器官に負担がかかる」ということなので、こちらもお腹が弱い人は注意してください。

最後の「ソイプロテイン」は、前の2つは牛乳が原料だったのに対し、大豆からつくられる植物性タンパク質のプロテインです。カゼインと同じように吸収に時間がかかり、腹持ちは良いでしょう。水などに溶かしたときに粉っぽくなり、飲みにくいものもあります。最近では改良された商品も多く発売されています。

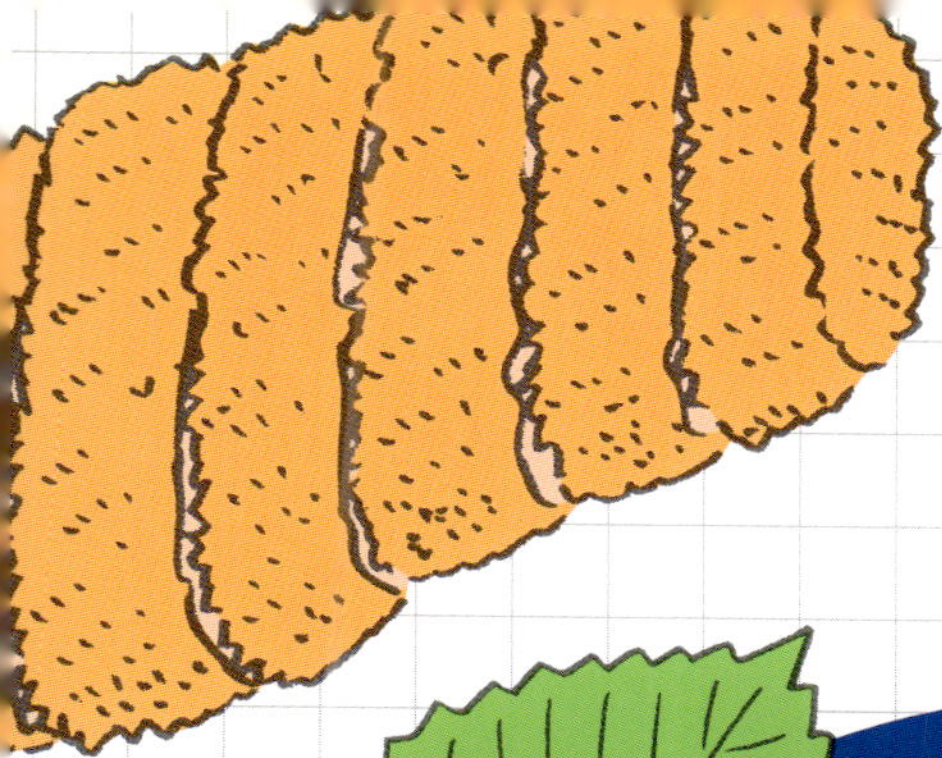

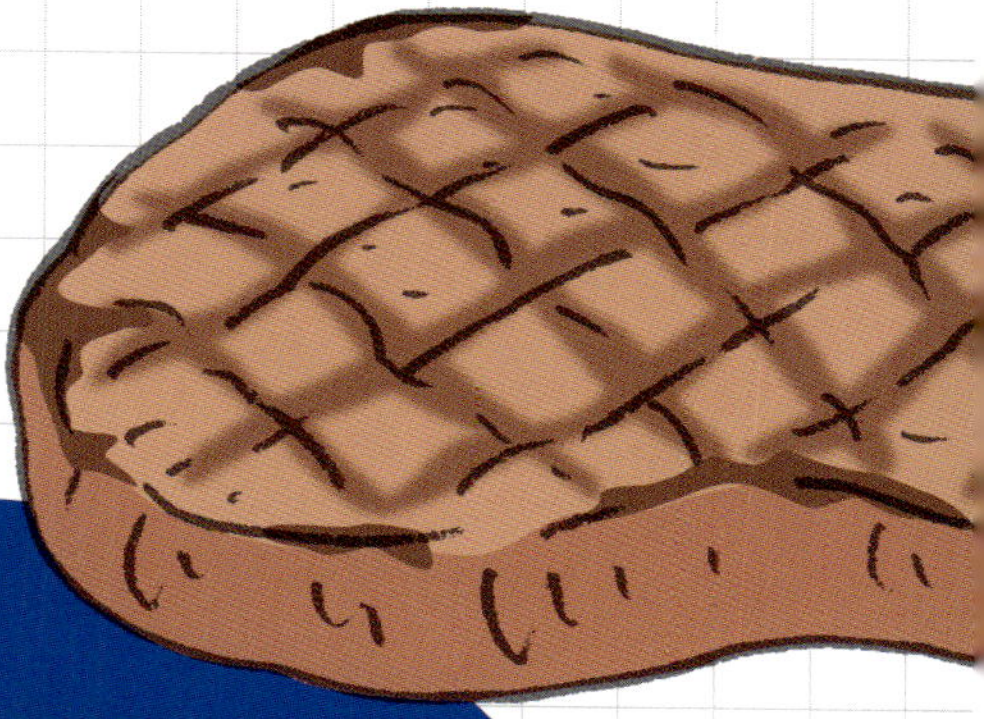

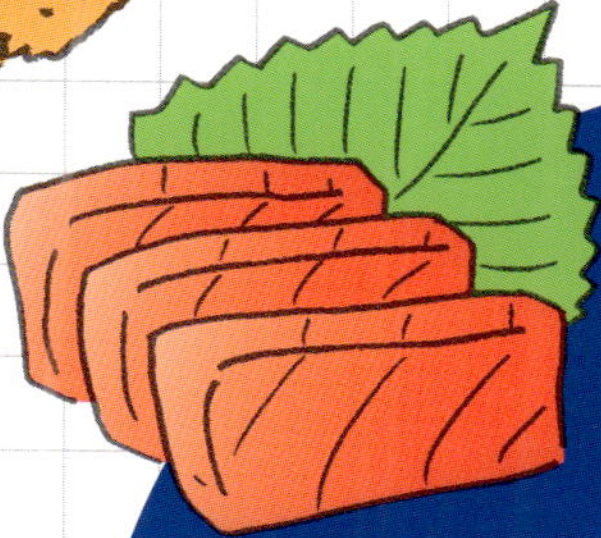

付録

日常生活に役立つ！タンパク質量リスト

食品に含まれるタンパク質を、
「食材」と「料理」に分けて掲載します。
栄養の専門家が日々気をつけている、
日常生活のなかで効率良く
タンパク質を摂る方法や、考え方の
ポイントを解説しました。

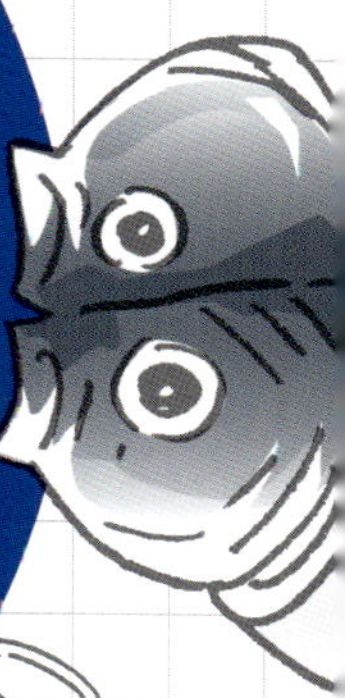

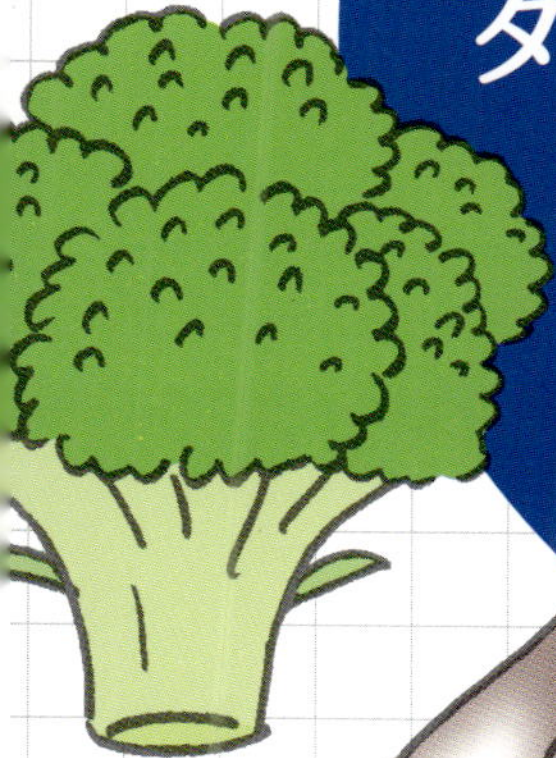

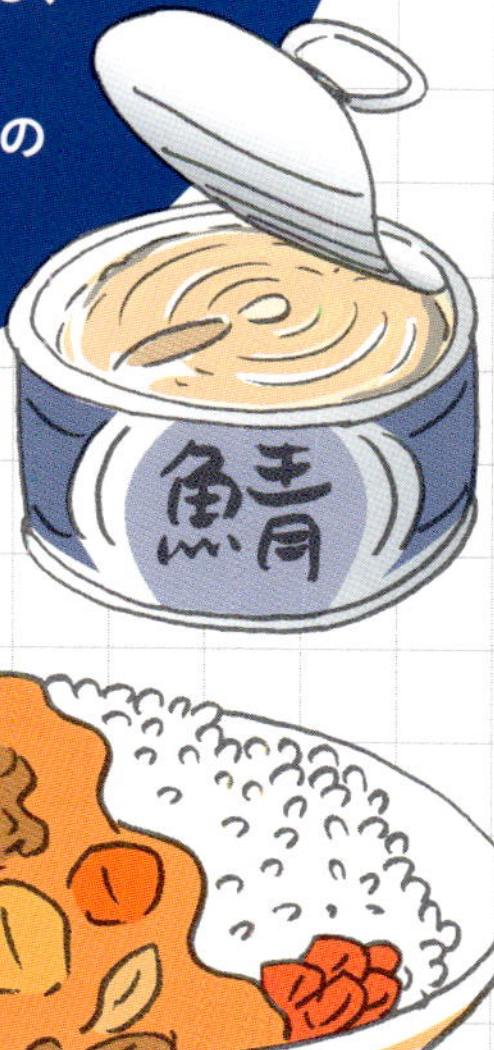

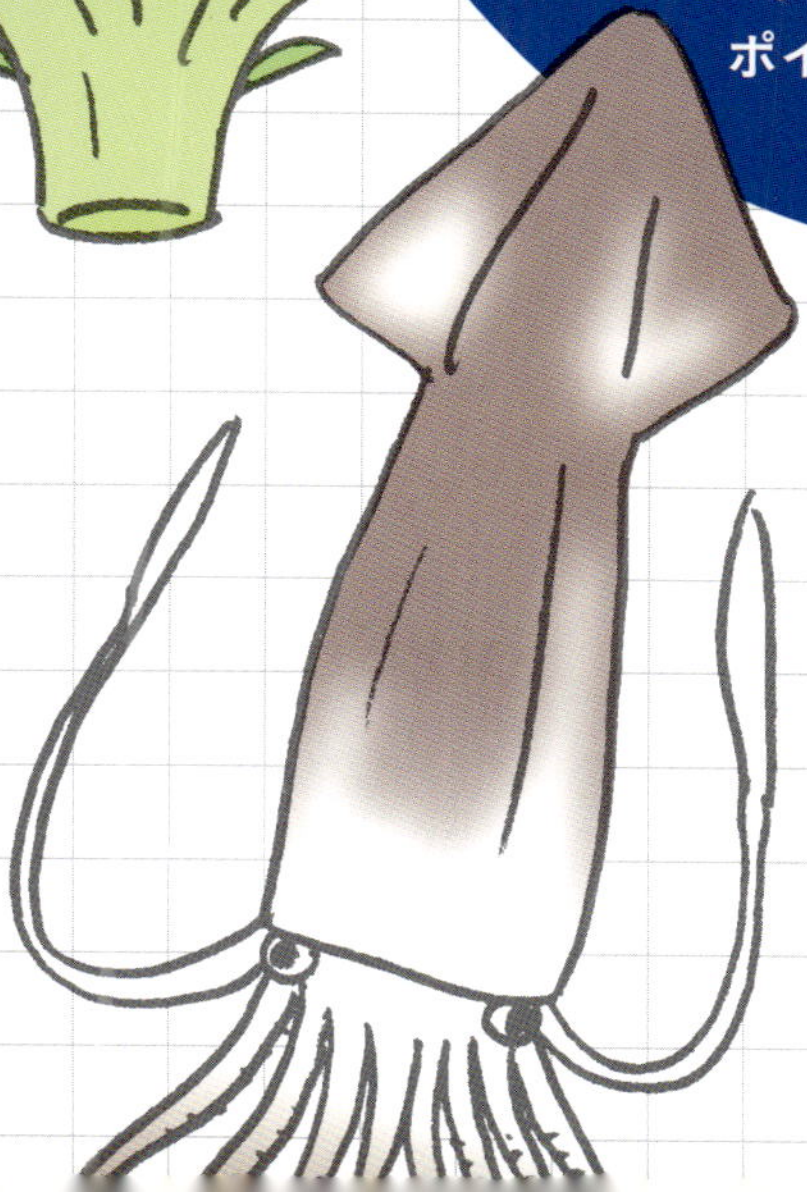

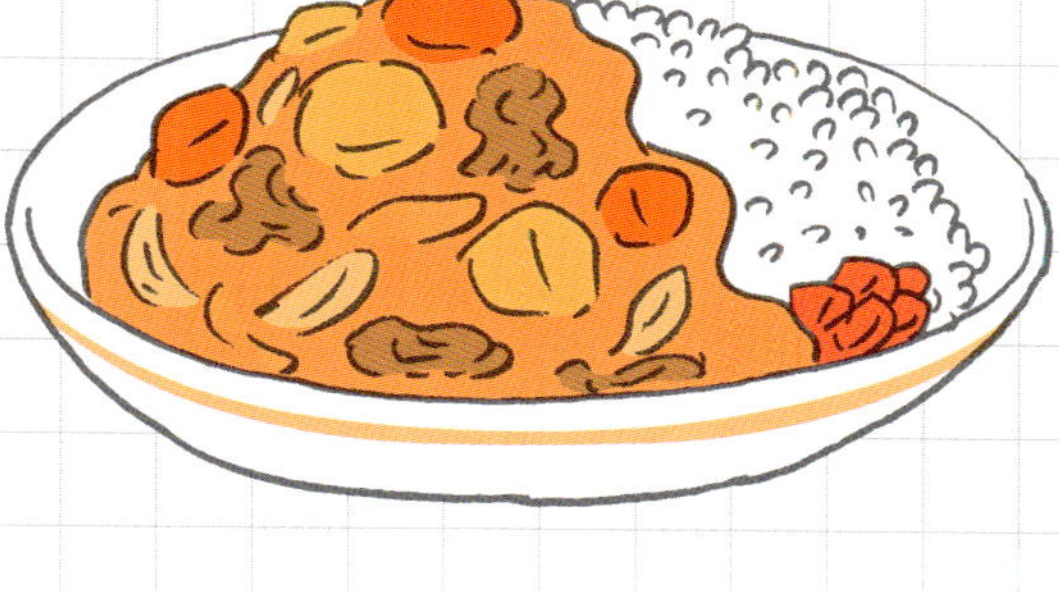

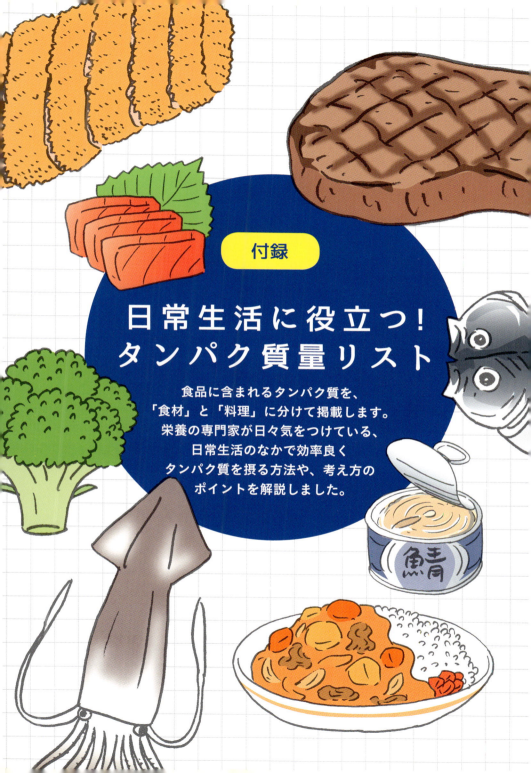

食材のタンパク質量

肉や乳製品、野菜類など、
食材に含まれるタンパク質の量を紹介！

AS…アミノ酸スコア

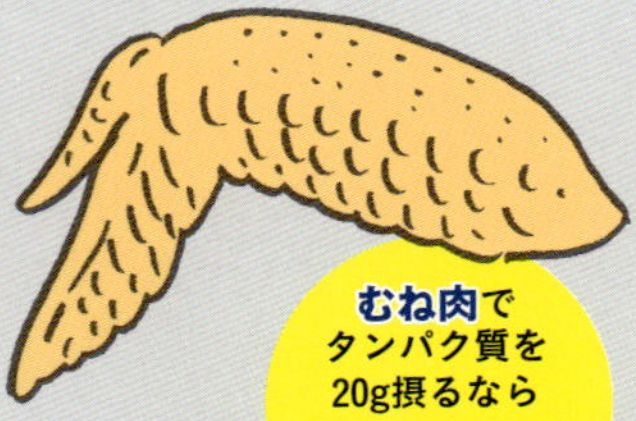

むね肉でタンパク質を20g摂るなら 約94g

鶏肉

肉類のなかでも高タンパク低脂質。
ビタミンAやビタミンB群も。

鶏むね肉(80g)	AS 100	17.0g
鶏もも肉(80g)	AS 100	13.3g
鶏ささみ2本(80g)	AS 100	18.4g
手羽先(正味80g)	AS 100	13.9g
鶏ひき肉(80g)	AS 100	14.0g

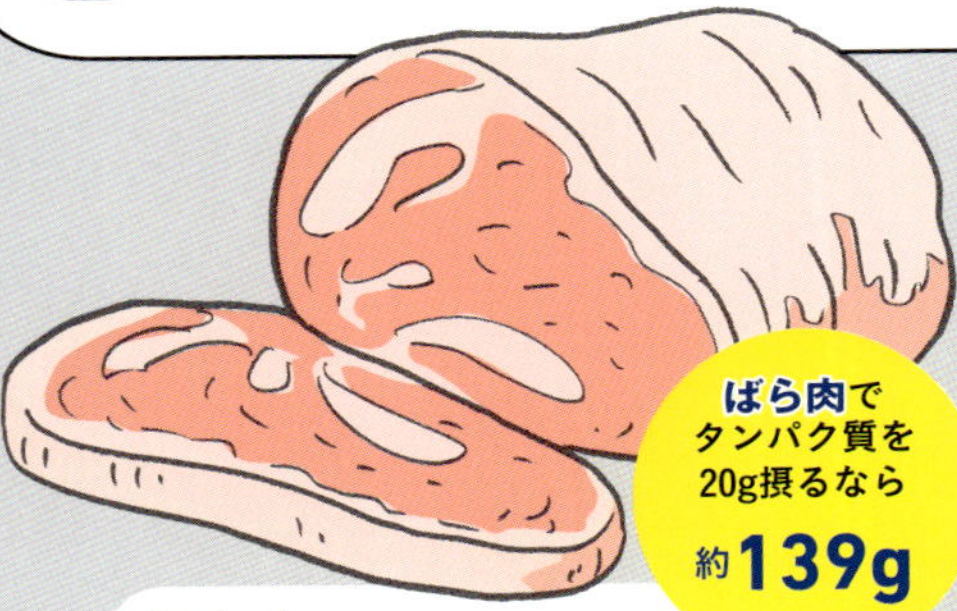

ばら肉でタンパク質を20g摂るなら 約139g

豚肉

タンパク質のほか、疲労回復の効果があるビタミンB群が豊富。

肩肉(80g)	AS 100	14.8g
豚ロース肉(80g)	AS 100	13.7g
豚ばら肉(80g)	AS 100	11.5g
豚ひき肉(80g)	AS 100	14.2g

ヒレ肉でタンパク質を20g摂るなら 約97g

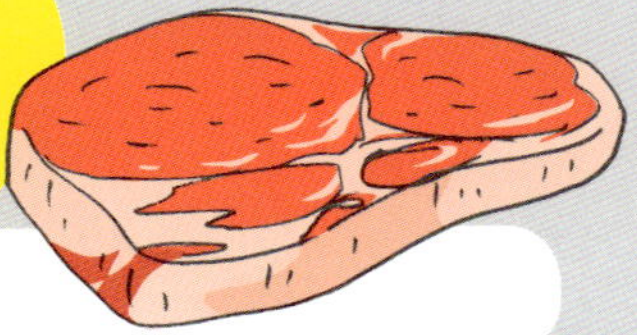

牛肉

タンパク質やビタミンB群のほか、鉄分もたっぷり。

牛ヒレ肉(80g)	AS 100	16.4g
牛もも肉(80g)	AS 100	15.7g
牛ひき肉(80g)	AS 100	13.7g
牛サーロイン(80g)	AS 100	13.9g
牛肩肉(80g)	AS 100	15.2g

鶏卵1個にはタンパク質が 約6.8gも！

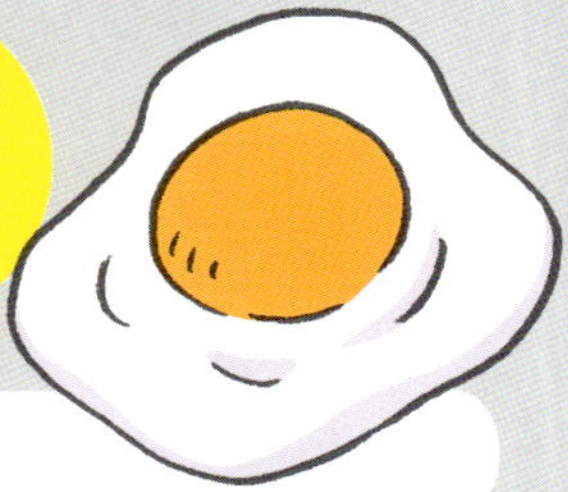

卵

ビタミンC以外のほぼすべての栄養を含む完全栄養食品。

鶏卵1個(正味55g)	AS 100	6.8g
うずらの卵3個(正味30g)	AS 100	3.8g

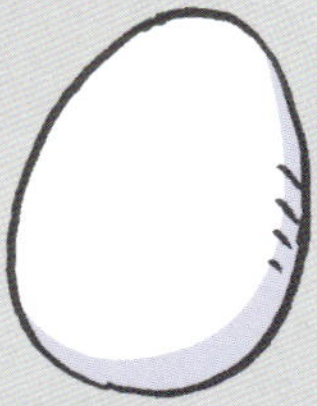

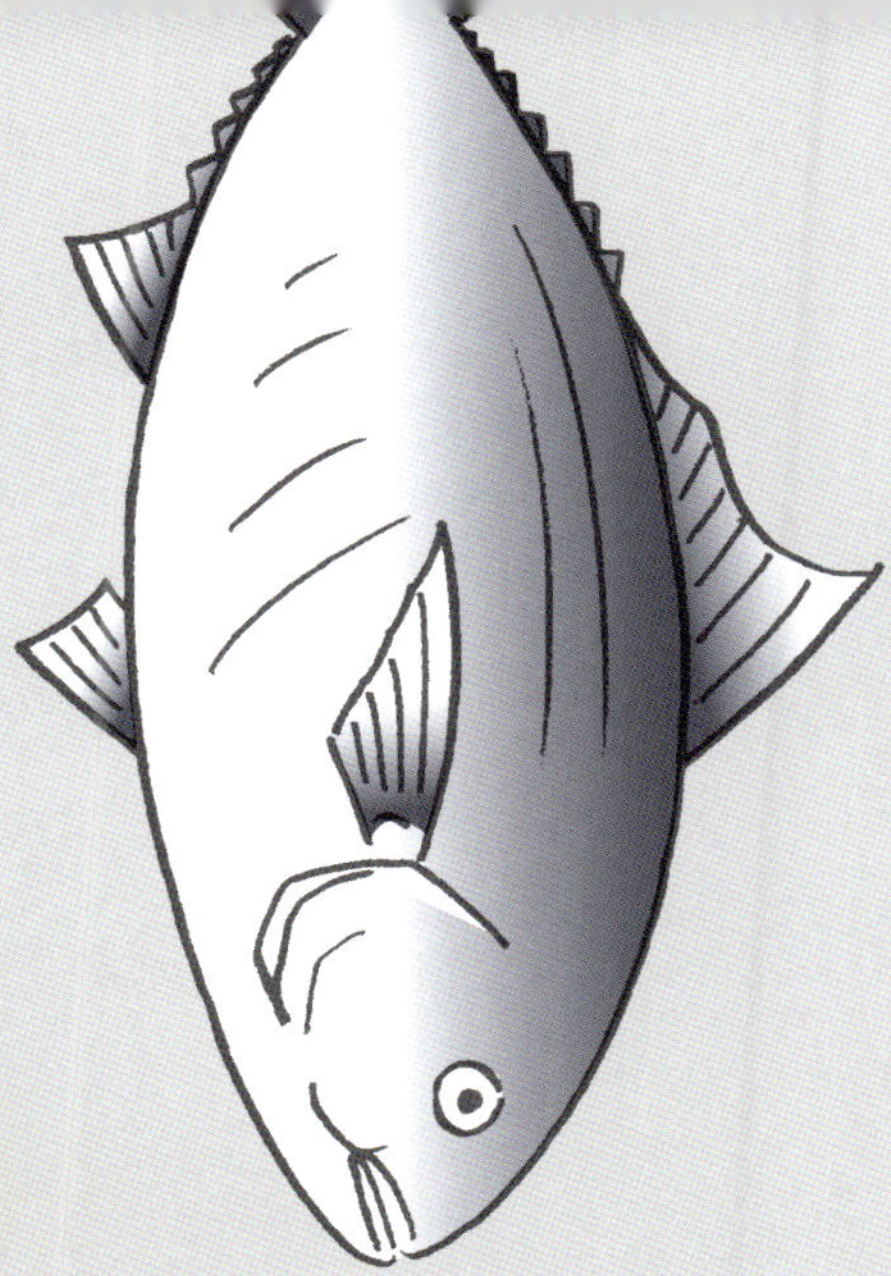

さけで
タンパク質を
20g摂るなら
約89g

魚

健康に重要な不飽和脂肪酸という脂質がたくさん含まれています。

さけ1切れ(80g)	AS 100	17.8g
さんま1尾(正味100g)	AS 100	17.6g
あじ1尾(正味80g)	AS 100	15.8g
さば1切れ(80g)	AS 100	16.5g
いわし2尾(正味110g)	AS 100	21.1g
たら1切れ(正味80g)	AS 100	14.1g
まぐろ1切れ(正味80g)	AS 100	19.4g
たい1切れ(正味80g)	AS 100	16.7g

貝

貝類は高タンパク低脂質で、カルシウムや鉄などミネラルも豊富。

しじみ(大)20個(正味20g)	AS 100	1.5g
あさり(中)10個(正味40g)	AS 100	2.4g
ほたて3個(正味80g)	AS 100	10.8g
かき4個(正味65g)	AS 100	4.8g

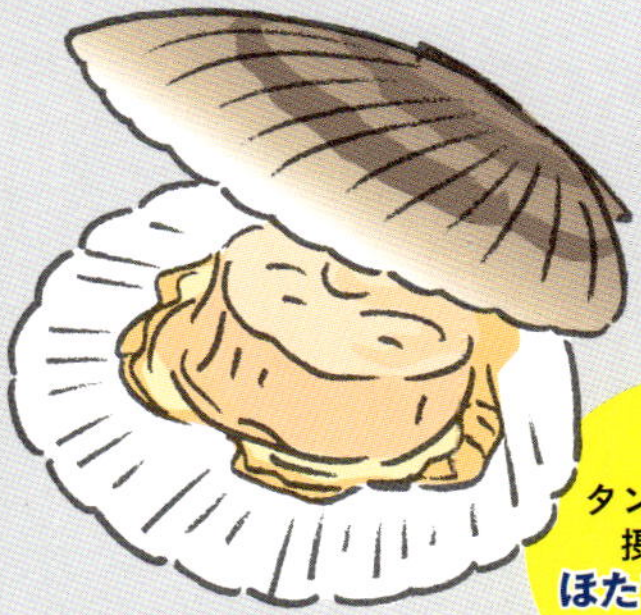

タンパク質を
摂るなら
ほたてが優秀！

甲殻類の
タンパク質は
アレルギーに
注意！

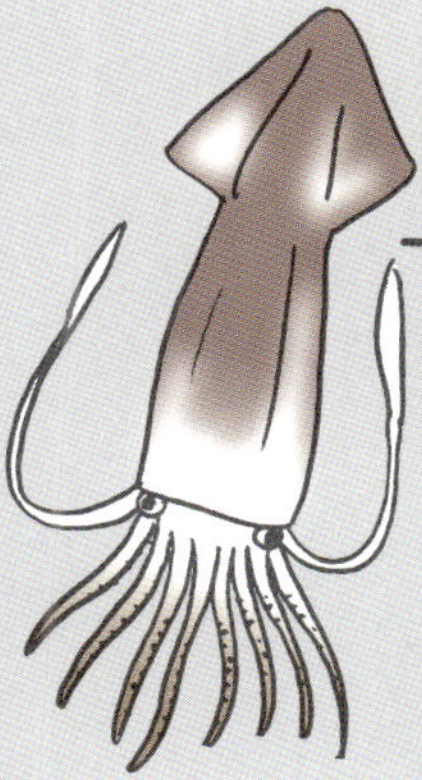

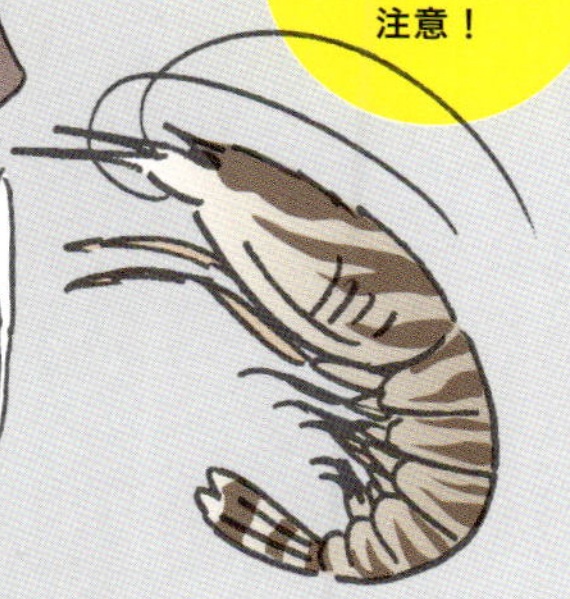

ほかのシーフード

いかやたこ、かになどはタンパク質が多く、低脂質の超おすすめ食材。

いか(60g)	AS 100	10.7g
たこ(ゆで)刺身1皿(60g)	AS 100	13.0g
くるまえび(50g)	AS 100	10.8g
ずわいがに(100g)	AS 100	13.9g

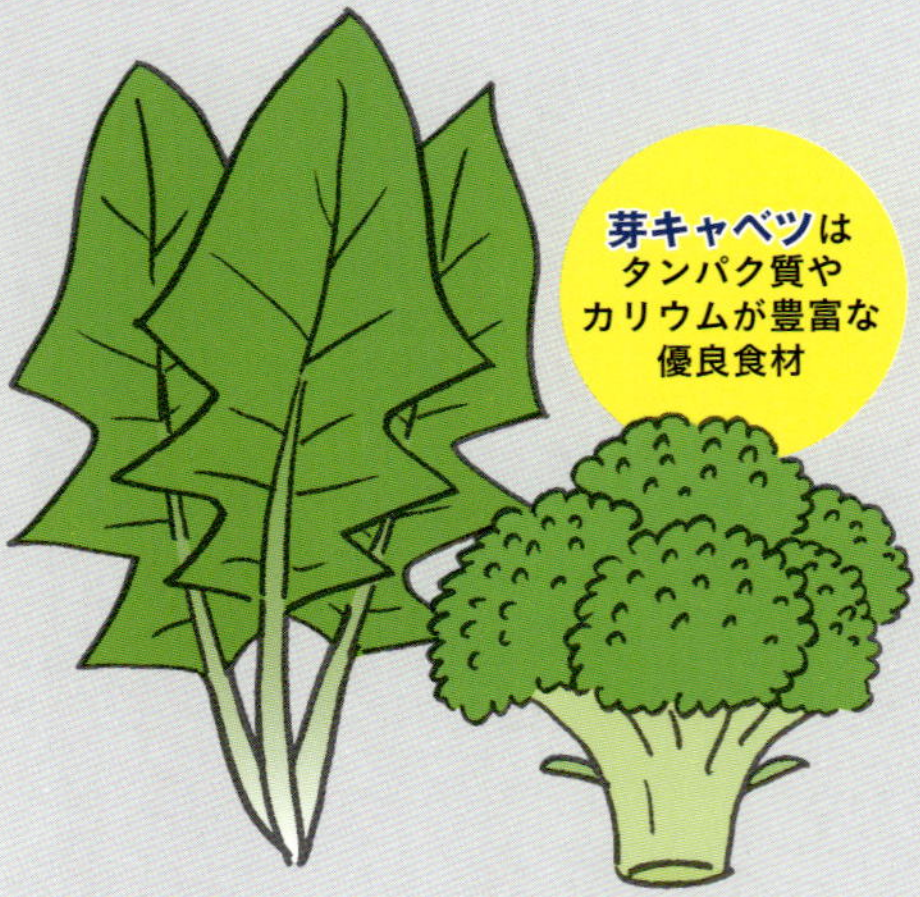
芽キャベツは
タンパク質や
カリウムが豊富な
優良食材

野菜・果物

量は多くはありませんが、身近な野菜にも少量のタンパク質が。

- ほうれんそう1/3束(60g) … AS 100 1.3g
- ブロッコリー1/4個(60g) AS 100 2.6g
- 芽キャベツ4個(60g) …… 3.4g
- アボカド1/2個(80g) …… AS 100 2.0g
- とうもろこし1/2本(正味70g) …… AS 100 2.5g
- えだまめ(ゆで)1皿(正味40g) …… AS 100 4.6g

いも

糖質が豊富ですが、食物繊維も多いため、血糖値を急上昇させにくい食材。

- ながいも1/4本(正味100g) …… AS 100 4.5g
- じゃがいも1個(正味120g) …… 1.9g
- さといも2個(正味100g) … AS 100 1.5g
- さつまいも1/3本(80g) …… AS 100 0.7g

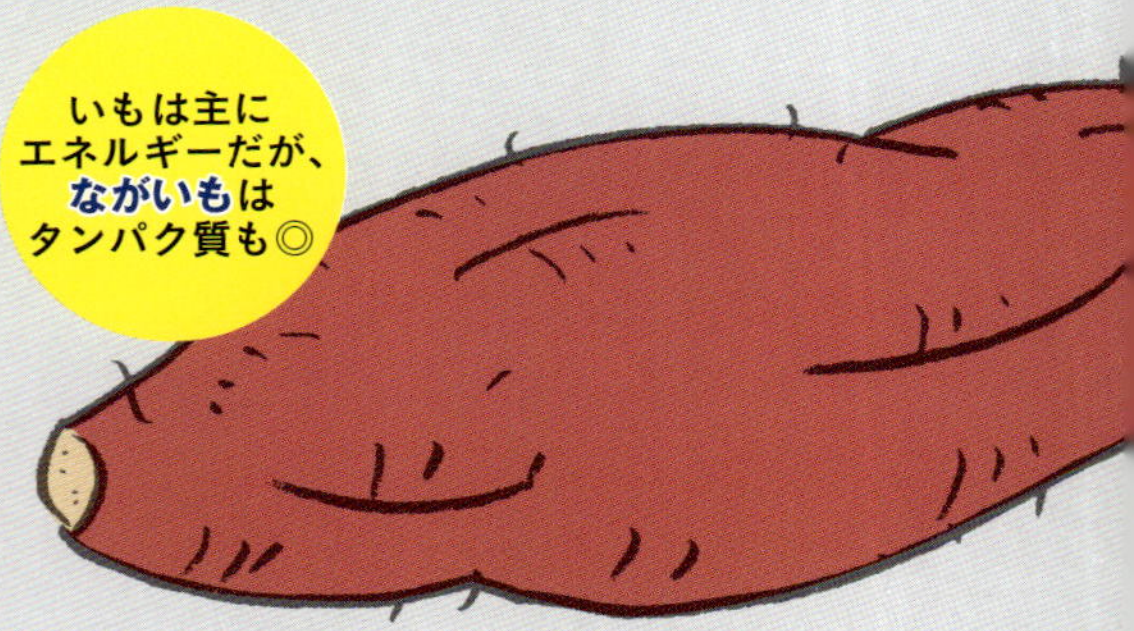

豆類・種実類

大豆はタンパク質のほか、脂質やビタミン、ミネラルなど多数の栄養素が。

- 大豆(水煮缶詰)(40g) …… AS 100 5.2g
- アーモンド(フライ、味付け)10粒 …… AS 78 1.9g
- カシューナッツ(フライ、味付け)10粒(10g) …… AS 100 2.0g
- くるみ(10g) …… AS 71 1.5g
- ピーナッツ(10g) …… AS 87 2.7g

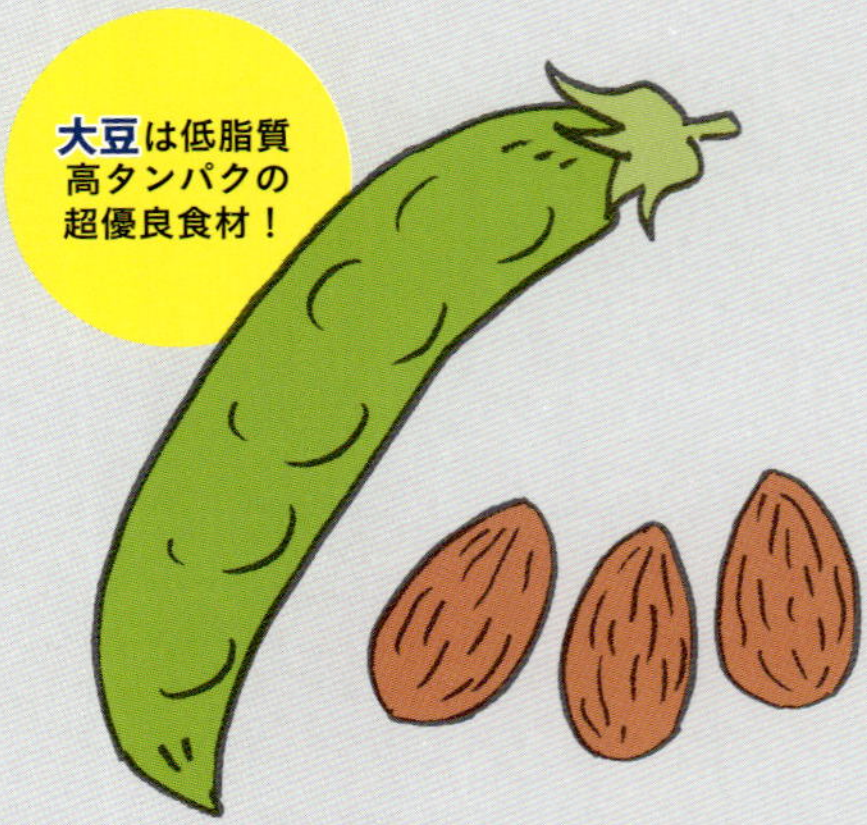
大豆は低脂質
高タンパクの
超優良食材！

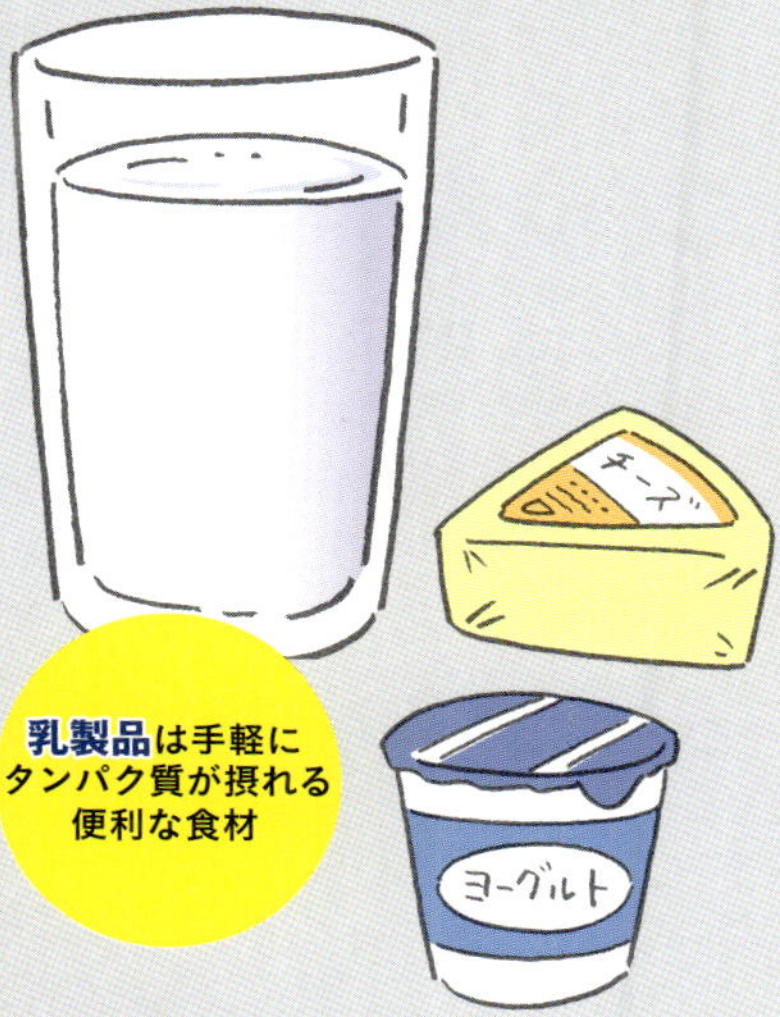

乳製品は手軽にタンパク質が摂れる便利な食材

乳製品

準完全栄養食品である牛乳は、三大栄養素に加え、ビタミンやミネラルなども。

- 牛乳(普通)コップ1杯(180g) …… AS 100 **5.9g**
- 牛乳(低脂肪)コップ1杯(180g) …… AS 100 **6.8g**
- ヨーグルト2/3カップ(130g) …… AS 100 **5.6g**
- スライスチーズ(30g) …… AS 100 **8.2g**
- プロセスチーズ薄切り2切れ(30g) …… AS 100 **6.8g**

木綿豆腐1丁でタンパク質は約**20g**

大豆製品

豆腐は高タンパク低脂質であり、血圧低下、美肌などさまざまな効果が。

- 豆腐(絹)1/4丁(75g) …… AS 100 **3.7g**
- 豆腐(木綿)1/4丁(75g) …… AS 100 **5.0g**
- 納豆1パック(50g) …… AS 100 **8.3g**
- 油揚げ1/2枚(10g) …… AS 100 **2.3g**

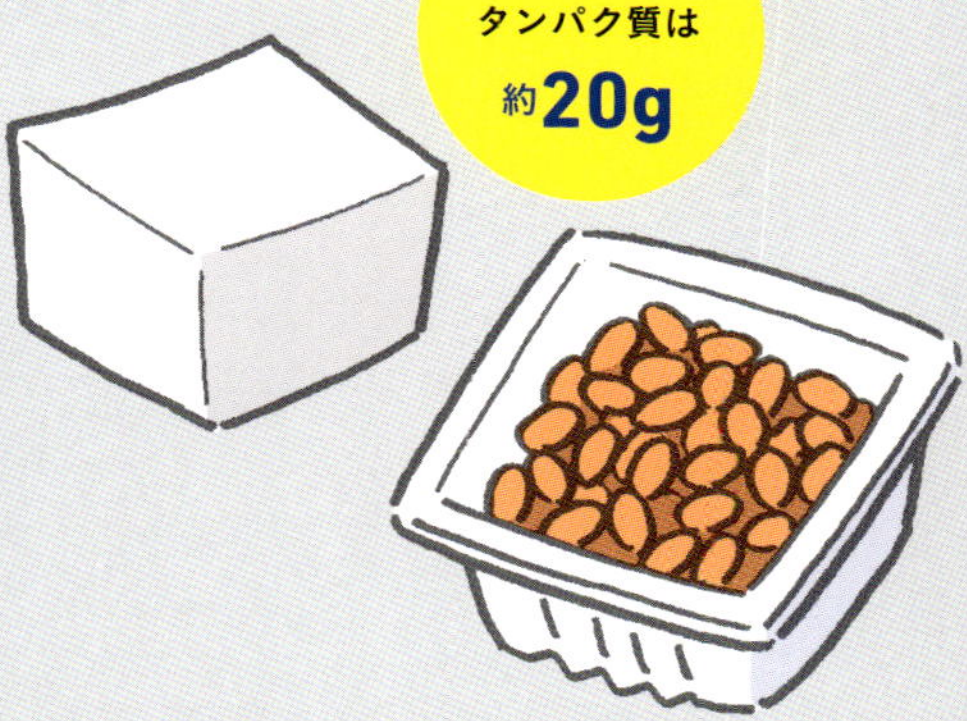

しらたきや**春雨**は、タンパク質がほぼゼロ

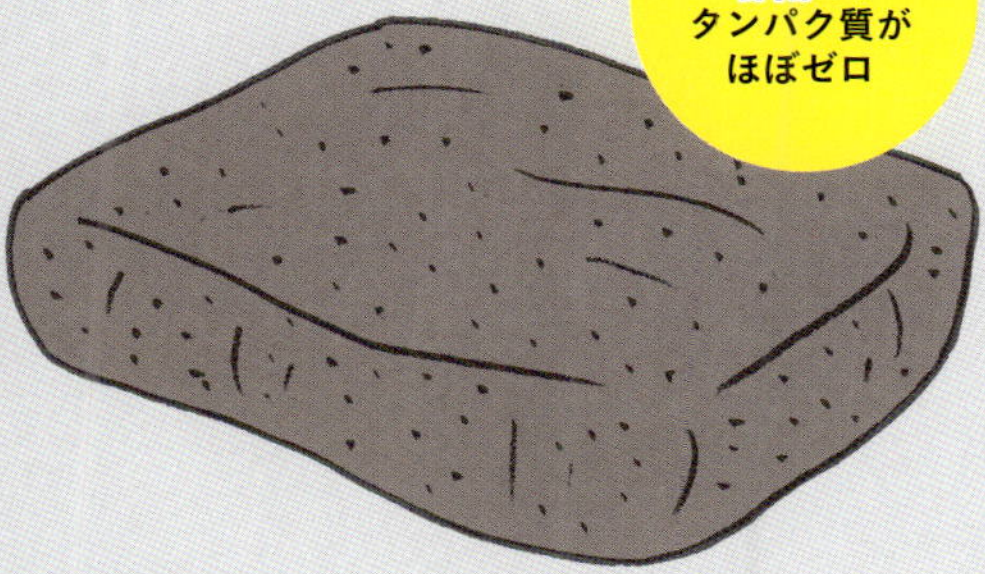

その他加工品

ほぼ水分であるこんにゃくは低カロリーの食材なので、ダイエットにぴったり。

- しらたき(20g) …… **0.0g**
- こんにゃく(100g) …… **0.1g**
- 湯葉(20g) …… **3.1g**
- 春雨(5g) …… **0.0g**

定番料理のタンパク質量

続いては、食べる機会の多い
市販の食材や料理に含まれる
タンパク質量を紹介します。

お米は
精米されると、
タンパク質量が
減少

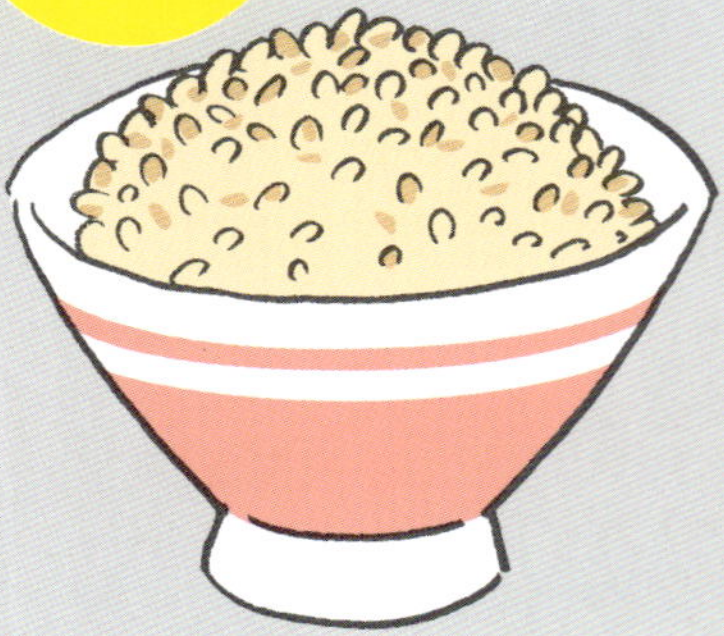

主食類(米類)

ほぼ糖質で、タンパク質が少ない白米よりは、玄米などのほうが◎。

- 白米1膳(150g)……3.8g
- 玄米1膳(150g)……4.2g
- 五穀米1膳(150g)……4.6g
- もち1個(50g)……2.0g

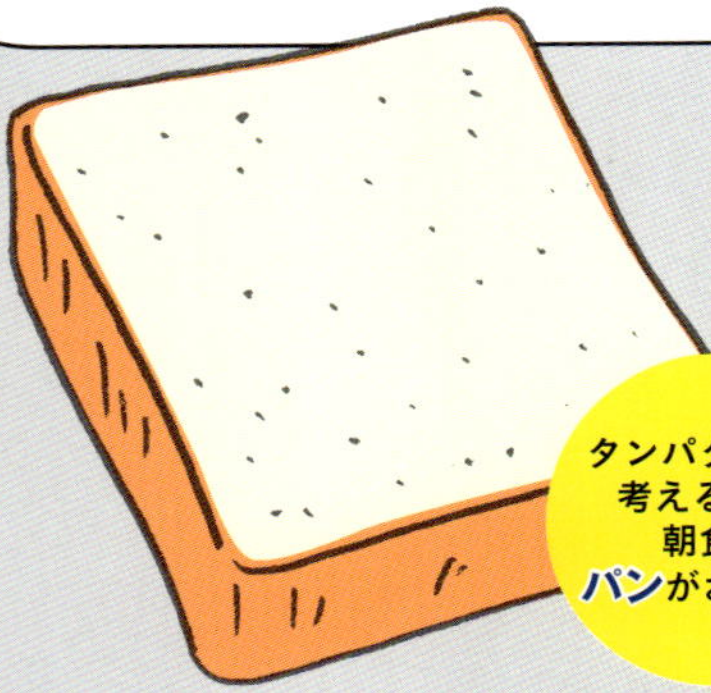

タンパク質量を
考えるなら、
朝食は
パンがおすすめ

主食類(パン類)

ご飯よりタンパク質量が多く、フレンチトーストなどにするとタンパク質は約11gに。

- 食パン6枚切り1枚(60g)……5.6g
- フランスパン1切れ(60g)……5.6g
- クロワッサン1個(30g)……2.4g

汁物

タンパク質は具材次第。最初に温かいスープを飲むと脂肪がつきにくくなります。

- 味噌汁(もやし、油揚げ)1人前……4.1g
- 豚汁1人前……6.5g
- ロールキャベツ(コンソメ味)1人前(2個)……15.3g
- シチュー1人前(鶏肉、じゃがいも)……22.1g

スープがあると、
食事に満腹感が。
ダイエットの
基礎知識!

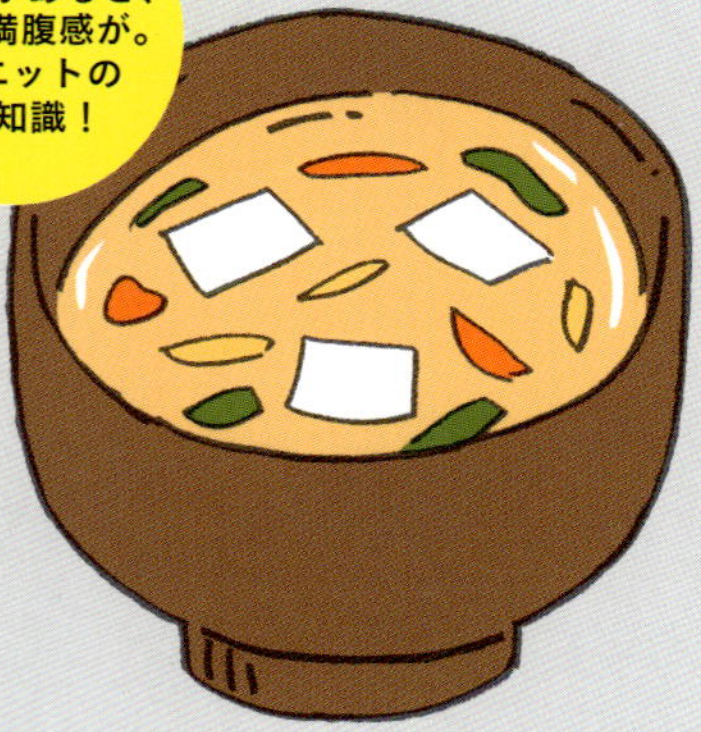

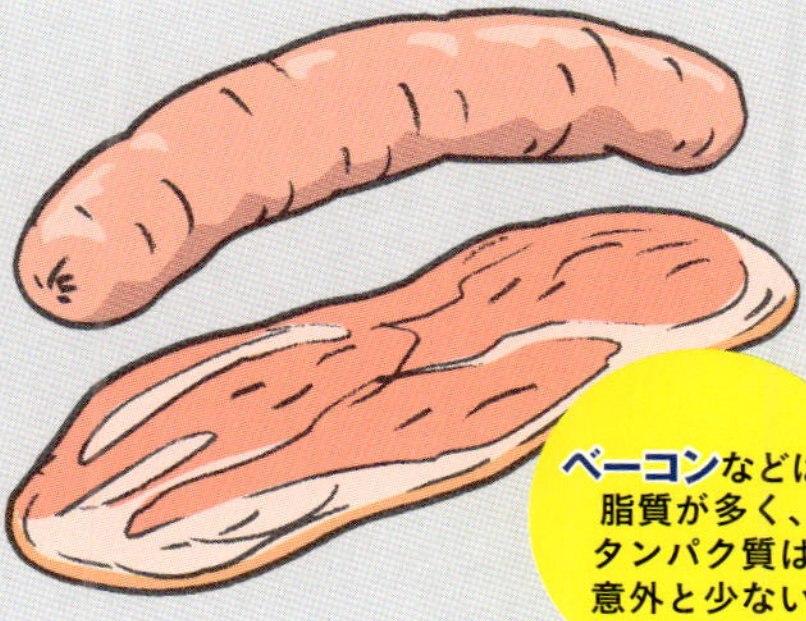

肉系のおかず

タンパク質は豊富ですが、脂質には注意！
赤身肉だとベター。

- ベーコン1枚(20g) …… 2.6g
- ウインナー1個(20g) …… 2.6g
- ハム1枚(20g) …… 3.3g
- 肉じゃが1人前 …… 9.0g
- ピーマンの肉詰め2個 …… 12.3g

肉料理

タンパク質と同様に、脂質も多いので脂身は残すなどの工夫を。

- ビーフステーキ(120g) …… 26.4g
- チキンステーキ(120g) …… 19.9g
- 豚の生姜焼き(90g) …… 17.9g
- ハンバーグ(100g) …… 13.7g

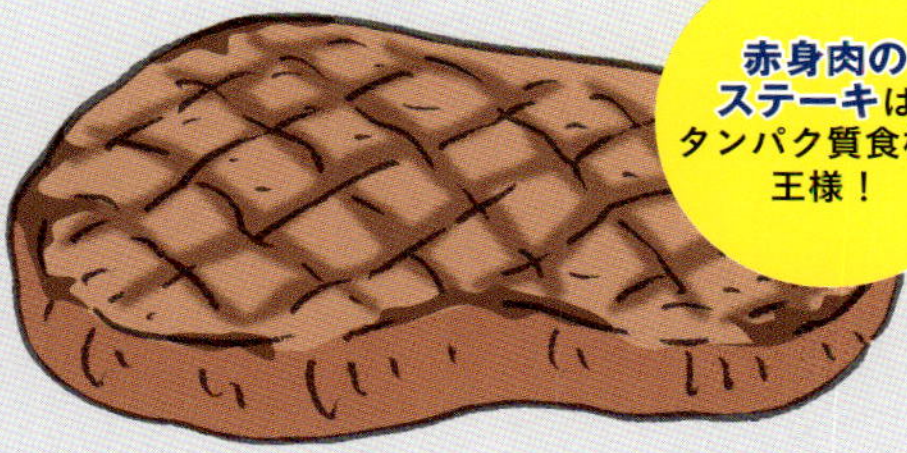
赤身肉の
ステーキは、
タンパク質食材の
王様！

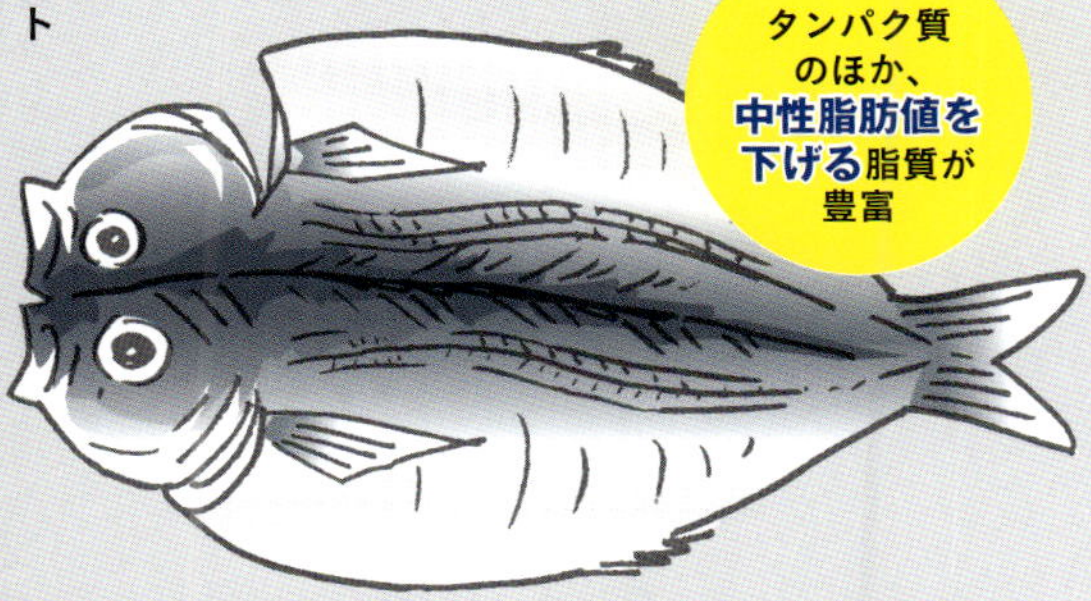

魚介のおかず

肉類と同じくタンパク質は豊富。ただし、塩分の摂り過ぎは避けて！

- あじの開き1枚 …… 14.8g
- さけの塩焼き1切れ …… 13.4g
- さんまの塩焼き1尾 …… 16.7g
- さけのホイル焼き(たまねぎ、しいたけ)1切れ …… 18.5g
- 辛子めんたいこ1/2(25g) …… 5.3g
- しらす干し大さじ2(10g) …… 2.3g

豆系のおかず

豆腐料理はタンパク質がたっぷり。介護食や療養食としてもぴったり。

- 冷奴1人前 …… 7.5g
- 揚げ出し豆腐1人前 …… 8.0g
- 麻婆豆腐1人前 …… 17.7g

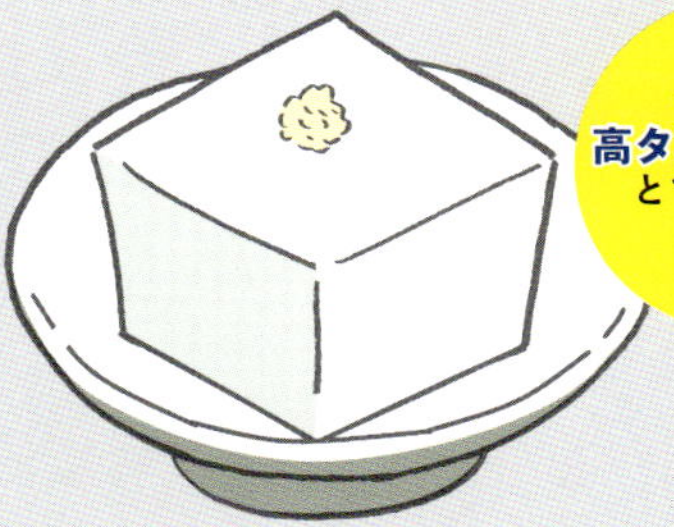
低脂質
高タンパク質で、
とても優秀な
おかず

野菜のおかず

タンパク質が少なくなりがちなので、ほかの料理やプロテインでカバー！

- 野菜炒め（キャベツ、たまねぎ、豚肉など）1人前 ……… 5.4g
- 野菜サラダ（コーンサラダ）1人前 … 1.9g
- ほうれん草のおひたし1人前 ……… 2.0g
- きゅうりとわかめの酢の物1人前 … 1.4g
- ぬか漬け（大根）小皿1皿（20g）……… 0.3g

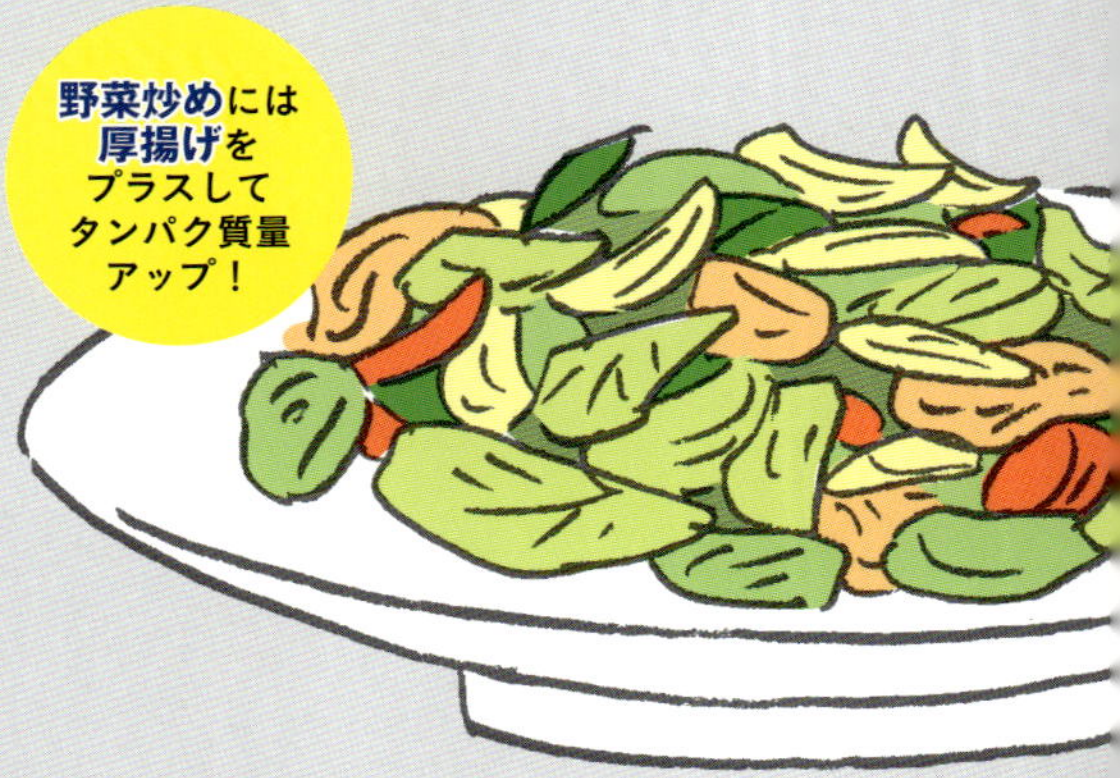
野菜炒めには
厚揚げを
プラスして
タンパク質量
アップ！

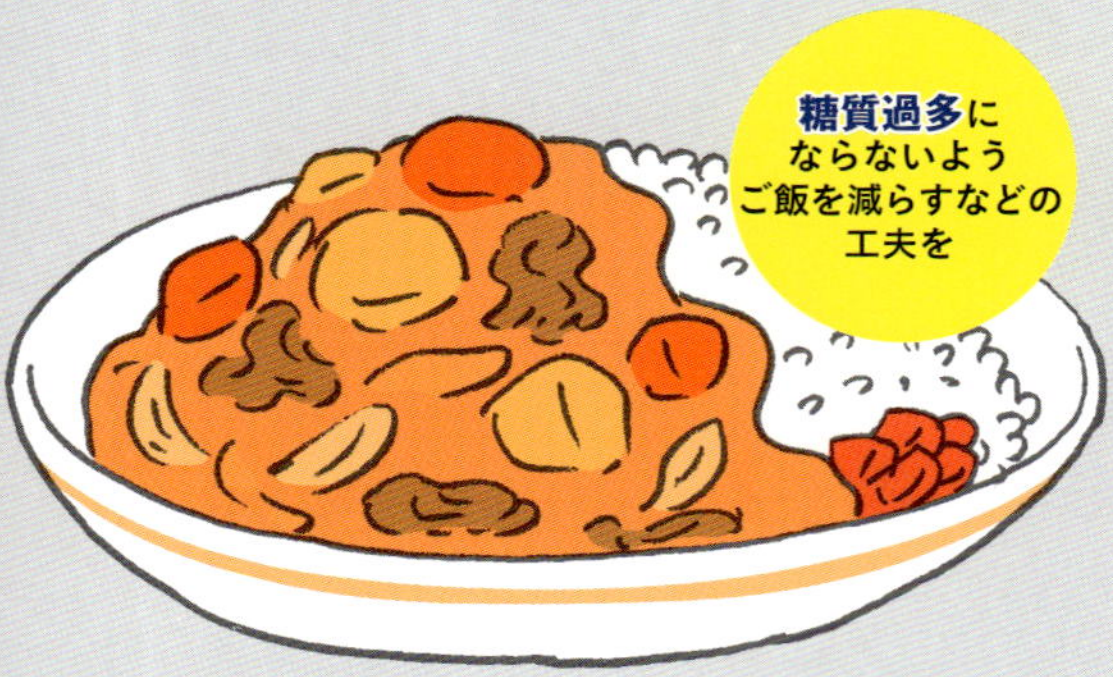
糖質過多に
ならないよう
ご飯を減らすなどの
工夫を

ご飯もの

誰もが大好きなカレーは、糖質がとても多い料理なので要注意。

- カレー（ご飯込、豚肉）1人前 ……… 16.9g
- 五目炊き込みご飯1人前（鶏肉、にんじん、ごぼう）……… 12.5g
- 鮭茶漬け1人前 ……… 4.9g
- 赤飯1膳（150g）……… 6.5g

丼もの

肉のタンパク質は豊富ですが、ご飯の糖質も多いので注意。

- 牛丼1人前 ……… 19.5g
- 親子丼1人前 ……… 37.1g
- 天丼1人前 ……… 21.8g
- カツ丼1人前 ……… 32.4g

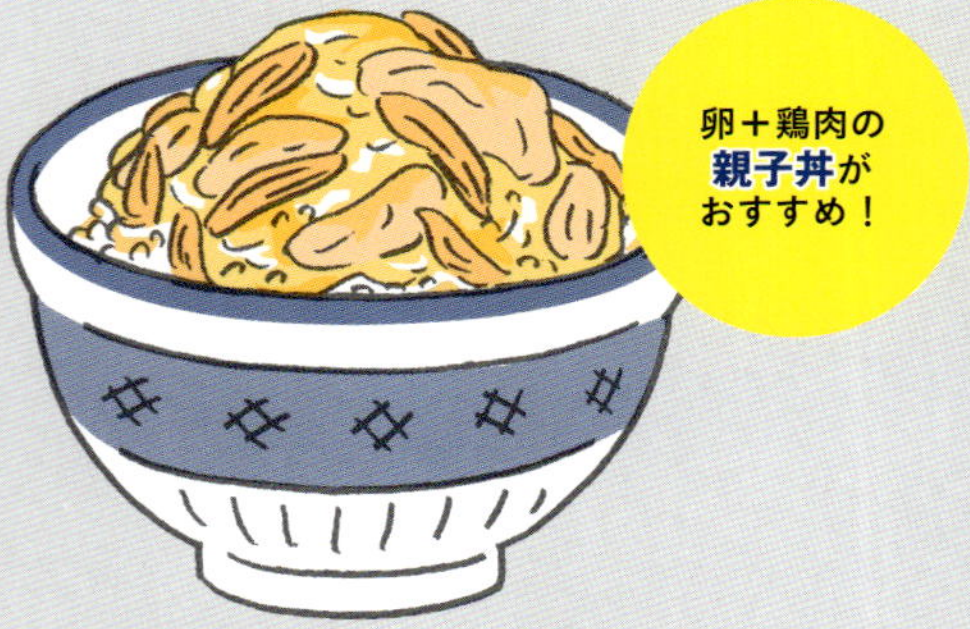
卵＋鶏肉の
親子丼が
おすすめ！

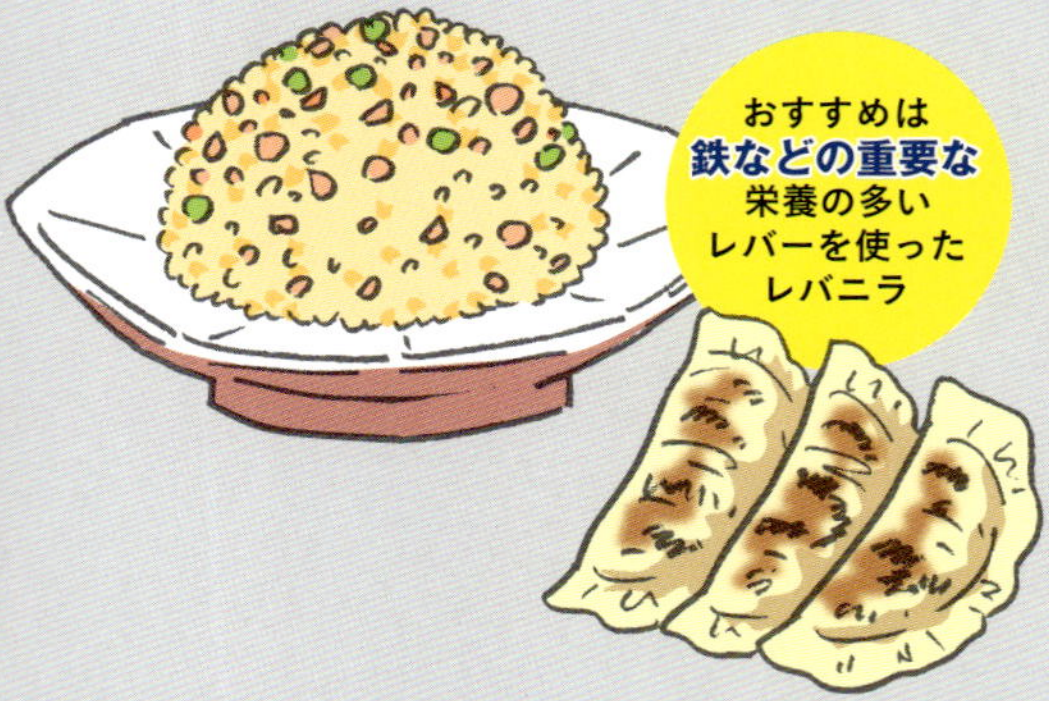
おすすめは
鉄などの重要な
栄養の多い
レバーを使った
レバニラ

中華料理

中華料理は全体的に脂質が多く、カロリーオーバーになる可能性大。

- 餃子6個（120g）……… 8.5g
- チャーハン1人前（250g）……… 13.3g
- レバニラ炒め1人前 ……… 15.7g

缶詰

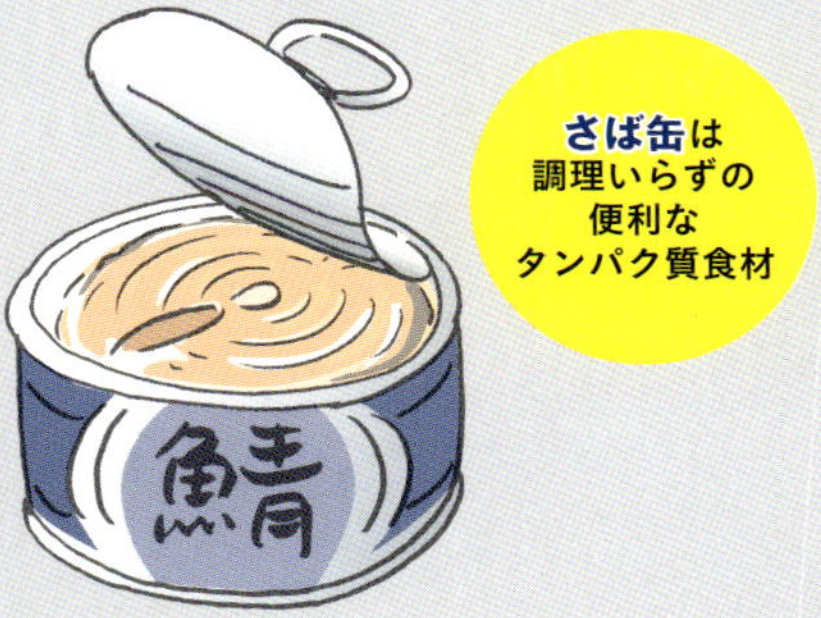
鯖
さば缶は
調理いらずの
便利な
タンパク質食材

缶詰の魚は、豊富なタンパク質に加え、骨ごと食べられるのでカルシウムも。

- さば水煮缶1/2缶(固形70g) …… 14.6g
- ツナ缶1/2缶(汁含む70g) …… 12.4g
- 焼き鳥缶1缶(固形60g) …… 11.0g
- かに缶1/2缶(60g) …… 12.4g

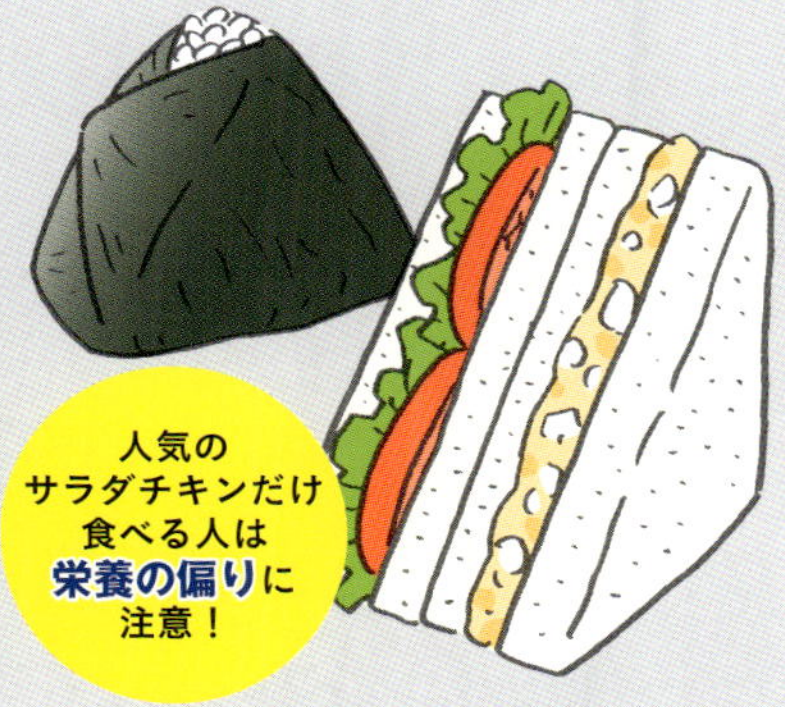
人気の
サラダチキンだけ
食べる人は
栄養の偏りに
注意！

コンビニ食品

タンパク質を考えるなら、サンドイッチではたまごサンドがおすすめです。

- おにぎり(昆布)1個 …… 3.7g
- おにぎり(梅)1個 …… 3.2g
- サンドイッチ(卵)食パン1枚分 …… 4.7g
- グラタン1人前 …… 17.4g
- ドリア1人前 …… 13.8g
- サラダチキン(100g) …… 23.7g

ファストフード

カロリーオーバーになる可能性が高いので、連日の摂取はできれば避けたい。

- ハンバーガー1個 …… 13.7g
- フライドポテト1袋(80g) …… 2.9g
- フライドチキン1人分(90g) …… 14.3g
- チキンナゲット1個(20g) …… 3.1g

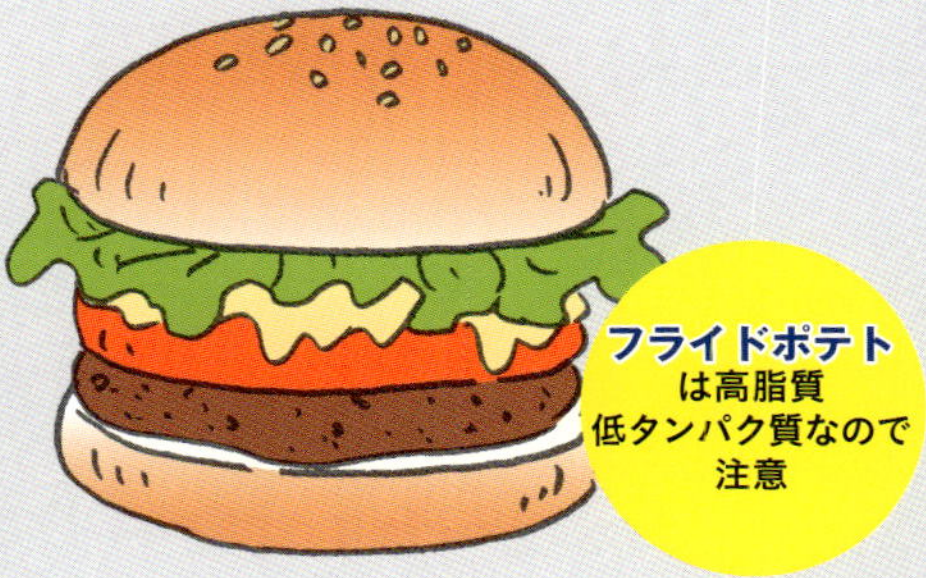
フライドポテト
は高脂質
低タンパク質なので
注意

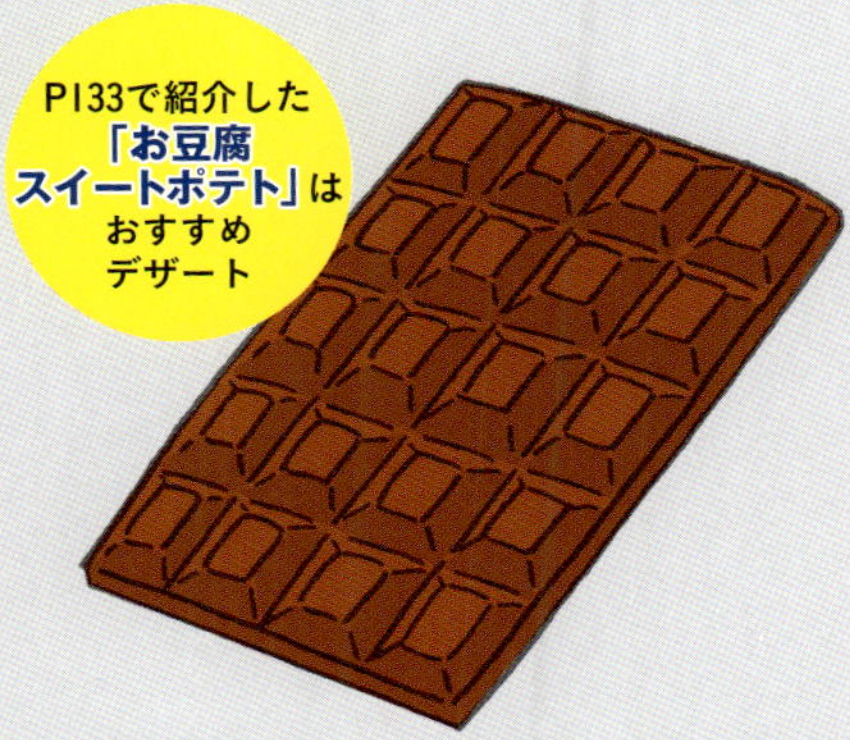
P133で紹介した
「お豆腐
スイートポテト」は
おすすめ
デザート

お菓子

糖質が多く、タンパク質量は少なめ。食べたければ、プロテインバーなどを活用して。

- 板チョコ1/2枚(25g) …… 1.7g
- クッキー3枚(25g) …… 1.4g
- ポテトチップス1/2袋(30g) …… 1.4g
- せんべい2枚(30g) …… 2.3g
- ようかん1個(50g) …… 1.8g

麺類（そば・うどん）

実は、そばにはタンパク質が豊富に含まれており、おすすめ。

- かけそば1杯（そば180g） ………… 11.6g
- もりそば1枚（そば180g） ………… 10.9g
- 鴨南蛮1杯（そば180g） ………… 25.4g
- ぶっかけうどん1杯（うどん250g） …… 7.2g
- 月見うどん1杯（うどん250g） ………… 14.0g

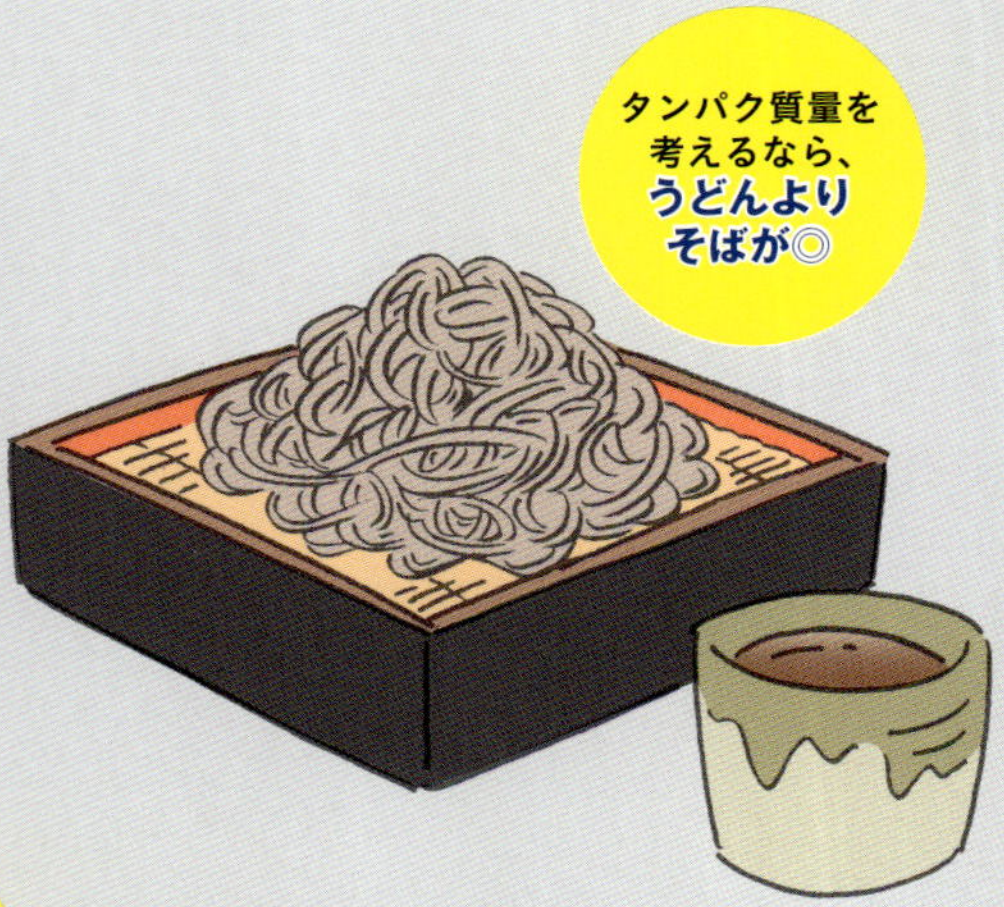
タンパク質量を
考えるなら、
うどんより
そばが◎

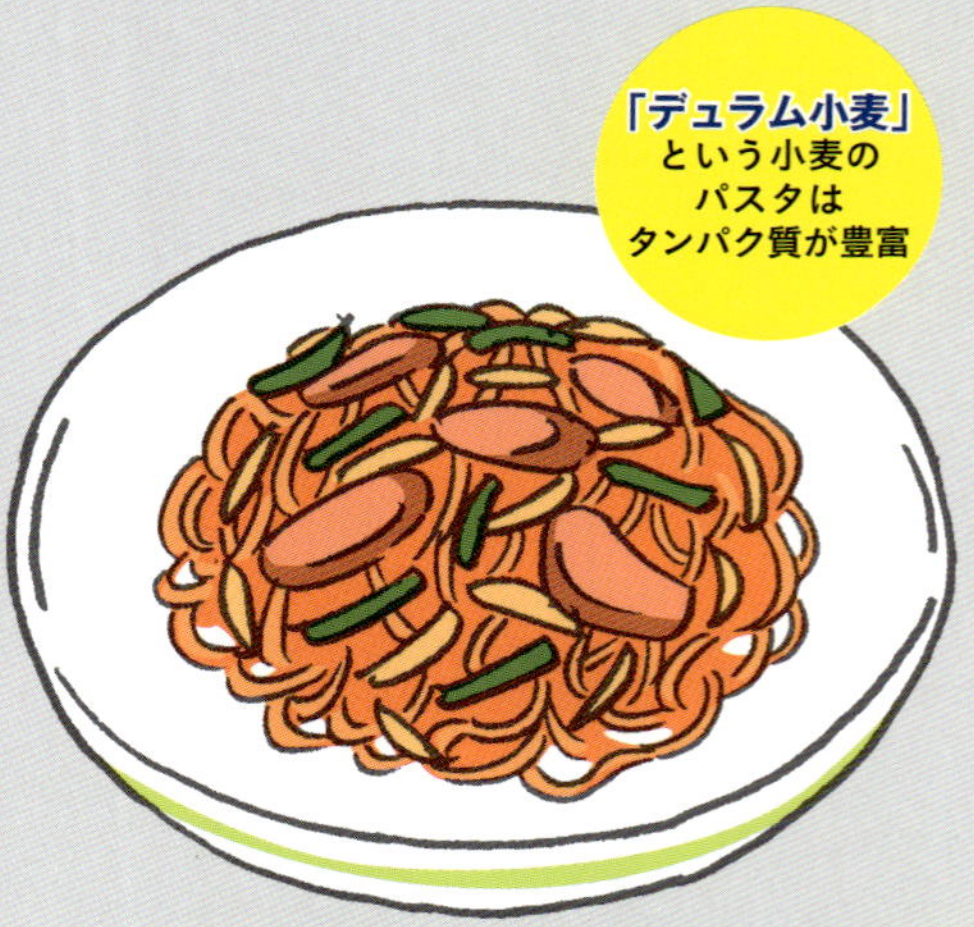
「デュラム小麦」
という小麦の
パスタは
タンパク質が豊富

麺類（スパゲッティ）

タンパク質に加え、糖質も豊富。ミートソースなど肉類を含むもので。

- ミートソース1人前（めん180g） …… 23.8g
- ナポリタン1人前（めん180g） ………… 17.7g
- ペペロンチーノ1人前（めん180g） … 15.3g

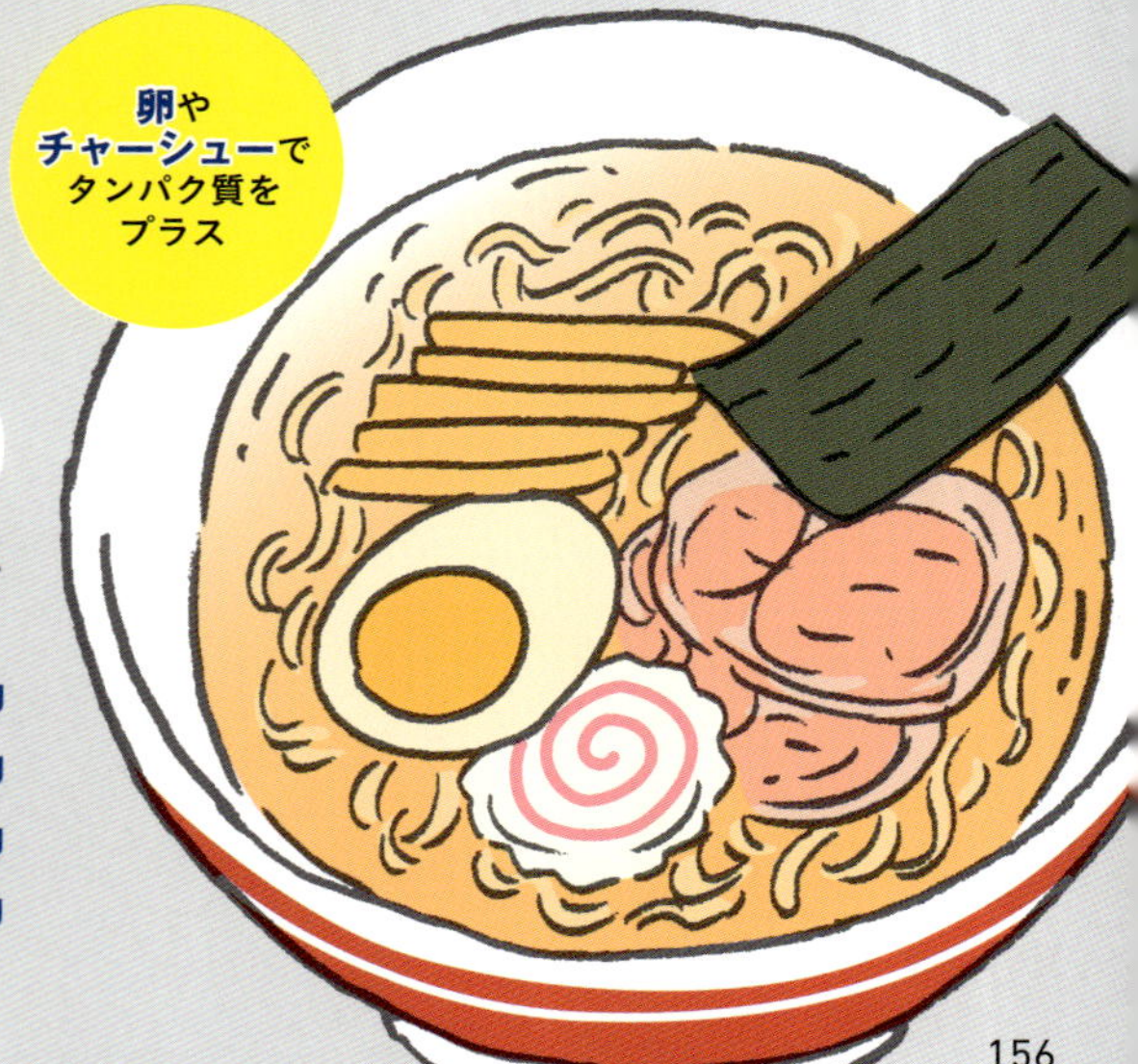
卵や
チャーシューで
タンパク質を
プラス

麺類（ラーメン）

脂質や糖質、塩分が多いラーメンは当然、太りやすい料理。

- 醤油ラーメン1杯（めん200g） ………… 13.8g
- とんこつラーメン1杯（めん200g） … 16.1g
- 味噌ラーメン1杯（めん200g） ………… 22.9g
- 塩ラーメン1杯（めん200g） ………… 13.3g

和食

お刺身は高タンパク低脂質でおすすめ。
うなぎの蒲焼やえび天は脂質に注意。

- えびの天ぷら1尾(20g) …… 4.0g
- まぐろの刺身6切れ(80g) …… 17.3g
- たいの刺身6切れ(80g) …… 17.0g
- いかそうめん1皿(60g) …… 11.2g
- うなぎの蒲焼半身(120g) …… 27.6g

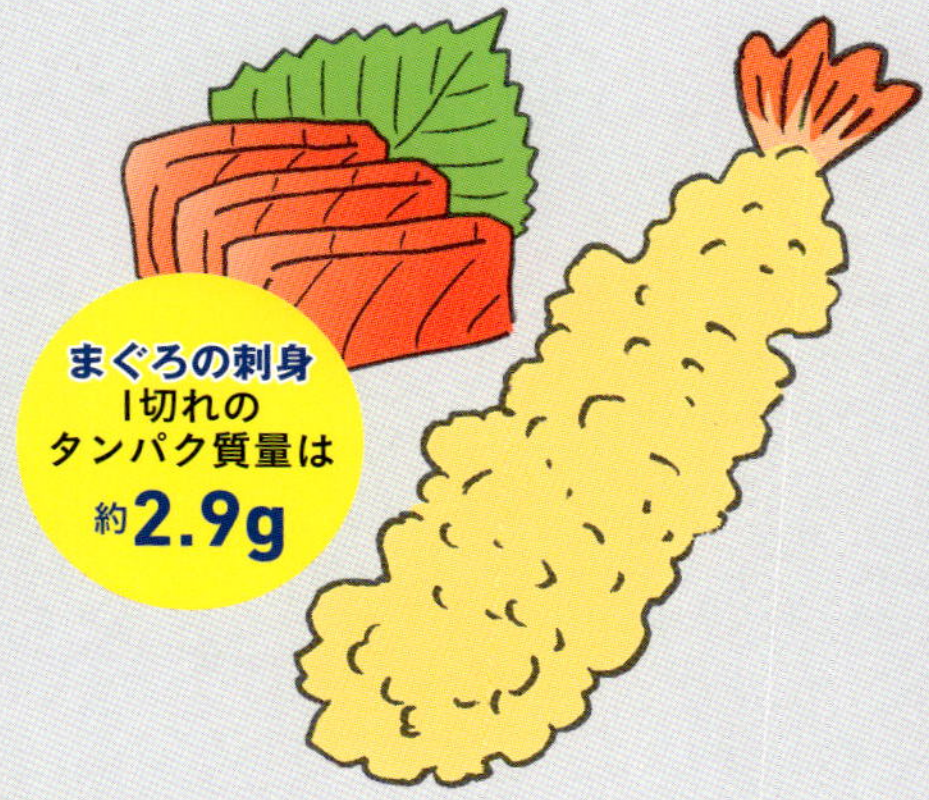
まぐろの刺身
1切れの
タンパク質量は
約2.9g

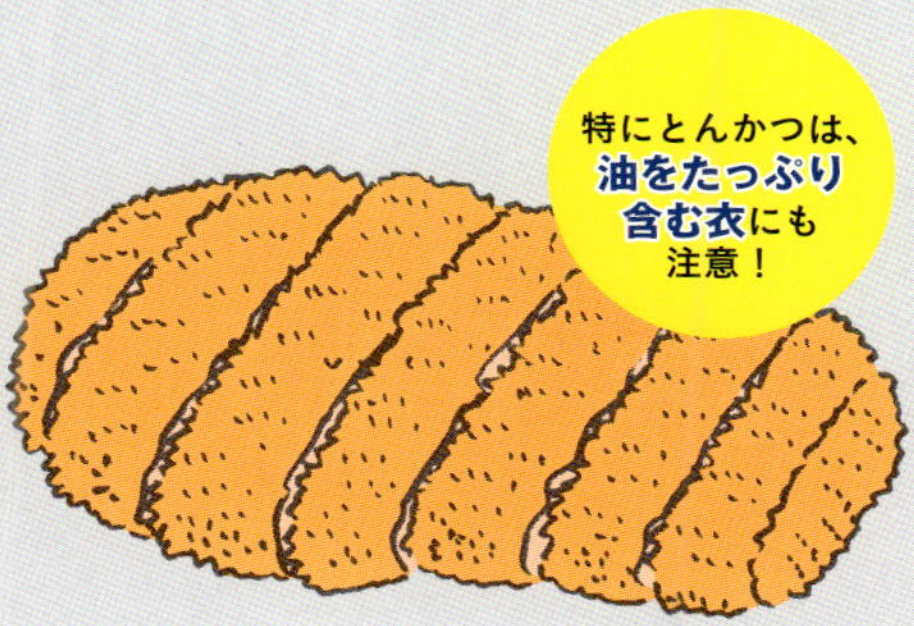
特にとんかつは、
油をたっぷり
含む衣にも
注意！

揚げ物

タンパク質も豊富ですが、脂質がたっぷり。食べ過ぎには要注意。

- カキフライ2個(40g) …… 3.0g
- アジフライ1枚(80g) …… 16.1g
- とんかつ1枚(120g) …… 26.4g
- からあげ4個(80g) …… 19.4g

焼肉

タンパク質なら、カルビより、脂質が少ないロースやハラミが正解。

- カルビ(80g) …… 11.5g
- ロース(80g) …… 16.1g
- ハラミ(80g) …… 11.9g
- ラム(80g) …… 12.5g
- レバー(80g) …… 16.3g
- ハツ(80g) …… 13.0g

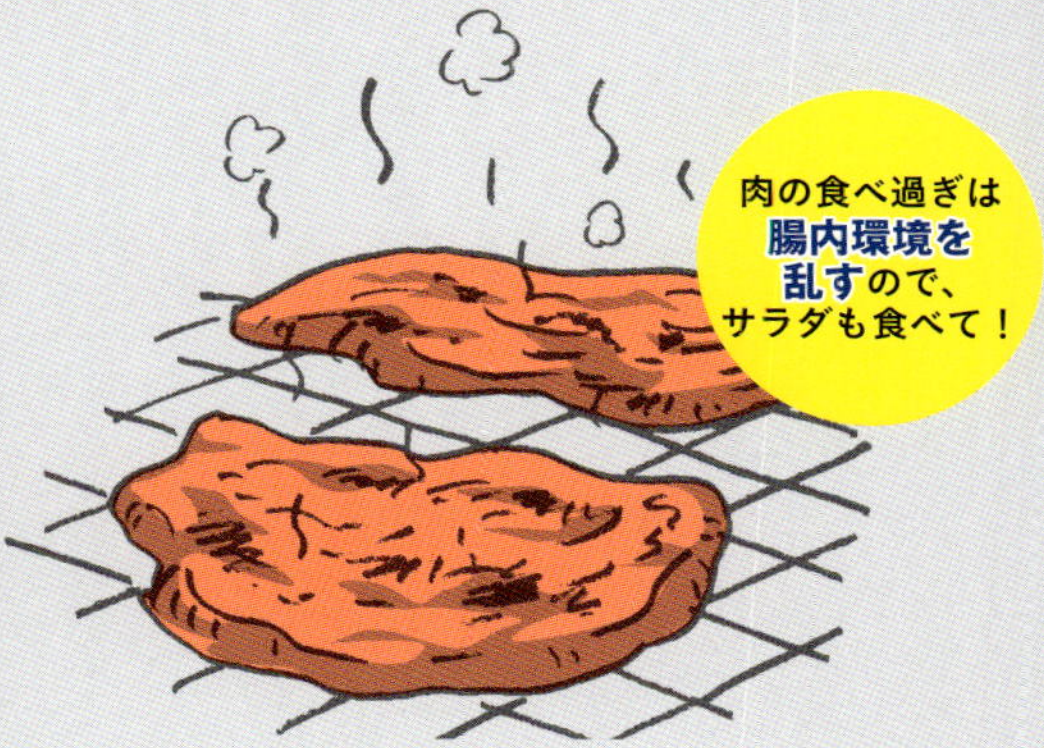
肉の食べ過ぎは
腸内環境を
乱すので、
サラダも食べて！

おつまみ

イカ焼きや馬刺しなどは、タンパク質が多いので、おつまみ以外でもおすすめ。

- イカ焼き1皿(60g) …… 14.2g
- 焼き鳥(むね)2本(80g) …… 17.5g
- 馬刺し(80g) …… 16.1g

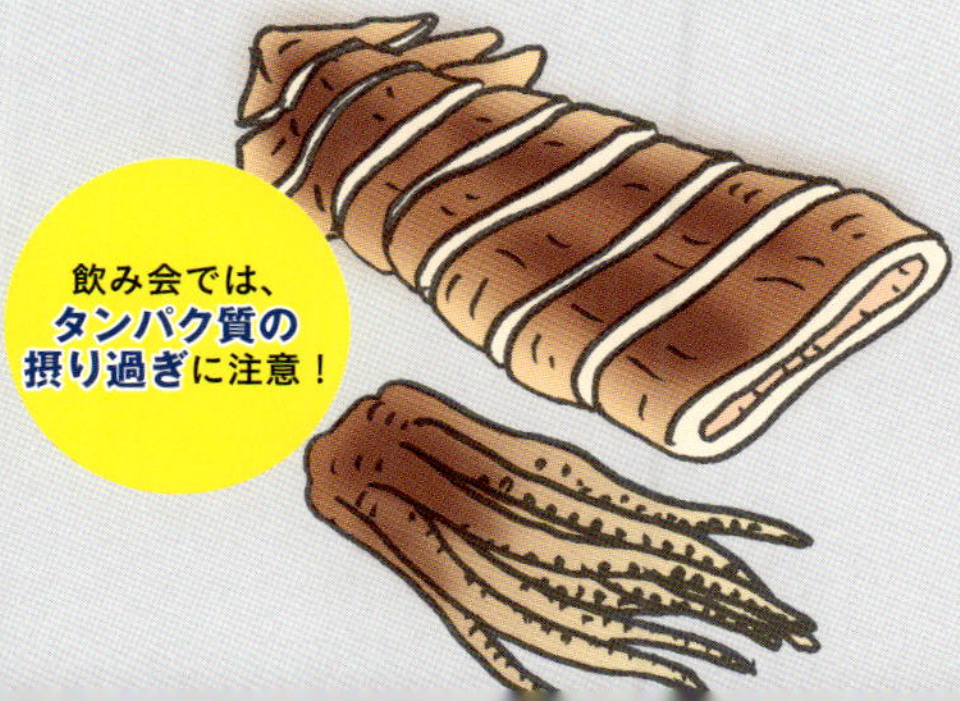
飲み会では、
タンパク質の
摂り過ぎに注意！

Conclusion
おわりに

普段から、タンパク質を意識してみよう

体内でさまざまな機能を果たす、タンパク質の魅力が伝わったでしょうか？

私は普段、女子栄養大学の「栄養生理学研究室」というゼミで、スポーツ栄養学の研究や、スポーツ選手の栄養サポートをおこなっています。選手の体の状態をすみずみまで検査し、その結果をもとに、効果的な食事の内容やタイミングを指導します。人間の体をつくる食事は、どのような練習をするのかと同じくらい大切な要素です。

栄養素のなかでも重要性の高いタンパク質ですが、スポーツに取り組んでいる人でも、栄養の専門家の指導がないと不足しているケースが見られますから、一般の人に、タンパク質が不足して

いる人は想像以上に多いと思われます。特に、食が細くなった高齢者やダイエットをしている若い女性は、足りないケースが多く、そうした人では健康状態に直結します。一度は本書の最後にあるリストを見ながら、自分のタンパク質摂取量を確認してみてください。

本編でも紹介していますが、食事からタンパク質を摂る場合には、含まれる栄養素が偏らないためにも、いろいろな食材から摂るのが基本で、なるべく赤身肉や白身魚など低脂質のものを食べれば、大きな健康問題は起こりにくいはずです。タンパク質の摂取では、この点に気をつけましょう。

最後に、本書を読んで、これまでは知らなかったタンパク質の面白さに触れ、興味をもっていただければ幸いです。

女子栄養大学　上西一弘

【監修】

上西 一弘（うえにし かずひろ）

徳島県生まれ。徳島大学大学院栄養学研究科修士課程修了。その後、食品関連企業に就職し、入院患者向けの流動食の開発に携わる。1991年より女子栄養大学に勤務し、2006年栄養学部教授に就任。大学の卒業研究だったカルシウムと骨の研究を継続。牛乳中に含まれるタンパク質（MBP®）の効果の検討などをおこなう。また、食べることを一歩進め、ゼミではスポーツ選手のパフォーマンスが上がり、勝てる身体をつくるためのスポーツ栄養学を研究し指導している。主な著書に『食事で変わる子どもの未来 食生活パーフェクトブック（健康ハッピーシリーズ2）（監修）』（少年写真新聞社）、『栄養素の通になる』（女子栄養大学出版部）、『栄養素の通になる―食品成分最新ガイド』（女子栄養大学出版部）など。

【監修協力】

今井菜美（女子栄養大学）
斎藤糧三（医師／日本機能性医学研究所所長）
溝口徹（医師／新宿溝口クリニック院長）

【取材協力】

浅香詩歩、太田志帆

編集	田山康一郎、千葉康博（株式会社KWC）
撮影	原田真理
本文デザイン	谷関笑子（TYPEFACE）
DTP	高八重子
イラスト	中村知史
フードスタイリング	新田亜素美（アミゴト株式会社）
校正	聚珍社

新しいタンパク質の教科書

健康な心と体をつくる栄養の基本

監修者	上西一弘
発行者	池田士文
印刷所	萩原印刷株式会社
製本所	萩原印刷株式会社
発行所	株式会社池田書店

〒162-0851 東京都新宿区弁天町43番地
電話03-3267-6821(代)／振替00120-9-60072
落丁、乱丁はお取り替えいたします。

ISBN 978-4-262-16580-6

19000010